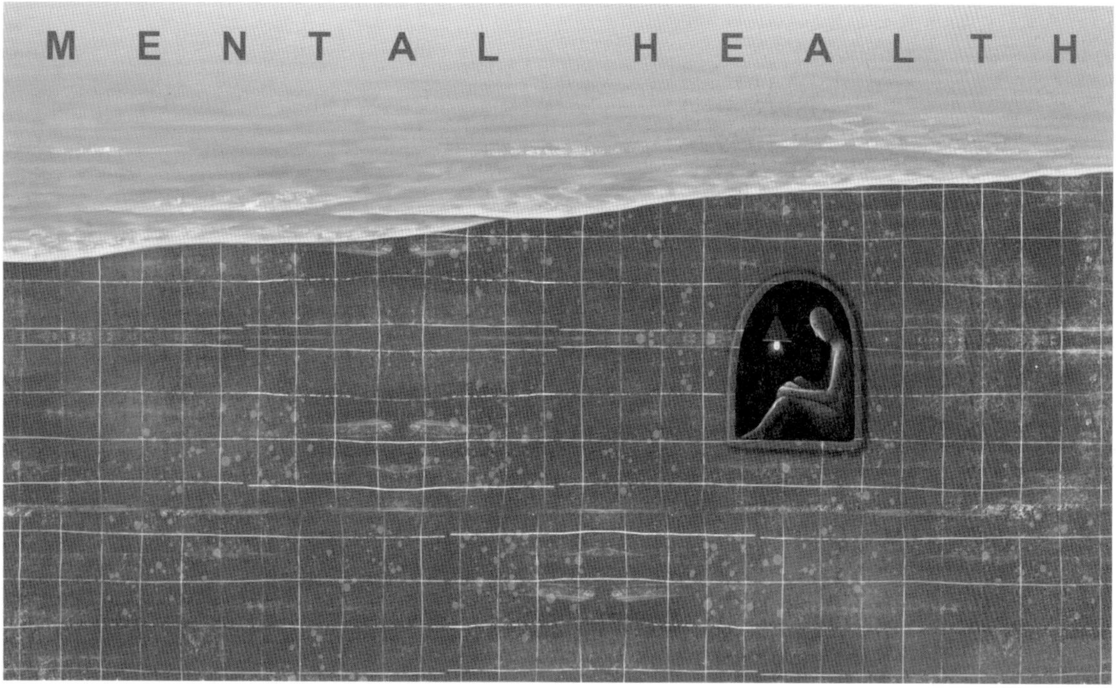

정신건강의 이해

- 사회복지실천을 향하여 -

김현경

YANGSEOWON
양서원

머리말

인간의 정신건강은 신체건강 다음으로 오는 부수적인 것이 아닙니다. 그럼에도 아직까지 우리 사회에서는 정신건강을 이해하고 지키려는 노력과 치료 그리고 치유 과정을 사치스런 또는 마음이 강하지 않아서 발생하는 문제 정도로 폄하하는 경향이 있습니다. 정신건강은 개인의 노력만으로 지켜지지 않을 수도 있기 때문에 정신건강 전문가들의 도움을 받아야 하는 경우도 많습니다. 그럼에도 정신건강에 대한 제대로 된 이해가 부족하여 개인이 마음만 먹는다면 정신적 문제가 사라질 수 있다고 착각하기도 합니다.

본 서는 사회복지 분야에서 다루어지는 정신건강의 이해를 중심으로 총 3부 22장으로 구성되었으며 그 내용으로는 정신건강의 의미와 관련법, 정신건강의 실천을 위한 분류체계와 관련 이론의 이해, DSM-5 및 DSM-5-TR의 진단분류를 중심으로 정신건강에 관심이 있는 사람이라면 누구라도 이해하기 쉽게 정리하였습니다.

끝으로 본 서를 출판해주신 양서원 출판사와 출판사 직원 선생님께 진심 어린 감사를 전합니다. 그리고 오늘도 자신과 공동체를 위해 정신건강을 찾고 유지하려는 분들을 열렬히 응원하며 머리말을 마칩니다.

2025. 5.

저자 김현경

차 례

제12장 외상과 스트레스 관련 장애 / 231

제13장 급식 및 섭식장애, 배설장애 / 245

제14장 파괴적 · 충동조절 및 품행장애 / 255

제 1 부

정신건강의 의미와 관련법의 이해

제 1 장 정신건강의 의미와 관련 규정

정신건강사회복지란 정신질환이나 정신장애를 가지고 있는 사람이나 그런 가능성을 지닌 사람들을 위해 정신건강에 대한 의학적 전문지식과 사회복지이론 및 실천기술을 적용하여 그들의 사회적 기능을 회복시키고 궁극적으로는 삶의 질 향상을 목적으로 일하는 사회복지실천영역 중 하나이다. 정신건강사회복지사는 의료기관이나 정신보건센터, 복귀시설에서 환자의 치료, 재활과 사회복귀를 돕기 위해 사정, 진단, 상담, 프로그램 개발, 기획, 실시, 평가, 지원, 교육 등의 업무를 수행하게 된다. 본 장에서는 우선 정신건강의 개념, 정신건강관련 규정 및 역사적 관점을 중심으로 살펴보고자 한다.

1. 정신건강의 개념

1) 매년 10월 10일은 세계 정신건강의 날

우리나라 역시 2017년 5월 「정신건강복지법」이 전면 개편되면서 '세계 정신건강의 날'과 동일하게 10월 10일을 정신건강의 날로 채택하였다. 우리의 몸과 정신은 분리된 것이 아니라 통합체이기 때문이다. WHO는 "건강"이란 "단지, 질병이 없거나 허약하지 않은 것이 아니라 신체적 · 정신적 · 사회적으로 완전한 상태"라고 정의한 바 있다(WHO, 2001). 이러한 건강에 대한 정의는 정신건강에 대해 세 가지 중요한 사항을 보여준다.

① 정신건강은 신체건강에 따라오는 부수적인 것이 아니라 그 자체가 중요하다.
② 정신건강은 정신질환이 없다는 것 이상을 의미한다.
③ 정신건강은 신체적 건강 및 활동과 직접적으로 연관되어 있다는 것이다.

WHO는 최근 정신건강의 정의에 대해 "개인이 자신의 재능을 깨닫고, 일상의 일반적인 스트레스에 잘 대처할 수 있고 생산적이고 유익하게 일할 수 있으며 사회에 공헌할 수 있는 안녕한 상태"라는 것이다(WHO, 2001). 이러한 정의를 근거로 할 때 정신건강은 개인과 사회의 안녕(행복) 및 개인과 사회가 효율적으로 기능을 할 수 있는 것의 근본이 됨을 보여준다.

2) WHO의 정신건강 증진을 위한 개념

① 정신건강은 사회경제적 · 환경적 요소에 의해 결정된다. 정신건강과 정신질환은 신체적 건강과 질병과 마찬가지로, 사회적 · 정신적 · 생물학적 요소들이 복합적으로 상호작용하여 결정된다. 개발도상국이나 선진국을 막론하고, 이들이 정신질환의 위험과 연관되어 있다는 분명한 증거는 낮은 교육수준을 포함하는 빈곤지표와 관련되며, 어떤 연구에서는 열악한 주거 및 저소득을 포함시키기도 한다. 각각의 사회에서 소외된 사람들이 정신건강에 대해 더 큰 취약성을 보이는 이유는 불안, 절망, 급속한 사회 변화의 경험 및 폭력이나 신체적 질환의 위험 등으로 설명된다.

② 정신건강은 행동과 연관된다. 정신-사회-행동의 건강 문제는 서로 상호작용하면서 인간의 행동과 안녕에 대한 효력을 강화한다. 예를 들어 심장 질환, 우울, 불안과 같은 건강 문제와 약물 남용, 폭력, 여성 및 아동학대 등은 높은 실업률, 저소득, 낮은 교육 수준, 열악한 노동환경, 성차별, 나쁜 생활습관과 인권침해가

있는 상황에서 더욱 많이 발생하고 또 다루기도 어려워지는 것이다.

③ 부분 간의 연계(intersectional linkage)가 정신건강 증진의 열쇠이다. 정신건강은 사회의 집단행동을 통해 증진될 수 있다. 정신건강 증진에는 질병을 치료하는 예방, 치료와 관련된 건강 분야의 특별한 활동 이외에도, 정부와 교육, 노동, 사법, 운송, 환경, 주거 및 복지를 포함하는 직업 부문에도 정책과 프로그램이 필요하다. 정신건강은 모두의 일이다. 개인-가정-사회, 영리조직과 건강전문가 등은 정신건강 증진을 위해 요구되는 무언가를 할 수 있다. 특히 정부 정책 결정자는 자신이 깨닫지 못하는 방식으로 자신의 행위가 국민의 정신건강에 영향을 줄 수 있기 때문에 특별히 공동체를 위해 신중하게 결정해야 한다.

④ 1946년 유엔 헌법에 정의된 대로 세계보건기구(WHO)는 "건강은 단순히 질병이나 허약함이 없는 상태가 아니라 신체적, 정신적, 사회적으로 완전한 안녕 상태"라고 정의하고 있다. 정신건강이라는 용어는 정신질환으로부터의 회복, 예방 등 다양한 인간의 열망을 나타낸다. 정신질환, 스트레스가 많은 세상에서 긴장 완화, 그리고 개인이 정신적 잠재력과 일치하는 수준에서 기능하는 웰빙 상태를 달성하는 것이다.

2. 정신건강에 대한 관점

1) 정상성과 비정상의 구분

사회구성원으로서 개인이 정신적으로 정상인지 비정상인지 구분하는 기준은 과연 무엇인가? 우선 정신건강에서 의미하는 '정상(normality)'은 세계보건기구(WHO)의 정의에 따라 "신체적, 심리적, 사회적으로 완전히 잘 지내는 상태(state of well-being)"라고 할 수 있다. 정신건강 관점에서는 "한 사람의 행동이나 성격적 특성이 전형적이거나 적절한 표준에서 벗어나지 않아서 받아들일 만한 수준"을 정상이라고 말한다. 미국의 정신과 의사인 다니엘 오퍼(Daniel Offer)와 멜빈 샙신(Melvin Sabshin)은 "정상성: 정신건강에서 이론적, 임상적 개념"이라는 저서에서 사회문화적 차이를 뛰어넘어 보편적인 인간 행동의 기능성을 중심으로 정상성을 다음과 같은 네 가지 관점에서 분류하였다(네이버 지식백과, 2024; 하지현, 2012).

(1) 정상성은 건강한 것이다.

고전적인 의학 모델에서 정상이란 질병의 유무가 기준이 된다. '있어야 할 것이 다 있고, 없어야 할 것은 없을 때'가 정상이라는 것이다. 손가락이 다섯 개 달려있으면 정상이지만, 사고로 네 개만 남거나 육손이로 태어났다면 비정상으로 여긴다. 정신건강의학과적 관점에서는 흔히 볼 수 없는 증상이나 행동을 하는 경우 정상이 아닌 것으로 판정한다. "누가 내게 욕하는 소리가 들린다."는 환청이나 "사람들이 나를 감시하며 쫓아온다."는 피해망상, "나는 우주인과 소통할 수 있다."는 과대망상과 같이 정상적인 사람들이라면 경험하기 힘든 특별한 감각 경험이나 생각이 있다면 비정상인 것이다. 이에 반해 특별히 문제가 있다고 보이는 감각 경험이 나타나지 않거나, 생각과 감정의 영역에 문제가 없어 보이면 '정상'이라고 판단한다.

(2) 정상성은 평균이다.

정상적인 사람은 한 집단의 통계상 평균에서 크게 벗어나지 않는 범위에 속하리라고 가정하는 관점으로, (1)의 관점에 비해 수학적인 접근법이다. 인간의 행동이나 감정, 기억력, 학습 능력 등은 통계를 내어 보면 종 모양의 정규분포곡선을 그린다. 평균값 혹은 중앙값을 중심으로 표준편차에서 벗어난 구간에 속하면 비정상으로 보고, 그렇지 않다면 정상으로 본다. 그런 기준 중에 가장 대표적인 것이 지능지수다. 지능지수는 생물학적 연령을 분모로 했을 때 그 연령에 기대되는 지적 능력을 백분율로 표시한 것이다. 값이 70~130 사이에 있다면 정상으로 보고, 70 이하로 떨어졌을 때에는 비정상, 즉 '정신지체'로 판정한다. 지능지수의 정규분포곡선이 중앙값인 100을 중심으로 양쪽에 균등하게 분포되어 있다면 이상적인 모델이다. 실제로 대부분은 오른쪽(지능지수가 높은 쪽)으로 약간 치우쳐 있다. 아이큐가 130이 넘는 사람이 70 이하인 사람보다 약간 더 많고, 전반적으로 100 이상이라는 뜻이다. 평균을 중심으로 정상 여부를 판단하는 영역으로 성격을 꼽을 수 있다. 누구에게나 꼼꼼한 면, 규칙을 준수하려는 면, 깔끔한 면이 조금씩은 있다. 그런데 어떤 사람은 이런 면이 '강박적인 성격'으로 굳어져서 사회생활이나 인간관계에 어려움이 생긴다. 자신이 늘 하던 대로 일을 진행하지 않으면 다음으로 넘어갈 수 없고, 스트레스를 받는다. 계획했던 여행지로 가는 길이 막히거나 도착해 보니 매우 붐빈다면 포기하고 다른 곳으로 갈 수도 있을 텐데, 이런 사람들은 좀처럼 그럴 수 없다. 다른 사람들에게까지 자신의 방식을 강요하여 자신도 힘들고 주변 사람들도 힘들어진다. 이런 경우가 '강박적 성격장애'에 속한다. 적당한 수준이라면 항상 깔끔하고 약속을 잘 지키는 사람으로 평가받지만, 이렇듯 평균에서 지나치게 벗어나면 비정상이 된다. 이렇게 현대 정신의학에서 정상 개념을 설정하는 큰 기준이 바로 통계인 것이다. 인간의 우울감 수준을 파악하기 위해서는 척도를 개발하여 평균점수를 산정하고 전체 사람들의 분포곡선을 작성하여 나타난 평균치 값에서 표준편차가 2배 이상 차이가 나는 경우 평균으로부터 멀리 떨어져 있는 특정인을 비정상이라고 판단한다. 정신건강전문가는 『정신장애의 진단 및 통계 편람』이라는 책을 근거로 이러한 진단을 하게 된다. 통계적 방법의 접근이 과학적이기는 하나 문제는 시대와 사회에 따라서 정상과 비정상에 대한 시각은 계속 변화된다는 사실이다.

(3) 정상성은 과정이다.

정상인지를 정의하는 데 시간성은 무척 중요한 요소다. 4세 아이가 곱셈을 못하는 것은 당연하지만, 10세가 되어도 구구단을 못 외우면 문제가 있다고 판단한다. 연령별로 기대하는 일을 잘 해내면 정상으로 보고, 제대로 하지 못한다면 비정상으로 본다. 나이가 들면서 기억력이나 판단력이 나빠지는 것은 정상적인 노화 과정이지만, 나이에 비해 빨리 노화가 진행되어서 이로 인해 일상적인 활동, 즉 옷을 제대로 챙겨 입지 못하거나 길을 잃어 혼자서 집으로 돌아오지 못하는 일이 벌어진다면 '치매'라는 병적인 상황이 벌어진 것으로 볼 수 있다. 자손의 이름을 잘 기억하지 못하는 90세의 노인이라도 여전히 자기 관리를 잘하고 약간의 도움만으로 식사나 목욕 등을 할 수 있다면 정상이라고 평가한다.

또 다른 문제 상황은 '과정 중단'으로, 원래 거쳐야 할 정상적인 과정을 어떠한 이유로 멈추고 더 이상 나아가지 않는 상태를 말한다. 10대 청소년이 학업을 중단하고 집을 나가서 돌아오지 않거나 부모의 간섭을 받지 않고 혼자 살겠다고 주장한다면, 문제가 발생했다고 판단한다. 아직 법적, 심리적으로 부모로부터 독립할 수 없는 연령대이며, 완수해야 할 심리적·신체적 발달 과제가 있기 때문이다. 그러나 사회 경제적 이유로 학업을 마치지 못한 사람이 늦게라도 검정고시를 준비하거나 방송대 등에 가는 것은 비정상이 아니라 과정을 이수하기 위한 자발적 노력으로 보고 정상적인 과정으로 평가한다. 정상성을 판단하는 데에는 시간적인 흐름 속에서 사회에서 기대하는 과정대로 잘 흘러가는지를 살펴보는 것이 무척 중요하다. 사회가 요구하는 개인성취라는 과정에서 크게 이탈하지 않는지, 그냥 한 곳에 머물지 않고 꾸준히 진행하고 있는지를 파악하는 것이다. 즉, 삶의 궤적을 살펴보는 것이다.

(4) 정상성은 유토피아다.

이 모든 기준을 뛰어넘는 가장 중요하고도 추상적인 개념은 '유토피아'다. 이는 한 사람이 갖고 있는 다양한 정신적 요소들이 조화를 이루고 통합되어 최적의 기능을 발휘하는 상태가 정상이라는 것이다. 신체적, 심리적 기능을 뛰어넘어 영적인 면에서도 최적의 상황인 사람, '나다움'을 유지할 수 있는 사람을 가리킨다. 이러한 정상성은 우리가 바라는 이상적인 인간인지도 모른다. 유토피아적인 상태는 객관적인 평가라기보다 매우 주관적인 자기 평가를 토대로 한다. '오체불만족'의 저자 오토다케 히로타다는 태어날 때부터 팔다리가 없는 장애를 지녔지만, 이는 '신체적 특징'일 뿐이라고 주장한다. 자신이 세상에 태어난 이유는 '팔다리가 없는 나만이 할 수 있는 그 무엇이 있기 때문'이라 생각하고 '마음의 장벽 없애기' 운동에 매진하고 있다. 그가 쓴 책을 읽어 보면 어느 곳에서도 비정상의 그늘을 찾을 수 없다는 면에서 정상이다. 그의 정상성을 지탱하는 가장 큰 근거는 신체적인 어려움을 극복하고 내면의 평화와 안녕을 지켜낸 '유토피아'와 같은 정신적 균형 감각이라고 할 수 있다. 개인은 자신의 어두운 면을 들추어내기보다는 정상성의 장점을 찾기 위해 정상적으로 잘 기능하는 면을 파악하는 편이 훨씬 생산적이다.

대상관계이론의 창시자인 멜라니 클라인(Melanie Klein)은 네 가지 능력을 갖추어야 정상적인 상태라고 하였다. ① '의지의 힘(strength of character)'이다. 이는 어떤 힘든 일이 있거나 부정적인 상황에서도 나의 믿음, 신념을 지킬 수 있는 힘이 있어야 한다는 것이다. ② '갈등하는 감정들을 다룰 수 있는 능력(capacity to deal with conflicting emotions)'이다. 이는 감정이나 충동을 조절하는 능력을 의미한다. ③ '갈등 없이 기쁨을 경험할 수 있는 능력(ability to experience pleasure without conflict)'이다. 이는 즐거움을 느낄 수 있는 능력이다. ④ '사랑할 수 있는 능력(ability to love)'이다.

3. 정신건강에 대한 역사적 관점

1) 서구를 중심으로

정신질환을 위한 치료 역사는 인간의 문화적 다양성을 반영한다. 서기 918년 이라크 바그다드에 세계 최초의 정신병원이 세워졌고 전문적인 음악 치료가 행해졌다. 페르시아(이란) 출신 의사 이븐시나(980~1036)의 기록에서는 '정신질환자는 두려워해야 하는 존재가 아니며, 구타와 감금은 오히려 상태를 악화시킨다. 그리고 우울증과 조울증 초기 상태에서 처치를 진행하지 않는다면 자살이나 발작 같은 말기 증상을 가져온다.'라고 하였다. 중세 이슬람권에선 정신질환자에게 친절히 대하라는 교리에 따라 정신질환에 대한 의식이 비교적 관대했다. 환자에 대한 적극적인 치료 및 정신질환의 원인과 이를 치료하기 위한 연구가 활발하게 이루어졌다. 그러나 다른 유럽 기독교 나라들은 이러한 이슬람의 치료법을 이교도의 치료라고 무시하였다. 다음은 윌리엄 호가스의 정신병원 '베들렘'의 당시 상황을 그림으로 보여주고 있다.

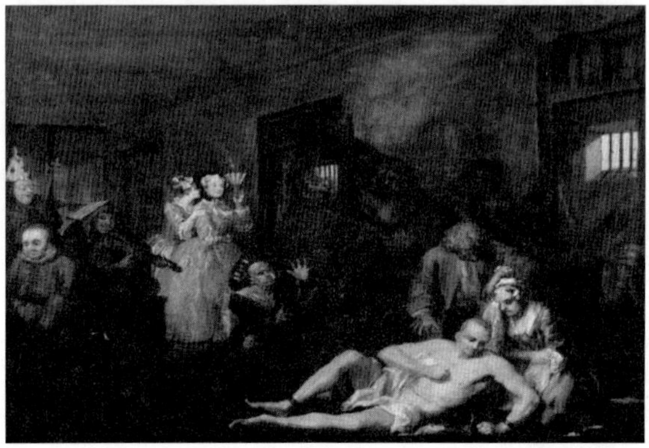

그림 1-1 윌리엄 호가스(William Hogarth), '매드하우스(Madhouse)'
1732~35년, 62.5 x 75cm, 캔버스에 유채, Sir 존 손 박물관, 런던, 영국

18세기 영국 풍자화가인 윌리엄 호가스는 매드하우스(mad house)를 통해 당시 악명 높았던 런던의 정신병원 '베들렘'의 모습을 보여준다. 한 남자가 머릿니 예방을 위해 삭발당하고 거의 알몸으로 왼팔과 오른발이 쇠사슬에 묶인 채 기대어 앉아 있다. 뒤에는 멋지게 차려입은 두 명의 여성 관광객이 재미있다는 듯 수감자들을 구경한다. 말이 병원이지 실은 정신질환자를 감금한 수용소였다. 당시 색다른 재미를 찾는 방문객들이 베들렘을 관광했고 부자들은 돈을 지불하기도 했다. Bedlam은 영국 최초의 정신질환자 보호시설이었다. 현재는 켄트주의 베켄햄에 있다. Bedlam은 1247년 런던에서 설립되었으나 1329년에 정신병원으로 언급되었

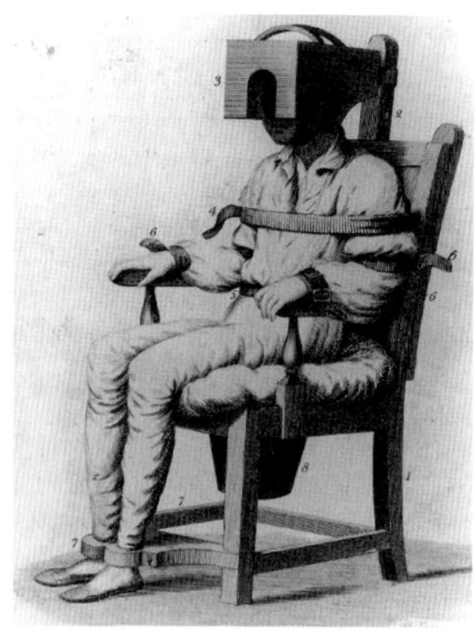

출처: www.nlm.nih.gov

그림 1-2 Tranquillizing chair

고 정신병원 이전에는 성 메리 수도원이었다. 1403년까지 영구 환자가 그곳에 수용되었고 1547년에 헨리 8세는 정신질환자를 위한 병원으로 런던시에 허가했으나 이후 환자에게 가해진 잔혹한 학대로 악명을 떨쳤다. 17세기와 18세기에 Bedlam은 요금을 내는 관람객에게 개방되었고 이러한 가혹한 관행은 1770년에 종료되었다. 역사적으로 사람들은 정신질환자를 두려움과 혐오감이 뒤섞인 시선으로 바라보았으며 대체로 거부, 방치, 학대의 대상이 되었다.

18세기 미국 의사 벤저민 러시(Benjamin Rush, 1746~1813)[1]는 정신질환을 초자연적인 악마의 소행으로 여기며 그가 만든 악명 높은 "진정의 의자(tranquillizing chair)" 또는 "구속 의자(restraint chair)"를 이용해 정신질환자를 제지하는 관행을 지지하였다.

또한 정신질환자를 사람들을 농부들에게 돌보도록하거나 착취당하도록 경매되는 경우가 많았다. 일부는 법원 명령에 따라 마을에서 쫓겨났고, 다른 일부는 구빈원에 배치되었다. 1773년에 Eastern State Hospital(Eastern Lunatic Asylum 또는 Public Hospital of Williamsburg)라고 하는 정신질환자를 위한 최초의 정신병원이 버지니아 주, 윌리엄스버그에 설립되었다.

비세트르(파리의 남성 정신병원)는 18세기 정신병원의 전형이었으며, 환자들에게 일상적으로 족쇄를 채웠다. 정신병원에 수감된 이들에게는 인간적인 감정이 없다고 여겼기에 관리 방식은 방임이었다. 이렇게 정신질환을 앓는 사람들을 일반 사회에서 고립시켰다. 1790년대 프랑스 개혁가 필립 피넬(Philippe Pinel, 1745~1826)은 비세트르 병원의 담당의사가 되어 정신질환자를 사슬로 묶는 것을 폐지하고 치료를 인간화하기 위해 노력했다. 그는 "근대 정신과학의 아버지"로 불리기도 한다.

17세기 중반, 절대군주 루이 14세는 파리에 구빈원(Hôpital général de Paris)을 세워 광인들을 수용했다. 정신질환자를 극빈자, 장애인, 매독 환자, 범죄자와 같은 부류로 뭉뚱

---

1) 미국 초창기 대륙회의 의원을 지냈으며 미국 독립선언서(Declaration of Independence)에 서명을 한 인물이었다. 미국 헌법 제정에도 기여함으로써 헌법의 아버지(Founding Father)중 한 명으로 기록. 영국 에딘버러 대학에서 의학을 공부한 외과 의사였다. 사형제도폐지와 아동학대를 반대했던 인물이기도 하였다(브리태니커인물사전, 2024).

그려 강제로 가두었던 것이다. 다른 유럽 국가들에서도 마찬가지였다. 정신질환을 잠재적 범죄자로 보고 사람들로부터 격리하는 게 목적이었을 뿐 치료는 전혀 하지 않았다. 수용소의 참혹한 장면을 묘사한 위 그림에서처럼 고문과 구타, 학대가 자행되었고, 심지어 오락거리를 찾아 이곳을 방문한 관람객들이 동물원의 동물 구경하듯이 창문 쇠창살 사이로 들여다보고 환자에게 돌을 던져 맞히거나 조롱하였다.[2)]

18세기 이후 계몽주의와 프랑스혁명의 영향으로 정신질환을 앓는 사람들을 다른 시각으로 보기 시작했지만, 비인간적 대우와 감시, 처벌은 여전했다. 20세기 초에 신체장애인 및 정신장애인은 나치의 인종청소 대상이 되기도 했다. 오늘날 정신장애인에 대한 사회적 편견을 생산하는 데 가장 큰 역할을 하는 것은 대중매체라고 해도 과언은 아니다. 통계를 보더라도 일반 시민이 정신장애에 대한 정보를 취득하는 경로의 70% 이상을 SNS 및 대중매체가 차지하고 있고 의도가 어떠했든 간에 '조현병 범죄'와 같은 기사보도로 정신장애에 대한 인식을 왜곡하고 정신장애인은 위험하고 난폭하여 범죄 가능성이 높은 것처럼 혐오와 편견을 조장하여 통제 불가능할 정도로 확대 재생산시키고 있다는 것이다. 물론 불특정다수를 대상으로 한 무차별 범죄(이상동기 범죄)가 잇따르며 사회적 불안이 커지는 가운데 정신질환이 원인으로 거론되기도 허나 실제 정신장애인의 범죄율은 그렇지 않은 사람에 의한 범죄비율에 비해 상당히 낮은 것으로 나타나고 있다.[3)]

현대 정신건강운동은 미국 출신의 클리포드 휘팅햄 비어스(Clifford Whittingham Beers, 1876~1943)의 기여가 있었다. 1897년 예일대학을 졸업한 비어스는 심각한 우울증 에피

---

2) 영화 오페라의 유령에서 가면을 쓴 주인공이 어린 시절 선천적 기형으로 버림받고 팔려 새장처럼 만들어진 구조물 안에 갇혀 지내면서 사람들의 볼거리로 조롱과 학대를 받으면서 돈벌이에 이용되는 장면을 떠올리게 한다.

3) 법규상 '정신장애 범죄자'는 범행 당시 정신상태가 정신이상(조현병 등), 정신박약(지적장애) 또는 기타 정신장애에 해당하는 것으로 수사관에 의해 판단된 피의자를 의미한다. 경찰청이 해마다 발표하는 경찰통계연보에 따르면 2021년 정신장애 범죄자는 8천850명으로 전체 범죄자의 0.7%를 차지한 것으로 조사됐다. 지난 10년간의 추이를 보면 정신장애 범죄자는 연간 5천~9천 명으로 0.3~0.7% 수준이었다. 이 중 강력범죄를 저지른 경우는 2021년 기준 545명으로 전체 강력범죄자의 2.4%에 해당했다(연합뉴스, 2023.8.24).

소드와 불안으로 자신이 주립 및 사립 치료기관에 정신장애 치료를 위해 수용된 기간 동안 직접 겪었던 학대와 부당한 처우에 대해 1908년 'A Mind That Found Itself(1908)'라는 자서전을 기록하여 공개함으로써 지역사회, 학교 및 병원에서 정신과 치료의 개선된 조건을 촉진하도록 학생들, 정신건강 종사자 및 기독교계에 세대를 이어 영감을 주었다. 이 자서전은 여러 언어로 출간되었고 저명한 전문가를 포함한 사람들의 지원을 받아 Beers는 1908년 Connecticut Society for Mental Hygiene이라는 정신건강 협회를 최초로 설립하였다. 정신질환에 걸린 사람들을 위한 치료 기준 개선, 정신질환 예방, 정신건강 보존, 건전한 정보 보급을 목적으로 하였다. 1909년 2월 19일 Beers는 뉴욕 시에서 정신위생을 위한 국가 위원회를 차례로 조직하는 데 중요한 역할을 하였다. Beers는 1919년에 국제 정신위생위원회를 구성했다. 1930년 워싱턴 DC에서 열린 제1회 국제 정신위생대회 당시에는 25개국에 정신위생협회가 있었다. 1948년 런던에서 열린 제3회 국제대회에서 WFMH[4]가 구성되었다. WFMH는 컨설턴트를 제공하고 WHO(1949년에 정신건강 부서가 설립)를 포함한 여러 유엔 기관과 비공식적인 상호 기능을 공유하게 되었다. 이 연합은 현재까지 국제 연구 그룹과 전문가 위원회를 소집하고, 지역 및 국제회의를 개최하고 있으며 전 세계 정신건강 종사자들과 긴밀한 관계를 맺고 있다.

2) 우리나라를 중심으로

1997년 12월 31일(정신보건법 전부개정, 법률 제5486호, 1998.4.1. 시행) 정신요양병원을 폐지하고 '요양시설'을 정신보건법으로 규정하면서 지역사회정신보건사업 소요 비용을 국가와 지방자치단체가 지원할 수 있는 근거 마련하였고 강제입원 환자의 퇴원 절차 간소화로 정신질환자 인권보호를 강화하는 계기가 되었다. 그러나 정신병상수는 세계에서 가장 빠른 속도로 증가하고 있었고, 장기입원 및 수용환자의 재원기간은 좀처럼

4) World Federation for Mental Health의 약자

감소하고 있지 않다. 이는 아직도 지역사회 내에서 정신질환자가 거주하면서 생활하기에는 지역사회의 지지가 부족했기 때문이다. 이에 1999년 개정된 '장애인복지법'에서 정신질환에 의한 정신장애를 법정 장애인의 범주에 포함시켰고 2000년 1월부터 장애인복지 서비스를 제공하도록 하였다.

그리고 기존 정신보건법의 강제 입원 절차를 국제적 기준에 부합하는 방향으로 개선하여 정신질환자의 인권을 더욱 두텁게 보호하고, 행정입원 및 외래치료명령 등 제도를 개선하여 사회 안전을 강화하고자 '2017년 5월 30일, 약칭 정신건강복지법('정신건강증진 및 정신질환자 복지서비스 지원에 관한 법률')'이 개정되었다. 이는 정신질환자 차별을 해소하고자 정신병의 경중과 무관하게 모든 환자를 정신질환자로 정의했으나, 개정된 '정신건강복지법'에서는 정신질환자의 법적 의미를 '정신질환으로 독립적 일상생활을 하는데 중대한 제약이 있는 사람'으로 축소했다. 나아가 국가 · 지역 정신건강증진계획을 수립하고 이에 따라 정신질환의 예방 · 조기발견 등 정신건강증진사업을 실시하도록 규정함으로써 정신건강 증진 · 복지서비스 근거를 마련하였고 "동의입원" 규정을 신설(제42조)하여 환자의 동의를 받은 입원도 보호의무자 1인의 동의를 받아 입원하고, 퇴원 시 정신과 전문의 판단으로 72시간 동안 퇴원을 제한할 수 있는 제도를 신설하였다. 또한 자 · 타해 위험이 의심되는 사람의 행정입원을 경찰관이 요청할 수 있도록 하여 경찰관의 적극적 개입 근거를 마련했다(제44조 제2항 신설). 기존엔 강제입원 시 6개월에 한 번 입원기간 연장 심사를 했으나, 입원 초기에 3개월 간격으로 심사하도록 기간을 단축했다. 다만, 행정입원의 직접적인 '신청'은 정신건강의학과 전문의나 정신건강 전문요원만이 할 수 있으며, 경찰관은 전문의나 전문요원에게 신청을 '요청'할 수 있어 과도한 인권침해는 방지하였다. 그리고 정신질환자의 복지서비스 즉, 고용 · 교육 · 문화서비스 지원, 지역사회 통합 지원 등에 관한 규정을 신설함으로써 정신질환을 겪고 있는 사람이 지역사회에서 잘 기능하는 사회 일원으로 복귀할 수 있도록 함을 최종 목표로 두고 있다.

제 2 장

정신건강복지법과 사회복지실천

「정신건강복지법」을 개정하게 된 배경은 1990년대 이전 정신보건법이 없던 시절에는 법과 제도의 손길이 닿지 않는 곳에서 정신질환자가 기도원, 요양시설 등에 방치되거나 치료받지 못하고 인권이 침해당하는 경우가 많았다. 이에 1995년 12월 30일, 미인가 정신의료기관 및 시설 등을 제도화하고, 입·퇴원 절차를 규정하는 것을 주요 골자로 하는 「정신건강복지법」을 처음 제정했다. 2016년 정신질환 실태조사에 의하면 정신질환 경험자가 470만 명으로 정신건강은 전 국민적 문제가 되고 있었다. 과거에 시행된 정신보건법은 인권침해를 방지하기 어려운 면이나 정신질환자에 대한 차별적 요소가 있었고, 정신질환자를 위한 복지서비스 지원근거가 미비한 면이 있었기에 법을 개정하게 된 것이다.

인권침해 측면에서 볼 때 기존의 정신보건법은 보호자와 전문의 1인의 동의만으로 본인 의사와 무관한 비(非)자의입원을 허용하였다. 이로 인해 재산 다툼, 가족 간의 갈등이 있을 때 정상인이나 경증환자를 강제입원시키는 수단으로 악용되기도 하였다. 또한 정신질환자를 차별하여 정신병의 경중과 무관하게 모든 환자를 법적인 정신질환자로 정의하여, 법적인 정신질환자 여부를 결격사유에 담고 있는 다른 법에 따라 경증 정신질환자의 각종 자격 취득 및 복지서비스 기회가 제한되어 왔다. 과거부터 우리나라는 정신질환자에 대한 입원치료에 중점을 두고 있었기에 재활 및 복지지원, 조기발견 및 개입에 대한 규정이 부족했다. 2016년 9월 헌법재판소는 「정신보건법」 제24조

'보호의무자에 의한 입원'(강제입원)에 대해 재판관 9인 전원 일치로 헌법불합치(위헌)이라고 결정했다. 강제입원은 인신 구속으로 기본권을 박탈하는 제도이며, 필요 최소한으로 적용되어야 한다는 것이 헌재위헌결정('16.9.30)의 취지이며 국제적 규범[1)]이기도 한다. 정신보건법을 개정한 취지는 국민이 억울하게 강제 입원하는 일이 없도록 하여 인권을 보장하려는 목적이며, 강제입원 외에도 자의입원, 동의입원, 외래치료 등 다양한 다른 방법을 통해 치료를 받을 수 있도록 하려는 의도였다(보건복지부 정신건강복지법 바로알기 정보 및 해당 법령집, 2024).

1. 정신건강복지법

「정신건강증진 및 정신질환자 복지서비스 지원에 관한 법률」(약칭: 정신건강복지법, 법률 제14224호)은 2017년 5월 30일부터 시행되었다. 이후 타법 개정을 통해 2026년 1월 2일까지는 법률 제20511호(2024. 10. 22.부터 시행된 정신건강복지법)를 적용한다. 2026년 1월 3일부터는 법률 제19902호(2024년 1월 2일 일부개정된 정신건강복지법)를 적용할 예정이며 이미 법제처 국가법령센터에 해당 법령이 공지된 상태이다. 본 장에서는 2024년 10월 22일부터 시행된 「정신건강복지법」을 기준으로 '총칙 등 주요한 규정들' 중 주요 일부만을 제시하고자 한다.

제1장 총칙

제1조(목적) 정신건강복지법은 정신질환의 예방 · 치료, 정신질환자의 재활 · 복지 · 권리보장과 정신건강 친화적인 환경 조성에 필요한 사항을 규정함으로써 국민의 정신건강증진 및 정신질환자의 인간다운 삶을 영위하는 데 이바지함을 목적으로 한다.

---

1) UN 기준에 부합하는 입원제도 시행 중 정신질환자 강제입원 시 법원심사, 위원회 등 독립적인 기구의 심사를 거치도록 규정의 경우, * 미국, 독일, 프랑스: 법원 심사, ** 호주, 대만, 일본: 독립적인 기구 심사, ** 프랑스, 일본: 입원필요성에 대한 전문의 2인의 진단을 요구한다. WHO는 강제입원 요건에 대해 치료 필요성과 자 · 타해 위험을 모두 충족하는 것이 WHO와 국제인권 기준과 부합한다는 입장이다(WHO, 2017. 3).

제2조(기본이념) ① 모든 국민은 정신질환으로부터 보호받을 권리를 가진다. ② 모든 정신질환자는 인간으로서의 존엄과 가치를 보장받고, 최적의 치료를 받을 권리를 가진다. ③ 모든 정신질환자는 정신질환이 있다는 이유로 부당한 차별대우를 받지 아니한다. ④ 미성년자인 정신질환자는 특별히 치료, 보호 및 교육을 받을 권리를 가진다. ⑤ 정신질환자에 대해서는 입원 또는 입소(이하 "입원등"이라 한다)가 최소화되도록 지역사회 중심의 치료가 우선적으로 고려되어야 하며, 정신건강증진시설에 자신의 의지에 따른 입원 또는 입소(이하 "자의입원등"이라 한다)가 권장되어야 한다. ⑥ 정신건강증진시설에 입원등을 하고 있는 모든 사람은 가능한 한 자유로운 환경을 누릴 권리와 다른 사람들과 자유로이 의견교환을 할 수 있는 권리를 가진다. ⑦ 정신질환자는 원칙적으로 자신의 신체와 재산에 관한 사항에 대하여 스스로 판단하고 결정할 권리를 가진다. 특히 주거지, 의료행위에 대한 동의나 거부, 타인과의 교류, 복지서비스의 이용 여부와 복지서비스 종류의 선택 등을 스스로 결정할 수 있도록 자기결정권을 존중받는다. ⑧ 정신질환자는 자신에게 법률적 · 사실적 영향을 미치는 사안에 대하여 스스로 이해하여 자신의 자유로운 의사를 표현할 수 있도록 필요한 도움을 받을 권리를 가진다. ⑨ 정신질환자는 자신과 관련된 정책의 결정과정에 참여할 권리를 가진다.

제3조(정의) 이 법에서 사용하는 용어의 뜻은 다음과 같다.〈개정 2020.3.4., 2024. 1. 2.〉

① **"정신질환자"**란 망상, 환각, 사고(思考)나 기분의 장애 등으로 인하여 독립적으로 일상생활을 영위하는 데 중대한 제약이 있는 사람을 말한다.

② **"정신건강증진사업"**이란 정신건강 관련 교육 · 상담, 정신질환의 예방 · 치료, 정신질환자의 재활, 정신건강에 영향을 미치는 사회복지 · 교육 · 주거 · 근로 환경의 개선 등을 통하여 국민의 정신건강을 증진시키는 사업을 말한다.

③ **"정신건강복지센터"**란 정신건강증진시설, 「사회복지사업법」에 따른 사회복지시설(이하 "사회복지시설"이라 한다), 학교 및 사업장과 연계체계를 구축하여 지역사회에서의 정신건강증진사업 및 제33조부터 제38조까지의 규정에 따른 정신질환자 복지서비스 지원사업(이하 "정신건강증진사업등"이라 한다)을 하는 다음 각 목의 기관 또는 단체를 말한다.

가. 제15조제1항부터 제3항까지의 규정에 따라 국가 또는 지방자치단체가 설치 · 운영하는 기관

나. 제15조제6항에 따라 국가 또는 지방자치단체로부터 위탁받아 정신건강증진사업등을 수행하는 기관 또는 단체

④ "정신건강증진시설"이란 정신의료기관, 정신요양시설 및 정신재활시설을 말한다.

⑤ "정신의료기관"이란 다음 각 목의 어느 하나에 해당하는 기관을 말한다.

가. 「의료법」에 따른 정신병원

나. 「의료법」에 따른 의료기관 중 제19조제1항 후단에 따른 기준에 적합하게 설치된 의원

다. 「의료법」에 따른 병원급 의료기관에 설치된 정신건강의학과로서 제19조제1항 후단에 따른 기준에 적합한 기관 ⑥ "정신요양시설"이란 제22조에 따라 설치된 시설로서 정신질환자를 입소시켜 요양 서비스를 제공하는 시설을 말한다. ⑦ "정신재활시설"이란 제26조에 따라 설치된 시설로서 정신질환자 또는 정신건강상 문제가 있는 사람 중 대통령령으로 정하는 사람(이하 "정신질환자 등"이라 한다)의 사회적응을 위한 각종 훈련과 생활지도를 하는 시설을 말한다. ⑧ "동료지원인"이란 정신질환자 등에 대한 상담 및 교육 등의 역할을 수행할 수 있도록 정신질환자이거나 정신질환자이었던 사람 중 보건복지부령으로 정하는 동료지원인 양성과정을 수료한 사람을 말한다.

제4조(국가와 지방자치단체의 책무) ① 국가와 지방자치단체는 정신질환자 등의 적절한 치료 및 재활과 자립을 지원하기 위하여 정신질환자 등과 그 가족에 대하여 정신건강증진사업 등에 관한 정보를 제공하는 등 필요한 시책을 강구하여야 한다.〈신설 2019. 4. 23.〉 ② 국가와 지방자치단체는 국민에게 영·유아, 아동, 청소년, 중·장년, 노인 등 생애주기(이하 "생애주기"라 한다)에 따른 정신건강서비스를 제공하고, 우울·불안·고독 등의 정신건강상 문제와 관련하여 상담을 제공하는 등 국민의 정신건강 증진을 위하여 필요한 시책을 강구하여야 한다. 〈신설 2024. 1. 2.〉 ③ 국가와 지방자치단체는 정신질환자 등과 그 가족에 대한 모든 차별 및 편견을 해소하고 차별받은 정신질환자 등과 그 가족의 권리를 구제할 책임이 있으며, 정신질환자 등과 그 가족에 대한 차별 및 편견을 해소하기 위하여 적극적인 조치를 하여야 한다.

제5조(국민의 의무) 모든 국민은 정신건강증진을 위하여 국가와 지방자치단체가 실시하는 조사 및 정신건강증진사업 등에 협력하여야 한다.

제6조(정신건강증진시설의 장의 의무) 정신건강증진시설의 장은 정신질환자 등이 퇴원 및 퇴소(이하 "퇴원등"이라 한다)를 하려는 때에는 정신질환자 등과 그 보호의무자에게 정신건강복지센터의 기능 · 역할 및 이용절차 등을 알리고, 지역사회 거주 및 치료에 필요한 정보를 제공하는 정신보건 수첩 등 각종서류를 정신건강증진시설에 갖추어 두어야 한다.〈신설 2019.4. 23.〉

제2장 정신건강증진 정책의 추진

제10조(실태조사) ① 보건복지부장관은 5년마다 다음 각 호의 사항에 관한 실태조사를 하여야 한다. 다만, 정신건강증진 정책을 수립하는 데 필요한 경우 수시로 실태조사를 할 수 있다. 〈개정 2019. 12. 3., 2023. 6. 13., 2024. 1. 2.〉 1. 정신질환의 인구학적 분포, 유병률(有病率) 및 유병요인 2. 성별, 연령 등 인구학적 특성에 따른 정신질환의 치료 이력, 정신건강증진시설 이용 현황 3. 정신질환으로 인한 사회적 · 경제적 손실 4. 정신질환자의 취업 · 직업훈련 · 소득 · 주거 · 경제상태 및 정신질환자에 대한 복지서비스 5. 정신질환자 가족의 사회 · 경제적 상황 6. 정신질환자 및 그 가족에 대한 차별 실태 7. 우울 · 불안 · 고독 등 정신건강 악화가 우려되는 문제 8. 그 밖에 정신건강증진에 필요한 사항으로서 보건복지부령으로 정하는 사항: 실태조사를 실시하면 그 결과를 공표하여야 한다〈신설 2019. 12. 3.〉.

제11조(정신건강상 문제의 조기발견 등) ① 보건복지부장관, 시 · 도지사 및 시장 · 군수 · 구청장은 정신질환의 원활한 치료와 만성화 방지를 위하여 정신건강복지센터, 정신건강증진시설 및 의료기관을 연계한 정신건강상 문제(우울 · 불안 · 고독 등 정신건강 악화가 우려되는 문제를 포함한다. 이하 이 조에서 같다)의 조기발견 체계를 구축하여야 한다〈개정 2024. 1. 2.〉. ② 국가와 지방자치단체는 조기치료가 필요한 정신건강상 문제가 있는 사람에 대하여 예산의 범위에서 치료비를 지원할 수 있다. 〈신설 2021. 6. 8.〉

제13조(학교 등에서의 정신건강증진사업 실시)

제14조(정신건강의 날) 정신건강의 중요성을 환기하고 정신질환에 대한 편견을 해소하기 위하여 매년 10월 10일을 정신건강의 날로 하고, 정신건강의 날이 포함된 주(週)를 정신건강 주간으로 한다.

제15조의2(국가트라우마센터의 설치 · 운영) ① 국가트라우마센터 다음 각 호의 업무를 수행

한다.〈개정2020.12.29.,2024.1.2.〉 1. 심리지원을 위한 지침의 개발 · 보급 2. 제1항 각 호의 어느 하나에 해당하는 사람에 대한 심리평가, 심리상담, 심리치료 3. 트라우마에 관한 조사 · 연구 4. 심리지원 관련 기관 간 협력 및 연계 체계의 구축 5. 트라우마 극복에 관한 대국민 교육 및 홍보 6. 심리지원 전문인력에 대한 교육 및 훈련 7. 재난이나 사고 이후 정신건강 상태에 대한 측정도구 개발 8. 그 밖에 심리지원을 위하여 보건복지부장관이 정하는 업무 ② 보건복지부장관은 국가트라우마센터의 업무를 지원하기 위하여 권역별 트라우마센터를 설치 · 지정 및 운영할 수 있다. 〈신설 2020. 12. 29.〉 ③ 권역별 트라우마센터는 다음 각 호의 업무를 수행한다〈신설 2024. 1. 2.〉 ④ 1. 국가트라우마센터의 업무 지원 2. 해당 권역에 거주하는 제1항 각 호의 어느 하나에 해당하는 사람에 대한 심리상담 및 심리치료 3. 해당 권역의 심리지원 관련 기관 간 협력체계의 구축 4. 그 밖에 심리지원을 위하여 보건복지부장관이 정하는 업무 ⑤ 보건복지부장관은 대통령령으로 정하는 바에 따라 국가트라우마센터 및 권역별 트라우마센터의 설치 · 지정 및 운영을 그 업무에 필요한 전문인력과 시설을 갖춘 기관에 위임 또는 위탁할 수 있다. 〈개정 2020. 12. 29., 2024. 1. 2.〉 ⑥ 제1항부터 제5항까지에서 규정한 사항 외에 국가트라우마센터 및 권역별 트라우마센터의 설치 · 지정 및 운영에 필요한 사항은 대통령령으로 정한다. 〈개정 2020. 12. 29., 2024. 1. 2.〉 [본조신설 2018. 6. 12.]

제15조의3(중독관리통합지원센터의 설치 및 운영) ① 보건복지부장관 또는 지방자치단체의 장은 알코올, 마약, 도박, 인터넷 등의 중독 문제와 관련한 종합적인 지원사업을 수행하기 위하여 중독관리통합지원센터를 설치 · 운영할 수 있다. ② 제1항에 따른 중독관리통합지원센터(이하 "중독관리통합지원센터"라 한다)는 다음 각 호의 사업을 수행한다. 1. 지역사회 내 중독자의 조기발견 체계 구축 2. 중독자 대상 상담, 치료, 재활 및 사회복귀 지원사업 3. 중독폐해 예방 및 교육사업 4. 중독자 가족에 대한 지원사업 5. 그 밖에 중독 문제의 해소를 위하여 필요한 사업 ③ 보건복지부장관은 제1항에 따른 지방자치단체의 중독관리통합지원센터 설치 · 운영에 필요한 비용의 전부 또는 일부를 부담할 수 있다. ④ 보건복지부장관 또는 지방자치단체의 장은 중독관리통합지원센터의 설치 · 운영을 그 업무에 관한 전문성이 있는 기관 · 단체에 위탁할 수 있다. ⑤ 중독관리통합지원센터의 설치 · 운영 및 위탁 등에 필요한 사항은 보건복지부령으로 정한다[본조신설 2018. 12. 11.]

제17조(정신건강전문요원의 자격 등) ① 보건복지부장관은 정신건강 분야에 관한 전문지식과

기술을 갖추고 보건복지부령으로 정하는 수련기관에서 수련을 받은 사람에게 정신건강전문요원의 자격을 줄 수 있다. ② 제1항에 따른 정신건강전문요원(이하 "정신건강전문요원"이라 한다)은 그 전문분야에 따라 정신건강임상심리사, 정신건강간호사, 정신건강사회복지사 및 정신건강작업치료사로 구분한다〈개정 2020. 4. 7.〉. ③ 보건복지부장관은 정신건강전문요원의 자질을 향상시키기 위하여 보수교육을 실시할 수 있다. ④ 보건복지부장관은 제3항에 따른 보수교육을 국립정신병원, 「고등교육법」 제2조에 따른 학교 또는 대통령령으로 정하는 전문기관에 위탁할 수 있다. ⑤ 정신건강전문요원은 다른 사람에게 자기의 명의를 사용하여 정신건강전문요원의 업무를 수행하게 하거나 정신건강전문요원 자격증을 빌려주어서는 안 된다.〈신설 2019. 4. 23.〉 ⑥ 누구든지 정신건강전문요원 자격을 취득하지 아니하고 그 명의를 사용하거나 자격증을 대여 받아서는 안 되며, 명의의 사용이나 자격증의 대여를 알선하여서도 안 된다.〈신설 2019. 4. 23.〉

제4장 복지서비스의 제공

제33조(복지서비스의 개발) ① 국가와 지방자치단체는 정신질환자가 정신질환에도 불구하고 잠재적인 능력을 최대한 계발할 수 있도록 정신질환자에게 적합한 서비스를 적극적으로 개발하기 위한 연구지원체계를 구축하기 위하여 노력하여야 한다. ② 제1항에 따른 연구지원체계 구축에 필요한 사항은 보건복지부령으로 정한다.

제34조(고용 및 직업재활 지원) ① 국가와 지방자치단체는 정신질환자가 자신의 능력을 최대한 활용하여 직업생활을 영위할 수 있도록 일자리 창출, 창업지원 등 고용촉진에 필요한 조치를 강구하여야 한다. ② 보건복지부장관은 정신질환자의 능력과 특성에 적합한 직업훈련, 직업지도 등을 지원하기 위하여 필요한 조치를 강구하여야 한다. ③ 제1항 및 제2항의 고용촉진 및 직업훈련 등에 필요한 사항은 보건복지부령으로 정한다.

제35조(평생교육 지원) ① 국가와 지방자치단체는 정신질환자에게 「교육기본법」 제3조 및 제4조에 따른 평생교육의 기회가 충분히 부여될 수 있도록 특별자치시장 · 특별자치도지사 · 시장 · 군수 · 구청장별로 「평생교육법」 제2조제2호의 평생교육기관을 지정하여 정신질환자를 위한 교육과정을 적절하게 운영하도록 조치하여야 한다. ② 국가와 지방자치단체는 제1항에 따라 지정된 평생교육기관에 대하여 예산의 범위에서 정신질환자를 위한 교육과정 운영에 필요한 경비의 전부 또는 일부를 지원할 수 있다. ③ 제1항에 따른 평생교육기관

의 지정기준과 절차, 정신질환자를 위한 교육과정의 기준, 교육제공인력의 요건 등은 교육부장관이 보건복지부장관과 협의하여 정한다.

제36조(문화 · 예술 · 여가 · 체육활동 등 지원) 국가와 지방자치단체는 이 법에서 정한 지원 외에 문화 · 예술 · 여가 · 체육활동 등의 영역에서 정신질환자에게 필요한 서비스가 지원되도록 최대한 노력하여야 한다.

제37조(지역사회 거주 · 치료 · 재활 등 통합 지원) ① 국가와 지방자치단체는 정신질환자의 지역사회 거주 및 치료를 위하여 필요한 시책을 강구하여야 한다.: ② 국가와 지방자치단체는 정신건강증진시설에서의 퇴원등이 필요한 정신질환자에 대한 지역사회 재활 지원 등 지역사회 통합 지원을 위하여 노력하여야 한다. 〈개정 2019. 4. 23.〉: ③ 제1항 및 제2항에 따른 지역사회 거주 · 치료 · 재활 등 통합 지원을 위하여 필요한 사항은 보건복지부령으로 정한다.

제38조(가족에 대한 정보제공과 교육) ① 국가와 지방자치단체는 정신질환자의 가족이 정신질환자의 적절한 회복과 자립을 지원하는 데 필요한 정보를 제공하거나 관련 교육을 실시할 수 있다. ② 제1항에 따라 제공하는 정보와 교육의 내용 · 방법 등에 필요한 사항은 보건복지부령으로 정한다.

제5장 보호 및 치료

제39조(보호의무자) ① 「민법」에 따른 후견인 또는 부양의무자는 정신질환자의 보호의무자가 된다. 다만, 다음 각 호의 어느 하나에 해당하는 사람은 보호의무자가 될 수 없다. 1. 피성년후견인 및 피한정후견인 2. 파산선고를 받고 복권되지 아니한 사람 3. 해당 정신질환자를 상대로 한 소송이 계속 중인 사람 또는 소송한 사실이 있었던 사람과 그 배우자 4. 미성년자 5. 행방불명자 6. 그 밖에 보건복지부령으로 정하는 부득이한 사유로 보호의무자로서의 의무를 이행할 수 없는 사람 ② 제1항에 따른 보호의무자 사이의 보호의무의 순위는 후견인 · 부양의무자의 순위에 따르며 부양의무자가 2명 이상인 경우에는 「민법」 제976조에 따른다.

제40조(보호의무자의 의무) ① 보호의무자는 보호하고 있는 정신질환자가 적절한 치료 및 요양과 사회적응 훈련을 받을 수 있도록 노력하여야 한다. ② 보호의무자는 보호하고 있는

정신질환자가 정신의료기관 또는 정신요양시설(이하 "정신의료기관등"이라 한다)에 입원등을 할 필요가 있는 경우에는 정신질환자 본인의 의사를 최대한 존중하여야 하며, 정신건강의학과전문의가 정신의료기관등에서 정신질환자의 퇴원등이 가능하다고 진단할 경우에는 퇴원등에 적극 협조하여야 한다. ③ 보호의무자는 보호하고 있는 정신질환자가 자신이나 다른 사람을 해치지 아니하도록 유의하여야 하며, 정신질환자의 재산상의 이익 등 권리보호를 위하여 노력하여야 한다. ④ 보호의무자는 보호하고 있는 정신질환자를 유기하여서는 아니 된다.

제41조(자의입원 등) ① 정신질환자나 그 밖에 정신건강상 문제가 있는 사람은 보건복지부령으로 정하는 입원 등 신청서를 정신의료기관등의 장에게 제출함으로써 그 정신의료기관등에 자의입원 등을 할 수 있다. ② 정신의료기관등의 장은 자의입원 등을 한 사람이 퇴원등을 신청한 경우에는 지체 없이 퇴원 등을 시켜야 한다. ③ 정신의료기관등의 장은 자의입원 등을 한 사람에 대하여 입원 등을 한 날부터 2개월마다 퇴원 등을 할 의사가 있는지를 확인하여야 한다.

제42조(동의입원 등) ① 정신질환자는 보호의무자의 동의를 받아 보건복지부령으로 정하는 입원 등 신청서를 정신의료기관등의 장에게 제출함으로써 그 정신의료기관등에 입원 등을 할 수 있다. ② 정신의료기관등의 장은 제1항에 따라 입원 등을 한 정신질환자가 퇴원 등을 신청한 경우에는 지체 없이 퇴원 등을 시켜야 한다. 다만, 정신질환자가 보호의무자의 동의를 받지 아니하고 퇴원 등을 신청한 경우에는 정신건강의학과전문의 진단 결과 환자의 치료와 보호 필요성이 있다고 인정되는 경우에 한정하여 정신의료기관등의 장은 퇴원 등의 신청을 받은 때부터 72시간까지 퇴원 등을 거부할 수 있고, 퇴원 등을 거부하는 기간 동안 제43조 또는 제44조에 따른 입원 등으로 전환할 수 있다. ③ 정신의료기관등의 장은 제2항 단서에 따라 퇴원 등을 거부하는 경우에는 지체 없이 환자 및 보호의무자에게 그 거부 사유 및 제55조에 따라 퇴원 등의 심사를 청구할 수 있음을 서면 또는 전자문서로 통지하여야 한다. ④ 정신의료기관등의 장은 제1항에 따라 입원 등을 한 정신질환자에 대하여 입원 등을 한 날부터 2개월마다 퇴원 등을 할 의사가 있는지를 확인하여야 한다.

제50조(응급입원) ① 정신질환자로 추정되는 사람으로서 자신의 건강 또는 안전이나 다른 사람에게 해를 끼칠 위험이 큰 사람을 발견한 사람은 그 상황이 매우 급박하여 제41조부터

제44조까지의 규정에 따른 입원 등을 시킬 시간적 여유가 없을 때에는 의사와 경찰관의 동의를 받아 정신의료기관에 그 사람에 대한 응급입원을 의뢰할 수 있다. ② 제1항에 따라 입원을 의뢰할 때에는 이에 동의한 경찰관 또는 구급대원은 정신의료기관까지 그 사람을 호송한다. ③ 정신의료기관의 장은 제1항에 따라 응급입원이 의뢰된 사람을 3일(공휴일은 제외한다) 이내의 기간 동안 응급입원을 시킬 수 있다. ④ 제3항에 따라 응급입원을 시킨 정신의료기관의 장은 지체 없이 정신건강의학과전문의에게 그 응급입원한 사람의 증상을 진단하게 하여야 한다. ⑤ 정신의료기관의 장은 제4항에 따른 정신건강의학과전문의의 진단 결과 그 사람이 자신의 건강 또는 안전이나 다른 사람에게 해를 끼칠 위험이 있는 정신질환자로서 계속하여 입원할 필요가 있다고 인정된 경우에는 제41조부터 제44조까지의 규정에 따라 입원을 할 수 있도록 필요한 조치를 하고, 계속하여 입원할 필요가 없다고 인정된 경우에는 즉시 퇴원시켜야 한다. ⑥ 정신의료기관의 장은 제3항에 따른 응급입원을 시켰을 때에는 그 사람의 보호의무자 또는 보호를 하고 있는 사람에게 입원이 필요한 사유·기간 및 장소를 지체 없이 서면으로 통지하여야 한다.

제51조(신상정보의 확인) ① 정신건강증진시설의 장은 정신건강증진시설에 입원 등을 하거나 시설을 이용하는 사람의 성명, 주소, 보호의무자 등의 신상정보를 확인하여야 하며, 신상정보가 확인되지 아니하는 경우에는 보건복지부령으로 정하는 바에 따라 특별자치시장·특별자치도지사·시장·군수·구청장에게 신상정보의 조회를 요청하여야 한다. ② 특별자치시장·특별자치도지사·시장·군수·구청장은 제1항에 따라 조회 요청을 받은 경우 그 대상자의 신상정보를 확인하고 그 결과를 정신건강증진시설의 장에게 통보하여야 한다. ③ 특별자치시장·특별자치도지사·시장·군수·구청장은 제2항에 따라 조회 요청 대상자의 신상정보를 확인하기 어려운 경우 관할 경찰서장에게 신상정보의 확인을 요청할 수 있다.

제52조(퇴원 등의 사실의 통보)

① 정신의료기관등의 장은 제41조부터 제44조까지 또는 제50조에 따라 정신의료기관등에 입원등을 한 사람이 퇴원등을 할 때에는 보건복지부령으로 정하는 바에 따라 본인의 동의를 받아 그 퇴원등의 사실을 관할 정신건강복지센터의 장(관할 지역에 정신건강복지센터가 없는 경우에는 보건소의 장을 말한다. 이하 이 조에서 같다)에게 통보하여야 한다. 다만, 정신건강의학과전문의가 퇴원등을 할 사람 본인의 의사능력이 미흡하다고 판단하는 경우에는 보호의무자의 동의로 본인의 동의를 갈음할 수 있다. 〈개정 2019. 4. 23.〉 ② 제1항에도 불구하

고 정신의료기관등의 장은 정신병적 증상으로 인하여 자신 또는 다른 사람의 생명이나 신체에 해를 끼치는 행동으로 입원등을 한 사람이 퇴원등을 할 때 정신건강의학과전문의가 퇴원등 후 치료가 중단되면 증상이 급격히 악화될 우려가 있다고 진단하는 경우에는 그 퇴원등의 사실을 관할 정신건강복지센터의 장에게 통보하여야 한다. 〈신설 2019. 4. 23.〉 ③ 정신의료기관등의 장은 퇴원등의 사실을 관할 정신건강복지센터의 장에게 통보하기 전에 미리 그 사실을 본인 또는 보호의무자(정신건강의학과전문의가 퇴원등을 할 사람 본인의 의사능력이 미흡하다고 판단하는 경우만 해당한다. 이하 이 조에서 같다)에게 알려야 한다. 〈신설 2019. 4. 23.〉 ④ 정신의료기관등의 장은 본인 또는 보호의무자가 제3항에 따라 고지받은 퇴원등의 사실 통보를 거부하는 경우에는 제2항에 따른 통보를 할 수 없다. 다만, 제54조 제2항에 따른 정신건강심사위원회의 심사를 거친 경우에는 그러하지 아니하다. 〈신설 2019. 4. 23.〉 ⑤ 제1항 및 제2항에 따른 퇴원등의 사실 통보, 제3항에 따른 퇴원등의 사실 통보 사전 고지 및 제4항에 따른 퇴원등의 사실 통보 여부 심사절차에 관한 사항은 보건복지부령으로 정한다. 〈신설 2019. 4. 23.〉 ⑥ 제1항 · 제2항 또는 제4항에 따라 퇴원등의 사실을 통보받은 정신건강복지센터의 장은 해당 퇴원등을 할 사람 또는 보호의무자와 상담하여 그 사람의 재활과 사회적응을 위한 지원방안을 마련하여야 한다. 〈개정 2019. 4. 23.〉

제64조(외래치료 지원 등) ① 특별자치시장 · 특별자치도지사 · 시장 · 군수 · 구청장은 제3항에 따라 외래치료 지원 결정을 받은 사람에 대하여 정신건강의학과전문의가 치료 기간의 연장이 필요하다고 진단하는 경우에는 소관 정신건강심사위원회의 심사를 거쳐 1년의 범위에서 기간을 정하여 외래치료 지원을 연장할 수 있다.〈신설 2019. 4. 23.〉 ② 국가와 지방자치단체는 외래치료 지원에 따라 발생하는 비용의 전부 또는 일부를 부담할 수 있다〈개정 2019. 4. 23.〉 ③ 제1항 및 제2항에 따른 외래치료 지원의 청구절차와 방법 및 제4항에 따른 외래치료 지원 결정의 집행절차 등은 보건복지부령으로 정한다. 〈신설 2019. 4. 23.〉 [제목개정 2019. 4. 23. 외래치료 명령에서 외래치료 지원으로.]

제66조(보고 · 검사 등)

① 정신건강증진시설의 장은 정신병적 증상으로 인하여 자신 또는 다른 사람의 생명이나 신체에 해를 끼치는 행동으로 입원등을 한 사람이 퇴원등을 할 때 정신건강의학과전문의가 퇴원등 후 치료가 중단되면 증상이 급격히 악화될 우려가 있다고 진단하는 경우에는 그 퇴원등의 사실을 관할 정신건강복지센터의 장과 보건소의 장에게 통보하여야 한다. 〈신설

2019. 4. 23.〉 ② 정신건강증진시설의 장은 퇴원등의 사실을 관할 정신건강복지센터의 장과 보건소의 장에게 통보하기 전에 미리 그 사실을 본인 또는 보호의무자에게 알려야 한다. 〈신설 2019. 4. 23.〉 ③ 정신건강증진시설의 장은 본인 또는 보호의무자가 제7항에 따라 고지받은 퇴원등의 사실 통보를 거부하는 경우에는 제6항에 따른 통보를 할 수 없다. 다만, 정신건강심사위원회의 심사를 거친 경우에는 그러하지 아니하다.〈신설 2019. 4. 23.〉 ④ 제5항 및 제6항에 따른 퇴원등의 사실 통보, 제7항에 따른 퇴원등의 사실 통보 사전고지 및 제8항에 따른 퇴원등의 사실 통보 여부 심사절차에 관한 사항은 보건복지부령으로 정한다. 〈신설 2019. 4. 23.〉

제7장 권익보호 및 지원 등

제68조(입원 등의 금지 등) ① 누구든지 제50조에 따른 응급입원의 경우를 제외하고는 정신건강의학과전문의의 대면 진단에 의하지 아니하고 정신질환자를 정신의료기관등에 입원등을 시키거나 입원 등의 기간을 연장할 수 없다. ② 제1항에 따른 진단의 유효기간은 진단서 발급 일부터 30일까지로 한다.

제69조(권익보호) ① 누구든지 정신질환자이거나 정신질환자였다는 이유로 그 사람에 대하여 교육, 고용, 시설이용의 기회를 제한 또는 박탈하거나 그 밖의 불공평한 대우를 하여서는 아니 된다. ② 누구든지 정신질환자, 그 보호의무자 또는 보호를 하고 있는 사람의 동의를 받지 아니하고 정신질환자에 대하여 녹음·녹화 또는 촬영하여서는 아니 된다. ③ 정신건강증진시설의 장은 입원 등을 하거나 정신건강증진시설을 이용하는 정신질환자에게 정신건강의학과전문의의 지시에 따른 치료 또는 재활의 목적이 아닌 노동을 강요하여서는 아니 된다.

제70조(인권교육) ① 정신건강증진시설의 장과 종사자는 인권에 관한 교육(이하 "인권교육"이라 한다)을 받아야 한다. ② 보건복지부장관은 인권교육을 하기 위하여 인권교육기관을 지정할 수 있다. ③ 보건복지부장관은 제2항에 따라 지정한 인권교육기관에 교육과정의 운영에 드는 비용의 일부를 예산의 범위에서 보조할 수 있으며, 제2항에 따라 지정을 받은 인권교육기관은 보건복지부장관의 승인을 받아 교육에 필요한 경비를 교육대상자로부터 징수할 수 있다. ④ 보건복지부장관은 제2항에 따라 지정을 받은 인권교육기관이 다음 각 호의 어느 하나에 해당하면 그 지정을 취소하거나 6개월 이내의 기간을 정하여 업무를 정지할

수 있다. 다만, 제1호에 해당하면 그 지정을 취소하여야 한다. 1. 거짓이나 그 밖의 부정한 방법으로 지정을 받은 경우 2. 제5항에 따라 보건복지부령으로 정하는 지정요건을 갖추지 못하게 된 경우 3. 인권교육의 수행능력이 현저히 부족하다고 인정되는 경우 ⑤ 인권교육의 시간 · 대상 · 내용 · 방법, 제2항에 따른 인권교육기관의 지정요건 등 지정 및 제4항에 따른 인권교육기관의 지정취소 · 업무정지 처분의 기준 등에 필요한 사항은 보건복지부령으로 정한다.

제70조의2(정신질환보도 권고기준 준수 협조요청) ① 보건복지부장관은 정신질환보도로 인한 정신질환 및 정신질환자에 대한 편견과 차별 유발을 방지하기 위하여 방송 · 신문 · 잡지 및 인터넷 신문 등 언론에 대하여 제7조제3항제15호에 따른 정신질환보도에 대한 권고기준을 준수하도록 협조를 요청할 수 있다. ② 언론은 제1항에 따른 협조요청을 적극 이행하도록 노력하여야 한다.[본조신설 2024. 1. 23.]

제71조(비밀누설의 금지) 정신질환자 또는 정신건강증진시설과 관련된 직무를 수행하고 있거나 수행하였던 사람은 그 직무의 수행과 관련하여 알게 된 다른 사람의 비밀을 누설하거나 공표하여서는 아니 된다.

제72조(수용 및 가혹행위 등의 금지) ① 누구든지 이 법 또는 다른 법령에 따라 정신질환자를 보호할 수 있는 시설 외의 장소에 정신질환자를 수용하여서는 안 된다. ② 정신건강증진시설의 장이나 그 종사자는 정신건강증진시설에 입원 등을 하거나 시설을 이용하는 사람에게 폭행을 하거나 가혹행위를 하여서는 아니 된다.

제73조(특수치료의 제한) ① 정신의료기관에 입원을 한 사람에 대한 전기충격요법 · 인슐린혼수요법 · 마취하최면요법[2] · 정신외과요법, 그 밖에 대통령령으로 정하는 치료(이하 "특수치료"라 한다)는 그 정신의료기관이 구성하는 협의체에서 결정하되, 본인 또는 보호의무자에게 특수치료에 관하여 필요한 정보를 제공하고, 본인의 동의를 받아야 한다. 다만, 본인의 의사능력이 미흡한 경우에는 보호의무자의 동의를 받아야 한다. ② 제1항에 따른 협의체는 2명 이상의 정신건강의학과전문의와 대통령령으로 정하는 정신건강증진에 관한 전문지식과 경험을 가진 사람으로 구성하며, 그 운영 등에 필요한 사항은 대통령령으로 정한다.

---

2) 마취하최면(narcohypnosis): 다양한 마취제를 이용하여 최면 상태를 유도하는 마취분석방법(의학용어사전)

제74조(통신과 면회의 자유 제한의 금지) ① 정신의료기관등의 장은 입원등을 한 사람에 대하여 치료 목적으로 정신건강의학과전문의의 지시에 따라 하는 경우가 아니면 통신과 면회의 자유를 제한할 수 없다. ② 정신의료기관등의 장은 치료 목적으로 정신건강의학과전문의의 지시에 따라 통신과 면회의 자유를 제한하는 경우에도 최소한의 범위에서 하여야 한다.

제75조(격리 등 제한의 금지) ① 정신의료기관등의 장은 입원 등을 한 사람에 대하여 치료 또는 보호의 목적으로 정신건강의학과전문의의 지시에 따라 하는 경우가 아니면 격리시키거나 묶는 등의 신체적 제한을 할 수 없다. ② 정신의료기관등의 장은 치료 또는 보호의 목적으로 정신건강의학과전문의의 지시에 따라 입원 등을 한 사람을 격리시키거나 묶는 등의 신체적 제한을 하는 경우에도 자신이나 다른 사람을 위험에 이르게 할 가능성이 뚜렷하게 높고 신체적 제한 외의 방법으로 그 위험을 회피하는 것이 뚜렷하게 곤란하다고 판단되는 경우에만 제1항에 따른 신체적 제한을 할 수 있다. 이 경우 격리는 해당 시설 안에서 하여야 한다.

제76조(작업요법) ① 정신의료기관등의 장은 입원등을 한 사람의 치료, 재활 및 사회적응에 도움이 된다고 인정되는 경우에는 그 사람의 건강상태와 위험성을 고려하여 보건복지부령으로 정하는 작업을 시킬 수 있다. ② 제1항에 따른 작업은 입원등을 한 사람 본인이 신청하거나 동의한 경우에만 정신건강의학과전문의가 지시하는 방법에 따라 시켜야 한다. 다만, 정신요양시설의 경우에는 정신건강의학과전문의의 지도를 받아 정신건강전문요원이 작업의 구체적인 방법을 지시할 수 있다. ③ 제1항에 따른 작업의 시간, 유형 또는 장소 등에 관한 사항은 보건복지부령으로 정한다.[본 조의 제목개정 2020. 4. 7.]

제77조(직업훈련 지원) 국가 또는 지방자치단체는 정신질환으로부터 회복된 사람이 그 능력에 따라 적당한 직업훈련을 받을 수 있도록 노력하고, 이들에게 적절한 직종을 개발 · 보급하기 위하여 노력하여야 한다.

제78조(단체 · 시설의 보호 · 육성 등) 국가 또는 지방자치단체는 정신질환자의 사회적응 촉진과 권익보호를 목적으로 하는 단체 또는 시설을 보호 · 육성하고, 이에 필요한 비용을 보조할 수 있다.

제79조(경제적 부담의 경감 등) 국가 또는 지방자치단체는 정신질환자와 그 보호의무자의 경제적 부담을 줄이고 정신질환자의 사회적응을 촉진하기 위하여 의료비의 경감·보조나 그 밖에 필요한 지원을 할 수 있다.

제80조(비용의 부담) ① 국가 또는 지방자치단체는 제44조 및 제50조에 따른 진단과 치료에 드는 비용의 전부 또는 일부를 부담할 수 있다. 〈개정 2021. 6. 8.〉 ② 제1항에 따른 비용의 부담에 필요한 사항은 대통령령으로 정한다.

제81조(비용의 징수) 정신요양시설과 정신재활시설의 설치·운영자는 그 시설을 이용하는 사람으로부터 보건복지부장관이 정하여 고시하는 비용징수 한도액의 범위에서 시설 이용에 드는 비용을 받을 수 있다.

제82조(보조금 등) ① 국가는 지방자치단체가 설치·운영하는 정신건강증진시설에 대하여 그 설치·운영에 필요한 비용을 보조할 수 있다. ② 국가는 지방자치단체가 수행하는 제12조제2항 및 제3항에 따른 정신건강증진사업 등, 제53조 및 제54조에 따른 정신건강심의위원회와 정신건강심사위원회 운영 및 제66조제1항에 따른 지도·감독을 하는 데에 드는 비용을 보조할 수 있다.

2. 정신건강사업 및 정신건강 서비스전달체계

1) 정신건강사업의 비전과 정책방향

국내 정신건강사업의 비전은 '마음이 건강한 사회, 함께 사는 나라'임을 제시하였다. 이러한 비전을 성취하기 위한 정책전략은 다음과 같다(보건복지부, 2024).

① 재난 심리방역을 통한 대국민 회복탄력성 증진
② 전 국민이 언제든 필요한 정신건강서비스를 이용할 수 있는 환경 조성
③ 정신질환자의 중증도와 경과에 따른 맞춤형 치료환경 제공
④ 정신질환자가 차별 경험 없이 지역사회 내 자립할 수 있도록 지원

⑤ 약물중독, 이용 장애 등에 대한 선제적 관리체계 마련

⑥ 자살 충동, 자살 수단, 재시도 등 자살로부터 안전한 사회 구현이다.

위의 정책전략에 따른 정책 추진 방향은 "정신건강 없이는 개인과 사회의 건강도 없다."는 문제의식 하에 전 국민의 전주기적 건강관리를 위한 국가의 책임을 강화한다는 것이다. 국내 정신건강현황 보고서(2024년)에서는 2022년을 기준으로 정신건강사업의 경우 광역정신건강복지센터 17개소, 기초정신건강복지센터 246개소, 중독관리통합지원센터 60개소가 설치·운영되고 있으며, 정신건강증진시설로는 정신의료기관 2,109개소, 정신 재활시설 356개소, 정신요양시설 59개소가 운영됨을 기록하고 있다(보건복지부, 2024). 정신건강정책 대전환을 비전으로 하여 '예방부터 회복까지'라는 광대한 목표를 설정하였다. 이에 대한 핵심목표는 ① 2027년까지 100만 명 대상 심리상담서비스를 지원하고 ② 10년 이내에 자살률을 50% 감축이다. 이러한 핵심목표를 달성하기 위한 4대 전략으로 ① 일상적 마음 돌봄 체계 구축[3] ② 정신응급대응 및 치료체계 재정비[4] ③ 온전한 회복을 위한 복지서비스 혁신[5] ④ 인식개선 및 정신건강 정책 추진체계 정비를 제시[6]하였다(보건복지부 보도자료, 2023).

---

3) 전략 ①에 대한 핵심과제는 국민 100만 명에 전문심리상담 지원, 직업트라우마센터 확대 및 EAP(Employee Assistance program의 약자, 근로자 지원 프로그램) 활성화, 상담전화 109 통합 등 자살예방 강화

4) 전략 ②에 대한 핵심과제는 정신응급 대응 강화, 입원제도 개선, 수가 확대 등 의료 질 향상, 외래치료지원제 활성화, 마약치료기관 확충 운영 활성화

5) 전략 ③에 대한 핵심과제는 모든 지자체에 정신재활서비스 제공, 일상 회복을 위한 고용주거 지원, 보험차별 해소 등 권리보호 강화

6) 전략 ④에 대한 핵심과제는 정신질환 편견 해소 대국민 캠페인, 자살예방교육(의무) 1,600만 명 실시, 정신건강정책 혁신위원회 설치·운영으로 결정하였다.

2) 정신건강서비스 전달체계와 운영(보건복지부, 2024)

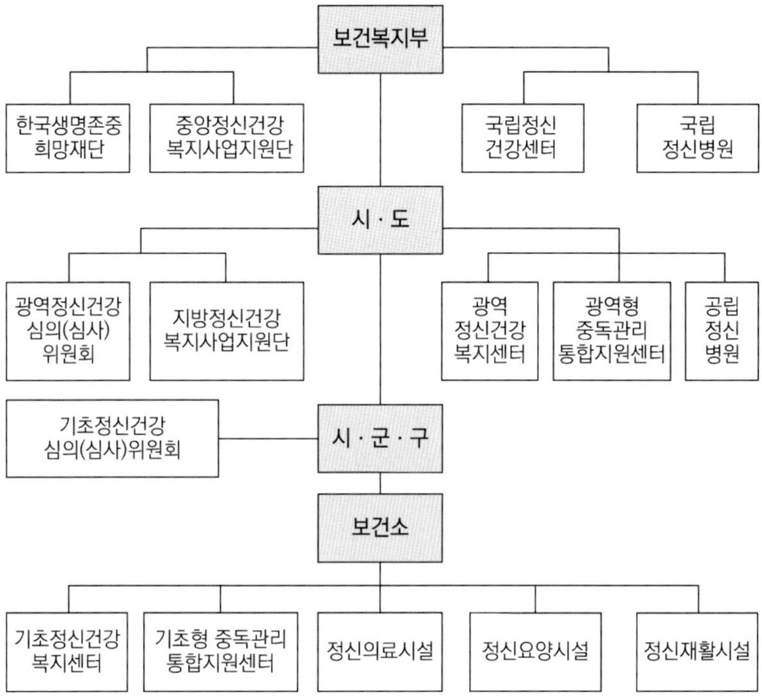

출처: 보건복지부(20024). 2024년 정신건강안내.

그림 2-1 국내 정신건강서비스 전달체계 도표

(1) 보건복지부

정신건강정책관		
정신건강정책과	**정신건강관리과**	**자살예방정책과**
• 정신건강증진사업 관련 종합 계획 수립 및 조정 • 정신건강관련 조사 및 연구 • 정신건강관련 법령에 관한 사항 • 정신질환예방 및 치료 · 재활 지원	• 중독 관련 예방 및 대응 정책 수립 및 조정 • 알코올 등 중독에 대한 치료 · 재활 • 마약류중독자 치료보호	• 자살 예방 관련 종합계획 수립 · 조정 • 연도별 자살예방 시행계획에 따른 추진 실적 평가 관련 사항 • 자살 원인분석 및 실태조사

정신건강정책관		
정신건강정책과	정신건강관리과	자살예방정책과
• 정신질환자 권익보호 및 인식 개선 • 국립정신건강센터, 국립정신 병원 및 정신건강증진시설 지원 • 정신건강전문요원 양성 · 평가 • 정신요양시설 · 정신재활시설 운영 지원 및 평가 · 관리 • 정신질환자 복지서비스 제공 대책 수립 · 추진 • 심리서비스 체계 구축 · 관리 • 생애주기별 정신건강 증진 정책 수립 · 시행 • 정신질환 당사자 및 가족 등 지원 • 정신건강 관련 단체지원 · 육성 • 정신의료기관 제도 관련 사항 • 정신의료기관 지도 · 감독 · 평가 • 입원 · 퇴원관리시스템 운영 · 관리 • 정신응급대응체계 구축 · 운영	• 마약류중독자 실태조사 • 중독관리통합지원센터 운영 지원 · 평가 • 재난 심리지원체계 구축 · 운영 • 국가트라우마센터 및 권역별 트라우마센터 설치 · 운영 · 지원 • 정신건강 관련 시스템 구축 · 운영 • 지역사회 정신건강증진 사업 조정 및 평가 • 정신건강복지센터 운영 · 지원 • 정신건강서비스 전달체계 운영 · 점검 · 조정 • 통합정신건강증진사업에 관한 사항	• 자살예방을 위한 조사 · 평가 · 연구 • 자살예방 사업 및 프로그램 개발 • 자살예방 관련 법령 관한 사항 • 자살예방 인식개선 및 교육 관련 사항 • 자살예방 전문 인력 양성 및 지원 관련 사항 • 자살 고위험군 발굴 및 대응 체계 구축 • 자살 고위험군 지원 및 사후 관리 • 자살자 가족 지원 관련 사항 • 자살 관련 언론 모니터링 및 자살유해정보 확산 예방 • 지방자치단체 및 민간 자살 예방 사업 활성화 및 지원 • 자살수단 관리 등 자살위험 해소 위한 협력체계 구축

출처: 보건복지부(2024). 2024년 정신건강안내.

(2) 국립정신건강센터

① 운영목적은 국가기관으로서 민간의료기관이 기피하는 필수 정신보건서비스 제공기능을 강화하고, 정신건강 정책과 서비스 질 향상을 위한 체계적 연구 및 지원에 대한 선제적 대응을 실시한다. 또한 지역단위의 다양한 정신건강서비스 제공기관 간 유기적 연계를 통해 정신건강서비스 제공기관의 전달체계를 강화하기 위함이다.

② 법적 근거는 '보건복지부와 그 소속기관 직제' 제2조(소속기관), 제19조(직무)에 있다.

③ 직무범위는 다음과 같다.

- 정신질환 예방 및 진료
- 정신질환 진료 관련 조사 연구, 지표 및 표준 개발 · 보급
- 국가 정신건강증진기관 간의 정신건강증진사업 수행 관련 총괄
- 정신건강 증진 및 지역사회 정신건강사업 기획
- 중앙정신건강복지사업지원단 업무 지원
- 정신건강 관련 교육 프로그램 개발 · 보급
- 정신건강 관련 전문 인력 양성 및 훈련
- 정신건강전문요원 자격 관리 및 수련기관 관리
- 정신건강 연구 · 개발 기획, 지원 및 관리
- 정신건강연구 수행 및 성과 확산
- 국제교류 및 협력
- 정신건강증진시설 지도 · 감독 등 보건복지부장관으로부터 위임받은 업무 수행
- 국가트라우마 설치 · 운영
- 기타 센터의 목적달성을 위하여 필요한 사항

출처: 보건복지부(2024).

(3) 국가 · 권역 트라우마센터

① 사업목적

재난이나 그 밖의 사고로 정신적 충격을 받은 재난 경험자의 심리적 안정과 사회적응을 지원하고, 권역별 트라우마센터(수도권 · 호남권 · 영남권 · 강원권 · 충청권)는 해당 권역 내 재난 발생 시 정신건강복지센터 · 보건소 등과 상호 협력하여 재난 경험자에 대한 심리지원을 제공한다.

② 법적 근거

- 「정신건강증진 및 정신질환자 복지서비스 지원에 관한 법률」 제15조의2(국가트라우마센터의 설치 · 운영)
- 「정신건강증진 및 정신질환자 복지서비스 지원에 관한 법률」 시행령 제10조의3(국가트라우마센터의 설치 · 운영)
- 「정신건강증진 및 정신질환자 복지서비스 지원에 관한 법률」 시행령 제10조의4(권역별 트라우마센터의 설치 · 지정 및 운영)

③ 추진체계

- 국가 트라우마센터와 권역별 트라우마센터(4개 국립정신병원에 설치)로 구성
- 2018년 4월 국립정신건강센터에 국가트라우마센터 개소
- 2019년 5월 국립부곡병원에 영남권트라우마센터 개소
- 2021년 6월 호남권(나주병원), 강원권(춘천병원), 충청권(공주병원) 트라우마센터 추가 개소

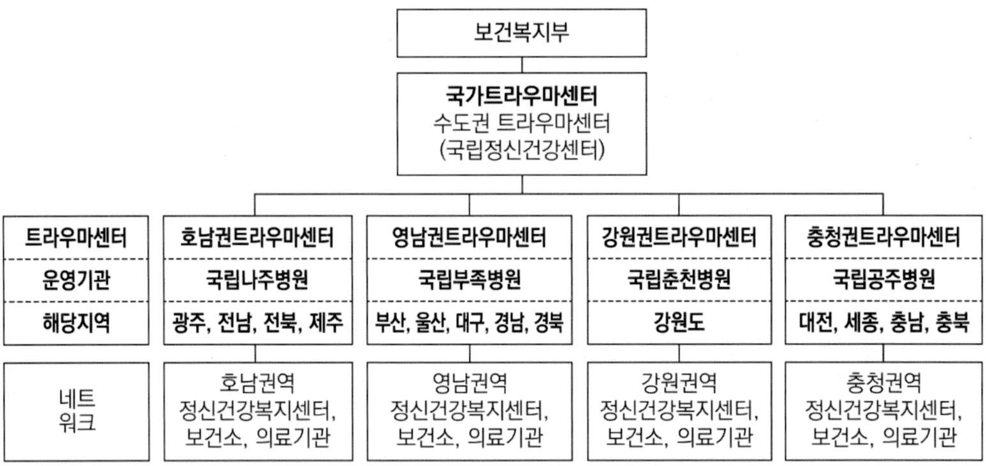

출처: 보건복지부(2024). 2024년 정신건강안내.

그림 2-2 트라우마 심리대응 체계

④ 직무범위

- 재난정신건강서비스 직·간접 지원
- 권역별 재난 심리지원 거버넌스 체계 구축
- 트라우마 치료프로그램 운영 및 보급
- 찾아가는 재난 정신건강서비스 '마음안심버스' 운행
- 재난 정신건강 전문인력교육 및 강사 양성
- 재난 정신건강전문인력 소진 예방 및 관리
- 트라우마 경험자 연구 및 서비스 개선 연구
- 그 밖에 심리지원을 위하여 보건복지부장관이 정하는 업무

(4) 정신건강복지사업지원단

① 운영목적은 급격한 사회변화에 따라 국민의 정신건강수준이 악화되고 정신질환자의 사회지지 체계가 약화되는 상황에서 보다 전문적이고 효과적인 정신건강증진사업을 자문 및 지원하기 위하여 보건복지부에는 중앙정신건강복지사업지원단을 설치 · 운영하며, 각 시 · 도에는 지방정신건강복지사업지원단을 설치 · 운영하도록 하는 것이다.

② 법적 근거는 다음과 같다.
「정신건강증진 및 정신질환자 복지서비스 지원에 관한 법률」 제12조(국가와 지방자치단체의 정신건강증진사업등의 추진 등)

③ 정신건강복지사업지원단 단장 및 단원구성은 「정신건강증진 및 정신질환자 복지서비스 지원에 관한 법률 시행령」 제6조(중앙정신건강복지사업 지원단의 구성 및 운영), 제7조(지방정신건강복지사업지원단의 구성 및 운영) 기준에 따른다.

④ 주요 업무는 다음과 같다(보건복지부, 2024).

■ 중앙정신건강복지사업지원단

- 국가계획 수립 · 시행 관련 자문
- 국가계획 및 지역계획 시행 결과에 대한 평가 지원
- 정신건강증진사업의 기획 및 조정에 대한 지원
- 정신건강증진시설, 정신건강복지센터 등 정신질환자 등과 관련된 시설, 기관 및 단체 사이의 연계체계 구축 지원
- 정신건강 및 정신질환 인식개선 사업
- 정신건강복지사업 및 정신건강증진시설 평가 자문과 지원
- 정신건강복지사업의 현황 파악 및 통계 수집 · 분석 또는 그 지원
- 지방정신건강복지사업지원단 지원
- 그 밖에 정신건강복지사업과 관련하여 보건복지부장관이 요청하는 사항

■ 지방정신건강복지사업지원단

- 지역계획 수립 · 시행 관련 자문
- 지역계획의 관할 시 · 군 · 구 시행 결과에 대한 평가 또는 평가 지원
- 정신건강증진사업의 기획 및 조정에 대한 지원
- 해당 지역 내 정신건강 및 정신질환 인식개선 사업

■ 정신건강복지사업 및 정신건강증진시설 평가 자문과 지원

- 정신건강복지사업의 현황 파악 및 통계 수집 · 분석 또는 그 지원
- 지방정신건강복지사업지원단 지원
- 그 밖에 정신건강복지사업과 관련하여 보건복지부장관이 요청하는 사항

■ 지방정신건강복지사업지원단

- 지역계획 수립 · 시행 관련 자문
- 지역계획의 관할 시 · 군 · 구 시행 결과에 대한 평가 또는 평가 지원
- 정신건강증진사업의 기획 및 조정에 대한 지원
- 해당 지역 내 정신건강 및 정신질환 인식개선 사업

(5) 한국생명존중희망재단[7]

① 운영목적은 자살예방 정책 및 사업을 종합적이고 효과적으로 수행하여, 국민의 소중한 생명을 보호하고 생명존중문화 조성에 기여하는 것이다.

② 법적 근거는 다음과 같다.

- 「자살예방 및 생명존중문화 조성을 위한 법률」 제12조의4(한국생명존중희망재단의 설립 및 운영), 「민법」 제32조(비영리법인의 설립과 허가)
- 「보건복지부 및 질병관리청 소관 비영리법인 설립 및 감독에 관한 규칙」 제4조

7) 한국생명존중희망재단, https://www.kfsp.or.kr/home/kor/main.do. 2024.

제2항(설립허가)

③ 직무범위는 다음과 같다.

- 자살통계 데이터 구축 · 분석 및 품질 관리와 자살예방 연구 · 개발 등을 통한 자살예방 정책 수립을 위한 자료 개발 및 정책 분석 수행
- 자살실태조사 지원과 생애주기별 취약대상자 관리 · 지원 등, 자살예방 홍보 및 교육, 언론 · 미디어 자살유발 · 유해정보 예방 및 차단, 자살시도자 사후관리, 자살예방 통계, 사업, 정책지원 등 정보시스템 구축 및 운영 등을 통한 자살예방 및 생명존중문화 조성에 관한 중장기계획 수립 및 정책 수립 지원
- 심리부검 기획 · 운영, 결과 분석과 자살 관련 상담 및 면담체계 운영, 자살자의 유족 지원 및 관리 등을 통한 자살 사후대응 체계 구축
- 지역 자살예방 계획 수립 지원 및 평가 · 컨설팅, 자살예방 전문인력 양성, 지역 자살예방 사업 실무자 심리지원 프로그램 개발 · 운영 등을 통한 자살예방센터 등 자살예방 관련 사업 체계화 및 활성화 지원
- 민관협력체계 구축, 사업 기획 · 운영 및 기부금 모집 · 관리와 국제협력 체계 구축 수행

3. 정신건강전문요원

정신건강전문요원은 「정신건강증진 및 정신질환자 복지서비스 지원에 관한 법률」(약칭: 정신건강복지법) 제1장 총칭 제17조(정신건강전문요원의 자격 등) 및 제18조(정신건강전문요원의 결격사유) 각 호의 어느 하나에 해당하는 사람은 정신건강전문요원이 될 수 없다고 규정되어 있다. 제17조 제1항에는 '보건복지부장관은 정신건강 분야에 관한 전문지식과 기술을 갖추고 보건복지부령으로 정하는 수련기관에서 수련을 받은 사람에게 정신건강전문요원의 자격을 줄 수 있다.'고 규정한 바 정신건강전문요원은 수련을 받아야 해당 자격 취득이 가능하다. 그리고 제17조 제2항에는 '정신건강전문요원은 그 전문분야에 따라 정신건강임상심리사, 정신건강간호사, 정신건강사회복지사 및 정신건강작업치료사[8]로 구분한다.'라고 규정하고 있다.

8) 정신건강요원에 정신건강작업치료사를 포함(2022.4.8. 시행)

다음은 정신건강전문요원들이 소속 기관에서 실행하게 될 공통 업무와 개별 업무를 중심으로 정리한 표이다(국립정신건강센터, 보건복지부, 2024).

표 2-1 정신건강전문요원의 업무범위(제12조 제2항 해당)

구분	업무
공통	가. 정신재활시설의 운영 나. 정신질환자 등의 재활훈련, 생활훈련 및 작업훈련의 실시 및 지도 다. 정신질환자 등과 그 가족의 권익보장을 위한 활동 지원 라. 법 제44조 제1항에 따른 진단 및 보호의 신청 마. 정신질환자 등에 대한 개인별 지원계획의 수립 및 지원 바. 정신질환 예방 및 정신건강복지에 관한 조사 · 연구 사. 정신질환자 등의 사회적응 및 재활을 위한 활동 아. 정신건강증진사업등의 사업 수행 및 교육 자. 그 밖에 제1호부터 제8호까지의 규정에 준하는 사항으로 보건복지부장관이 정하는 정신건강증진 활동
개별 업무	가. 정신건강사회복지사 ① 정신질환자 등에 대한 사회서비스 지원 등에 대한 조사 ② 정신질환자 등과 그 가족에 대한 사회복지서비스 지원에 대한 상담 및 안내 나. 정신건강간호사 ① 정신질환자 등의 간호 필요성에 대한 관찰, 자료수집, 간호 활동 ② 정신질환자 등과 그 가족에 대한 건강증진을 위한 활동의 기획과 수행 다. 정신건강임상심리사 ① 정신질환자 등에 대한 심리 평가 및 심리 교육 ② 정신질환자 등과 그 가족에 대한 심리상담 및 심리안정을 위한 서비스 지원 라. 정신건강작업치료사 ① 정신질환자 등에 대한 작업 수행 평가, 정신질환자 등의 신체적 · 정신적 기능 향상을 위한 작업치료 ② 정신질환자 등과 그 가족에 대한 작업치료 교육과 작업치료 서비스 기획 · 수행

출처: 정신건강증진 및 정신질환자 복지서비스 지원에 관한 법률 시행령(2022.4.5).

제2부 정신건강 실천과 관련 이론의 이해

제 3 장

정신건강과 다양한 실천모델들

우리나라는 2008년 12월 UN 장애인권리협약(CRPD)에 비준하였다. 이후 정신장애를 치료의 대상으로만 보는 의료적 모델이 아니라, 정신장애인이 지역사회에서 일상적인 생활을 하도록 지원하는 것에 중점을 두고, 증상관리가 필요한 경우 비장애인과 마찬가지로 지역사회에서 통합된 생활을 지속하며 치료를 받을 수 있어야 한다는 관점으로 변화되었다. 이렇게 정신장애의 치료과정은 정신재활치료모델, 사회적 모델, 예방-치료-회복모델 그리고 인권모델로 점진적으로 진보하였다.

1. 정신의료모델

전통적으로 의료모델은 장애를 개인의 신체·정신적 문제로 간주하고 이를 의학적 치료접근으로 해결하려는 관점이다. 이 모델은 장애를 개인의 결함이나 질병으로 인식하여 의료전문가들이 주도성을 갖는다. 따라서 의학적 치료, 약물치료, 재활 프로그램 등을 적용하여 장애를 완화하거나 제거하는 데 초점을 둔다. 따라서 의료모델은 정신장애가 생물학적 기반을 가지고 있음으로 '질환'을 특정 개인의 문제라고 가정한다. 의료모델로 정신장애인을 바라보면, 강력한 약물치료 등을 시행하여 그 손상을 제거하는 것이 정당화된다(김낭희, 송승연, 김효정, 2021; 김도현, 2019).

2. 정신재활모델

1) 정신재활모델의 개념

대부분의 정신병은 뇌의 병이며 환자는 치료 후에도 반복되는 재발과 남아있는 장애 때문에 사회생활에 많은 어려움을 경험하게 된다. 따라서 만성 정신질환을 앓고 있는 환자가 다시 가정이나 학교, 직장에 복귀하여 사회생활을 하는 데 도움을 주는 모든 치료방법을 의미한다.

2) 정신재활모델이 필요한 이유

병을 앓고 있는 환자를 치료할 때 치료의 최종적인 목표는 환자가 병에서 회복되어 다시 사회생활이 가능하도록 하는 데 두기 때문이다. '조현병'의 경우에도 정신재활치료가 필요한 이유는 두 가지 정도로 정리된다.

먼저, 약물치료를 잘 받도록 도와준다. 많은 환자들이 정신과 치료를 받아서 회복된 후에도 약물치료를 꾸준히 받아야 한다. 재활치료는 환자와 가족에게 질병 및 약물에 대한 교육으로 꾸준히 치료를 받도록 참여시키고 남아있는 증상과 장애를 극복하도록 돕는다.

그 다음으로는 사회생활을 하는데 사회기술을 제공하여 실질적인 도움을 준다. 정신재활 치료는 환자가 사회생활을 해 나가는 데 필요한 사회기술을 가르쳐 주고 자신감을 주며, 환자가 사회에서 독립적으로 생활하는 데 필요한 사회적 서비스(직업생활, 주거지 구하기, 여가 활동 등)를 제공해 줄 수 있다.

3) 정신재활이 필요한 대상

정신과적으로 심한 장애를 보이는 모든 사람들이 정신재활치료의 대상이 된다. 구체적으로 설명하면 다음과 같다. ① 심한 정신질환을 앓고 있으면서, ② 일상생활에서 개인위생, 자기관리, 목표 지향성 활동, 대인관계, 사회활동, 여가활동, 직업 등에서 기능장애를 보이며, ③ 이런 장애를 보이기 때문에 지속적인 도움이 필요한 사람을 대상으로 한다.

4) 정신재활모델 적용의 효과

환자가 약물치료를 잘 받고 사회생활에 필요한 사회기술을 배우고, 적절한 사회적 서비스가 제공되기 때문에 재발을 막을 수 있다. 가족 역시 교육을 통하여 질병과 환자에 대한 이해를 함으로써 어려움이 덜어진다. 약물치료와 함께 재활치료는 필수적이며 가장 효과적인 치료 방법으로서 두 가지 치료를 함께 시행해 나가는 것이 아주 중요하다.

5) 정신재활모델의 접근방식

정신재활은 개인적 접근과 사회적 접근으로 나눌 수 있다(국립정신건강센터 홈페이지, 2024).

(1) 개인적인 접근

개인적인 접근이란 환자와 가족에게 질병을 극복하고 사회생활을 잘할 수 있도록 환자의 능력을 훈련하는 것이고, 사회적인 접근은 환자가 사회에서 잘 생활할 수 있도록 필요한 환경을 제공해 주도록 노력하는 것이다. 개인적인 접근에는 환자에게 사회생활에 필요한 사회기술을 조직적으로 가르쳐주고 훈련시키는 사회기술훈련, 약물과 증상에 대한 교육을 하는 환자교육, 가족을 대상으로 병에 대한 전반적인 지식을 구체적으로 가르쳐 주는 가족교육, 낮에만 병원에 있으면서 다양한 교육과 치료를 받고 밤에는 집으로 돌아가는 낮 병동, 다양한 활동을 통하여 즐거움과 성취감을 주는 활동

치료, 환자가 심한 스트레스를 받거나 재발의 징조를 보일 때 적극적으로 개입하여 도와주는 위기관리 등이 있다.

(2) 사회적 접근

사회적인 접근이란 환자나 가족들이 만나 서로 지지해 주고 도와주는 자조모임, 환자가 가지고 있는 직업적 흥미와 재질을 발견하여 사회에서 실제로 직업을 얻을 수 있도록 도와주는 직업재활, 그리고 환자가 병원이나 집이 아닌 장소에서 독립적으로 생활하도록 돕는 거주시설 제공 및 장애인 혜택 확대 및 치료비 감면 및 정신보건법 개정 등 법과 제도적으로 사회 환경을 변화시키는 활동이 포함된다.

3. 사회모델

사회모델은 장애를 사회 · 환경적 문제로 간주한다. 이 모델은 개인의 신체적 차이가 아닌 사회가 장애를 어떻게 처우하고 어떤 환경을 제공하는가에 따라 발생하는 것으로 본다. 사회적 모델은 장애인이 사회에 완전히 참여할 수 있도록 물리적 접근성, 차별철폐, 사회적 인식 개선, 장애인 권리 등을 강조한다. 따라서 의료모델과 관점 및 접근 방식에서 큰 차이를 갖는다. 의료모델은 장애인 개인의 치료와 재활에 초점을 두고 개인 결함을 제거하기 위한 건강상태 개선에 초점을 두지만, 사회적 모델은 의료적 지원을 넘어서 장애인에 대한 사회적 장벽을 제거하는 데 중점을 둔다. 따라서 장애인에 대한 법률개정을 통한 법적 보호, 사회인식 변화를 통한 사회적지지 강화, 제도적 지원 등에 초점을 둔다.

4. 예방-치료-회복모델

각 나라의 예방-치료-회복모델을 다음과 같다(보건복지부, 2023).

1) 미국

미국은 질병에 대한 치료와 재활을 넘어 주거, 의미있는 삶, 공동체 등을 지원하기 위한 적극적인 정책을 실시하였고, 탈원화(탈시설화) 정책과 더불어 입원을 가급적 줄이는 지원체계를 구축하였다. 이를 위해 적극적 사례관리(Assertive Community Treatment), 위기개입, 회복지원 프로그램 등으로 입원이 필요할 정도의 악화를 막고 지역에서 충분한 치료와 자립을 지원하는 데 초점을 두었다. 또한 모바일 위기팀, 위기쉼터 등 정신건강 위기상황에 대한 적극적인 지원체계 구축하는 동시에 다양한 형태의 주거를 제공하고 주거와 서비스를 결합하는 등 주거지원의 다양성을 확보하였다.

2) 일본

일본은 '입원 · 의료 중심'에서 '지역사회 중심'으로 정책체계 변화 진행 중, 정신의료 병상 감소 및 입원 기간 단축을 실행하였다. 정신의료기관의 수가체계 개편을 통해 퇴원계획 수립과 60일 이내 퇴원에 대한 재정적 인센티브 강화(2014)하였고, 3장애(신체 · 지적 · 정신)를 일원화하는 법을 제정(장애인자립지원법, 2005)하여 장애인 인프라 및 복지서비스를 정신장애인에게 확대하였다. 이를 위해 2011~2018까지 8년간 약 4조 원이라는 대대적인 예산 기금을 조성, 투입하여 해당 조직을 설치 · 확충하는 등으로 자살률이 30% 감소하였다. 특히, 중 · 장년 직장인, 아동 · 청소년, 20~30대 직장여성 등 대상자별 자살예방 대책을 수립 후 집중 시행하여 상당한 성과를 거두었다.

3) 우리나라

우리나라는 고속 성장의 이면에 국민의 정신건강은 점차 악화되어 OECD 국가 38개국 중 삶의 만족도는 34위라는 하위권에 속하였다(2022). 그리고 코로나19 발병이 확산되자 주관적 건강 상태는 최하위에 머물렀다(2019). 코로나19의 장기화로 인한 고립·경제난 등 사회적 환경의 악화로 우울·불안장애 등 정신질환으로 진료를 받은 국민이 지속적으로 증가하였고 특히, 20대 우울증 환자의 수는 코로나19 발병 이전인 2018년 99,796명에서 2022년 194,322명으로 약 2배나 증가하였다. 이 당시까지도 정신건강 정책은 중증 정신질환자에 대한 치료·요양에 편중됐고, 정신질환에 대한 사후·수동적 대처로 사전 예방과 조기치료, 회복 및 일상복귀 지원은 부족한 상황이었다. 하여 2023년 5월 5일 세계보건기구(WHO)가 공식적으로 코로나19(COVID-19) 팬데믹의 종식을 선언한 이후 보건복지부는 정신건강정책 혁신방안(2023.12.5.)으로 '정신건강정책 대전환, 정신건강정책 대전환, 예방부터 회복까지'라는 비전을 밝혔다. 그 목표로 2027년까지 국민 100만 명에게 심리상담서비스를 지원하여 10년 내 자살률을 50% 감축할 것이며 자살 예방 강화를 위해 격년마다 정신건강 검진 및 일상적 마음돌봄 체계 구축에 중점을 둔다. 매년 학생, 국민 1,600만 명을 대상으로 자살예방교육을 실행하고 대국민 캠페인을 강화하며, 대통령 직속 정신건강정책혁신위를 설치하고, 전국 어디서나 정신재활서비스를 제공하고 주거·고용 지원 확대를 실행할 것으로 보고되었다. 이어서 보건복지부는 "국민 정신건강에 대한 과감한 투자로 모든 국민이 언제 어디서나 정신건강서비스를 이용하고, 정신질환자도 제대로 치료받고 다 함께 어울려 살 수 있는 사회를 만들겠다."고 발표하면서 4가지 전략과 핵심과제를 다음과 같이 제시하였다.

표 3-1 전략 1: 일상적 마음돌봄 체계 구축 과제 정리표

정책과제	세부과제
1-2. 국민 100만 명에 심리상담 지원	1. 국민 누구나 이용할 수 있는 마음건강 서비스 도입
	2. 마음건강 문제를 일상적으로 점검 · 발굴하는 체계 구축
1-2. 청년 · 학생 검진주기 단축 및 조기 개입	1. 청년 · 대학생의 마음건강 문제 조기발견 및 지원 인프라 강화
	2. 초 · 중 · 고 학생의 마음건강 문제 조기발견 및 상담지원 체계 강화
	3. 위기학생 · 청소년 대상 지원 강화
1-3. 직장인 마음건강 관리 지원	1. 근로자 마음건강 관리를 위한 인프라 조성
	2. 직장 내 근로자 마음건강 지원체계 강화
	3. 정신건강 고위험직군에 대한 보호 강화
	4. 구직 · 창업자를 위한 마음건강 지원
	5. 교원 마음건강 회복을 위한 지원체계 마련
	6. 군 · 경찰 · 소방 등 특수직군 마음건강 지원
1-4. 자살 위험군 지원 강화	1. 자살예방 상담번호 109 통합 및 SNS 상담 도입
	2. 자살유발정보 즉각 대응 및 확산 차단
	3. 자살 고위험군에 대한 지원 강화

(1) 일상적 마음 돌봄 체계 구축

① 국민 마음투자

2021년 대한민국 국민의 정신질환 1년 유병률은 8.5%, 평생 유병률은 27.8%로 나타났으며 이는 국민 4명 중 1명이 평생 한 번 이상 정신질환을 경험한다는 의미이다. WHO(2020)는 보건의료 총지출의 5%를 정신건강에 투자하라고 권장 중이나 우리나라는 현재 1.9%에 불과한 것으로 나타났으며, WHO는 정신건강 분야 $1 투자 시, 건강 · 생산성 향상 등 $4 수익이 발생한다고 보고하였다. 따라서 2024년에는 중 · 고위험군 8만 명(1인당 60분 8회)에게 심리상담을 제공하고, 2027년에는 50만 명으로 단계적 확대하여 스스로 해결하기 어려운 정서 · 심리적 어려움이 있는 국민에게 상담 서비스

를 제공하여 정신질환을 사전 예방[1])하고, 조기치료의 과제를 해결할 것이다. 이는 영국 IAPT(Improving Access To Psychological Therapy, 근거기반 전문 심리상담 서비스)와 유사한 프로그램을 도입한 노르웨이의 비용 대비 편익은 1:3.6으로 평가된다.

② 정신건강 자가진단 · 관리 활성화

카카오톡 및 네이버에 정신건강 자가진단 사이트(국가정신건강정보포털 Mentalhealth.go.kr에서 제공 중인 우울증, 불안장애, 조울증 등 19종의 자가 진단 서비스)를 연계하여, 모바일 정신건강 점검을 활성화한다.

③ 자살예방교육 의무화

1,600만 명을 대상으로 마음 이해 및 도움요청 · 제공방법 등 자살예방 교육을 실시(2024.7.~)한다. 대상은 학생, 직장인 등 일반국민이며 자살예방 인식개선 교육을 실시하고, 사회복지시설 종사자 등 서비스 제공자 대상으로는 생명지킴이 교육을 실시한다. '자살예방 인식개선교육'이란 생명의 가치, 자기 이해와 돌봄, 도움 요청 방법 등에 중점을 두고 있으며, 생명지킴이교육은 자살위험요인 · 경고신호, 자살위기 대응 기술 등에 중점을 두고 있다.

④ 긴급전화 및 SNS상담 도입

자살예방 상담에 누구나 기억하기 쉽고 접근하기 쉬운 긴급전화 109 번호를 부여하고, SNS상담을 도입한다. 자살예방상담(1393), 정신건강상담(1577-0199), 청소년상담(1388) 등을 대체하여, 109로 통합 안내한다. 그리고 전화응대율 개선을 위해 상담원을 충원(2023년 80명에서 2024년 100명으로)하고, 청소년과 청년을 위한 SNS(문자, 메신저 등) 상담을 도입한다.

1) 국민 누구나 이용할 수 있는 정신건강검진 또는 정신건강 관련 기관(정신의료기관, 정신건강복지센터, 학생상담제공 Wee센터(교육부), 청소년상담센터(여성가족부)) 등에서 마음건강 평가(우울증(PHQ-9), 조현병(CAPE-15) 등 정신건강 평가도구 활용)를 실시하여 우울 등 위험도에 따라 심리상담 대상자 적용이 가능하다.

(2) 청년의 정신건강을 더욱 두텁게 지원

① 정신건강검진 확대

청년층의 정신건강 검사질환을 우울증만 실행한 것을 우울증, 조현병 · 조울증 등으로 확대한다. 그리고 검진주기를 현행 10년을 2년으로 단축한다.

표 3-2 현행 제도와 개선(안) 비교

구분	현행		개선(안)
대상	20~70세 성인	▶	청년층(20~34세) 대상 우선 확대
검사질환	우울증		우울증, 조현병, 조울증 등
검진주기	10년		2년
사후관리	부족		정신건강복지센터, 전 국민 마음투자 지원, 정신건강의학과 연계

② 대학 내 지원 강화

교육부는 대학 내 상담센터를 통한 학생심리지원을 강화하고, 심리지원 노력 및 성과를 '(전문)대학기관 평가인증'에 반영한다. 서울대(대학생활문화원) 및 UNIST(헬스케어센터) 등 전문심리상담사 및 정신과전문의를 채용하여 정신건강 관리 및 치료 중이다.

③ 직장인 마음건강 관리지원

고용부는 직장 내 정신건강지원과 고위험 근로자에 대한 지원을 강화한다.

- 근로자 건강센터(50인 미만 대상, 23개 센터 및 22개 분소) 및 근로복지넷(300인 미만 대상) 통한 전문 상담지원을 확대하고, 기업 전반의 근로자 지원 프로그램(EAP) 활성화를 유도하기 위해 우수 기업 포상, 우수사례 확산 등 인식개선을 추진한다.
- 중대산업재해 경험자 · 감정 노동자를 위한 직업트라우마센터도 확대하여 2023년 기준 14개소를 2024년 23개소로 확대 추진한다.

④ 실직 · 구직자 지원

고용부는 전국 74개소 고용센터를 통해 실직자 · 구직자 대상 진로, 취업불안 등 스트레스의 극복을 도와주는 심리상담을 지속 제공한다. 상담심리 또는 EAP 전문자격증 보유자가 1~3명 상주하고 1인당 최대 6회 지원한다.

표 3-3 전략 2: 정신응급 및 치료체계 재정비 과제 정리표

정책과제	중증 정신질환은 신속하게 치료하고 지속적으로 관리
2-1. 정신응급대응 강화	1. 정신응급 현장 대응 체계 구축
	2. 정신응급 입원 인프라 구축 및 확대
2-2. 입원제도 개선 및 치료질 향상	1. 정신의료기관 실태조사 및 평가강화, 환경개선 지원
	2. 정신건강 의료서비스 질 제고
	3. 정신질환자 비자의입원제도 개선방안 마련
2-3. 외래치료지원제 등 퇴원환자 지속치료 활성화	1. 퇴원 후 체계적 지속치료 환경 조성
	2. 자 · 타해 위험환자의 치료 공백 최소화
2-4. 중독치료 · 재활 인프라 확충	1. 마약 · 알코올 등 중독치료 활성화
	2. 중독재활 지원 인프라 확충 및 중독 연구지원 강화

(3) 중증 정신질환은 신속하게 치료하고 지속적으로 관리

① 응급입원 대응 강화

- 정신응급 현장대응 체계 및 의료 인프라를 구축 · 확대한다. 24시간 정신응급 현장에 출동 가능하도록 전국 17개 시 · 도에 정신건강전문요원 위기개입팀을 2023년 204명을 2024년 306명으로 확충한다.
- 경찰청 · 복지부는 경찰관 합동대응센터를 설치한다. 2023년 기준 서울(1), 경기(2)에 설치 중이다.
- 외상 · 질환이 있는 정신응급 환자를 위한 권역정신응급의료센터를 2025년에는

전국으로 확대하고, 정신응급 병상 확보 및 정보공유를 추진한다. 정신응급 병상의 경우 2023년 기준으로 총 139병상이며 이를 시ㆍ군ㆍ구당 최소 1병상 확보를 추진한다.

② 의료의 질 향상

- 정신질환도 신체질환과 대등한 수준의 의료 질을 확보한다.
- 폐쇄병동 집중관리료, 격리보호료 등을 2024년 1월부터 인상한다. 상급종합병원 수가 95% 인상(집중관리료 23,670원 → 47,030원, 격리보호료 59,520월 → 118,260원)한다.
- 치료 수가를 신설 보상 등을 통해 인력투입 및 치료환경을 개선한다. (예시) 중증 정신질환자 수가 개선, 치료 수가(작업 및 오락요법) 급여기준 개선 등
- 정신질환자에 대한 사법입원제도 도입 관련 사회적 논의를 시작한다.

③ 지속치료 유지

퇴원 후 치료 유지를 위한 시범수가[2])를 정규수가화한다. 그리고 장기지속형 주사제의 본인부담을 완화[3])한다.

④ 위험환자 치료중단 방지

자ㆍ타해 위험 있는 환자에 대한 '외래치료지원제'를 활성화하고, 정보연계도 내실화한다. 시ㆍ군ㆍ구청장이 자ㆍ타해 위험환자 외래치료지원 결정, 불응 시 평가 후 입원 조치시킨다. 특히, 자ㆍ타해 행동이 있었던 퇴원환자는 필요시 본인 동의가 없어도 정보연계(의료기관 → 정신건강복지센터)하고 치료되도록 절차와 체계를 마련한다. 현행법상 가능(정신건강복지법 제52조)하나 미활용 상태이다.

2) 퇴원 후 병원기반 사례관리(퇴원계획 수립 및 지역자원 연계 관리 등 수가 지원) 및 낮병동 지원 조건 다양화(6시간 이상 이용 시만 적용 → 6시간 미만 수가 신설)
3) 의료급여 외래 본인부담은 5%이나, 비교적 고가로 의료급여 환자는 이용에 소극적

표 3-4 전략 3: 온전한 회복을 위한 복지서비스 혁신 과제 정리표

정책과제	세부과제
3-1. 정신질환자 복지지원체계 전면 개편 및 확충	1. 정신질환자 복지 확충을 위한 근거 마련
	2. 정신질환자 거주 · 이용 시설 혁신
	3. 정신질환자의 일상 회복을 위한 복지서비스 확충
3-2. 일상 회복을 위한 고용 · 주거 기반 마련	1. 정신질환자의 경제적 독립을 위한 고용 지원
	2. 정신질환자의 사회적 자립을 위한 주거 지원
3-3. 보험차별 해소 등 권리보호 강화	1. 정신질환자 대상 차별 해소 방안 마련
	2. 정신질환자의 의사가 최대한 반영되도록 지원

(4) 중증 정신질환자 일상회복을 위한 복지체계 마련

① 복지서비스 확대

- 정신재활시설 및 복지서비스를 개발 · 확충한다.
- 시 · 군 · 구당 정신재활시설의 최소 설치 기준을 마련하고, 시설 설치가 어려운 경우 정신건강복지센터 기반의 회복지원사업을 제공하도록 권고한다.
- WHO권고 내용인 동료지원쉼터, 지원주택 등 서비스 사업모델을 개발한다. 최초 추진 중인 '정신질환자 및 가족 실태조사'('23.10.~'24.3.) 결과를 활용하여 기획한다.

② 정신요양시설 개편

- 입소 절차 및 인력 기준을 개선하고, 장기적으로는 재활시설로 개편하는 방안을 마련한다.
- 입소자 전원에 대한 실태조사(8천 명, 2024년~) 후 필요시 적합한 시설(노인 · 장애인 · 정신재활시설)로 재배치한다.

③ 고용 · 주거 지원

- 정신질환자의 경제적 독립을 위한 고용지원 및 사회적 자립을 위한 주거를 지원한다.

• 고용부 · 복지부는 「사회적기업 육성법」상 '취약계층'에 중증 정신질환자를 포함하고, 정신장애인에 특화된 장애인 일자리도 개발하여 지원한다. 취약계층 중증 정신질환자는 전문가 · 부처 의견을 통해 범주화한다.
• 국토부 · 복지부는 자기 관리가 가능한 정신질환자를 위한 '특화형 매입임대주택'을 공모(2023년, 16개 지자체 장애인 임대주택 380호)하는 등 주거지원도 강화한다.

④ 권리보호 강화

• 정신질환자 차별 해소 및 의사결정 지원을 강화한다.
• 보험가입 차별 점검 및 정신질환자 보험상품 개발연구를 추진금융위하고, 자격취득 제한(말조련사 등 50종 이상 자격취득 제한 중) 규제 완화를 추진한다.
• 정신건강사전의향지시서(PAD: Psychiatric Advance Directives) 도입을 검토하고, 공공후견 범위를 확대(정신요양원입소자 → 지역사회 거주자)한다.
• 정신응급 발생 시 환자의 의사결정 대리인, 희망 치료기관 · 주치의 등을 사전에 지정한다.

표 3-5 전략 4: 인식개선 및 정신건강정책 추진체계 정비 과제 정리표

정책과제	세부과제
4-1. 정신건강 대국민 캠페인 실시	1. 정신질환 편견 해소를 위한 적극적 홍보 실시
	2. 정신질환 편견 해소, 정책 공감대 형성을 위한 사회적 노력
4-2. 자살예방 · 정신건강 교육	1. 자살예방교육 의무 실시
	2. 초 · 중 · 고생 '마음챙김 및 디지털 리터러시' 교육 도입
	3. 일상 속의 정신건강 관리 실천법 확산
4-3. 정신건강정책 추진체계 확립	1. 정신건강정책 혁신위원회 구성, 국립정신건강센터 역할 강화
	2. 지방자치단체 정책 수행기반 마련
	3. 정신건강복지센터 기능 강화, 응급대응체계 확립을 위한 인력 확충
	4. 정신건강전문요원 등 전문가 확충 및 질 관리

(5) 정신건강 인식 개선과 정책 추진기반 마련

① 인식개선

- 정신건강 편견 해소를 위한 대국민 캠페인을 추진한다.
- 대학동아리, 정신질환자 당사자 홍보대사 등을 활용하여, "정신질환은 고칠 수 없다", "정신질환자는 위험하다"라는 편견을 해소한다.
- 언론계와 연계하여, '언론보도 권고기준' 및 모니터링 체계 마련 등으로 편견과 차별을 조장하는 언론보도를 최소화한다.

② 정책추진체계 정비

- 「정신건강정책 혁신위원회」 구성 · 운영 등 정책인력 확충 추진체계를 정비한다.
- 향후 정신건강정책 혁신위원회를 통해 장기 · 복합 과제를 논의하고 세부 추진 방안을 마련할 계획이다. 논의과제(안): 정신질환자 고용 · 주거지원 방안, 응급이송체계 구축 방안, 사회복귀 로드맵 등이다.
- '정신재활시설 설치' 현황, '정신건강 증진사업 추진' 현황 등을 반영한 가칭 지역정신건강 지표를 개발하여 평가를 추진한다.

③ 인력충원

- 정신건강전문요원 양성 및 처우개선을 추진한다.
- 「정신건강전문요원 수련기관 전수조사」 결과(2023. 12)를 바탕으로 근무 및 수련 여건 개선을 추진한다. *2023년 19.4천 명 → 2027년 22.8천 명(+3.4천 명)까지 단계적 양성 추진을 한다.
- 전문성 있는 정신건강전문요원의 장기근속을 위한 정신건강복지센터 직원처우개선 방안도 마련할 계획이다. *사례관리자1인당 정신질환자 수: 2023년 25명 → 2025년 22명을 목표로 한다.

5. 인권모델

국내 정신질환자의 인권보호를 위한 법 조항은 「정신건강보호법」 제2조(기본이념) ① 모든 국민은 정신질환으로부터 보호받을 권리를 가진다. ② 모든 정신질환자는 인간으로서의 존엄과 가치를 보장받고, 최적의 치료를 받을 권리를 가진다. ③ 모든 정신질환자는 정신질환이 있다는 이유로 부당한 차별대우를 받지 아니한다. 라고 규정하고 있다. 그리고 우리나라 헌법 제10조에는 '모든 국민은 인간으로서의 존엄과 가치를 가지며, 행복을 추구할 권리를 가진다. 국가는 개인이 가지는 불가침의 기본적 인권을 확인하고 이를 보장할 의무를 진다.'고 하였다. 따라서 정신질환을 앓고 있다는 이유로 한 기본권 침해는 원칙적으로 금지된다. 그러나 정신장애인은 자해 및 타해 위험성이 있다는 이유로 사전고지 및 동의 없이 정신의료기관에 강제 이송 또는 입원이 되거나 취업 및 보험 가입이 제한되는 등 심각한 인권침해와 차별을 경험하고 있다(국가인권위원회, 2021; 서울시복재재단 공식블로그 재인용, 2024).

인권패러다임의 시각에서 볼 때, 개인이 인권의 주체라면 국가는 그 인권을 존중, 보장, 실현할 의미가 있다는 것이다. 이는 '헌법'이 보장하는 권리안, 정신장애인의 인권과 관련해서는 특별히 강조될 필요가 있다. 정신장애인의 경우 다른 집단에 비해 인권침해를 받을 가능성이 높은데도 불구하고 자신의 권리를 스스로 주장하기 어려워 국가의 적극적인 노력이 수반되지 않는 한 인권 보장이 일반적인 수준에 도달하기가 사실상 불가능하기 때문이라는 점이다. 따라서 가장 바람직한 정신건강 서비스는 인권과 지역사회 기반의 서비스이다. 비록 국가의 재정이 부족하더라도 인권기반의 정신건강 서비스는 다양한 모델을 통해 가능하고, 정신질환자란 이유로 통제를 하는 방식은 오히려 효과가 없다는 사실이다. 이에 국내에서는 용인정신병원 WHO협력센터와 한국보건복지인력개발원이 협력해 2018년 11월부터 '퀄리티 라이츠(Quality Rights)', 이는 '차별 및 낙인을 제거하고 인권과 회복을 도모하기 위한 역량 구축 및 강화를 목표'로 하는 정신건강 영역에서의 인권 및 회복증진을 위한 서비스 가이드라인이며,

WHO가 유엔 장애인권리협약(CRPD)를 기반으로 개발해 2030년까지 전 세계에 제도화되는 것을 목표로 보급하고 있다. 따라서 강압적 방법 없이 인권을 기반으로 지역사회와 연계하여 정신질환자가 삶을 스스로 통제할 수 있게 돕는 서비스 모델을 인권모델[4]이라 보고 있다. 이렇게 인권모델은 정신장애인을 사회적 소수자로 바라보고 이들이 인간으로서의 기본권을 충분히 보장받는 것을 목적으로 한다. 따라서 이들에 대한 법과 제도, 그리고 정책 등 다방면으로 우리사회에 영향을 미칠 수 있다.

4) 위기대처, 동료지원, 일차 진료모델 및 다부문 지원을 제공하는 네트워크 및 서비스라는 대구분 아래, 독일 하이든하임병원 정신과의 비강압적 치료모델, 뉴질랜드 Crisis House 모델, 덴마크 Open Dialogue 접근 및 짐바브웨의 Friendship Bench 모델 등이 발표됨(의협신문, 2019.05.20).

제 4 장

정신건강 체계 분류에 대한 이해

1. 정신장애의 정의: 정신병, 정신질환, 정신장애

국가정신건강정보포털과 국가법령정보센터(2024)에 따르면, 우선 정신병(mental disorder)이란 단일 정신질환을 일컫기보다는 이상행동 증상을 보이는 여러 정신질환을 통칭하는 개념이다. 정신병이라는 질환은 누구나 앓을 수 있는 수많은 병들 중 하나일 뿐이다. 정신질환(mental illness)은 정신건강의학과에서 다루는 질환 전체를 의미하는 가장 포괄적인 개념이다. DSM-V를 근거로 정신과적 질병의 개념을 강조하며, 신경증적(neurotic)인 것과 정신병적(psychotic)인 질환 모두를 포함한다. 이에 조현병, 불안장애, 주요우울장애, 공황장애, 아동기 ADHD, 불면증, 기타 정신병적 장애 등이 있다. 2017년 개정된 「정신건강증진 및 정신질환자 복지서비스 지원에 관한 법률(정신건강복지법)」에 근거하여 '정신질환자'는 '정신질환으로 독립적 일상생활을 하는 데 중대한 제약이 있는 사람'으로 의미가 축소되었다. 정신건강복지법 제정 이전에는 정신질환의 경중과 관계없이 모든 정신병 환자를 정신질환자로 정의했다. 그러나 법 개정 이후에는 '현실검증력' 손상이 심한 환자를 지칭할 때만 쓰는 표현으로 제한시켰다. 이를 통해 우울장애 등 경증 환자도 이 · 미용사, 언어재활사, 화장품제조판매업 등의 자격을 취득하고 사회활동을 할 수 있게 되었다. 따라서 정신질환이라는 용어에 대한 법적 의미와 의학적 의미는 다소 차이가 있다고 보면 되겠다.

정신장애(mental disorder)는 생각 느낌 행동이 병리학적으로 특징되는 장애를 뜻한다. 정신질환과 달리 질병 증상의 진행 외에도 질병으로 인한 사회적 기능이 붕괴되는 일까지 포함한다. 즉, 일반 정신질환으로서의 정신장애는 'disorder'를 의미한다. 또 다른 장애의 의미는 치료를 해도 회복하는데 한계가 있어 잘 회복되지 않는 경우인 'disability'에 해당된다. 지적장애, 자폐증, 조현병, 조울증 등은 완치되지 않으면서 정신기능이 일부 손상된 채로 장기적 치료를 요구하는 경우가 있기에 「장애인복지법」에 근거하여 장애등급을 산정할 수 있도록 하고 있다.

2. 진단적 가치 중심 의료체계: DSM-5

세계적으로 널리 사용되는 대표적인 정신장애진단체계로는 다음 두 가지가 있다(국가정신건강정보포털, 2024). ICD-11(international classification disease)은 국제보건기구(WHO)에서 공인한 국제질병분류(ICD) 내에 정신 및 행태 장애가 포함되어 있다. 1992년 10번째 판인 ICD-10(WHO, 1992)이 출시되었으며 정신 및 행태 장애는 F코드(F01~F99)로 분류되며, 각 장애에 대한 임상적 기술과 진단적 지침을 포함하고 있다. 미국 정신의학회(APA)에서는 ICD 체계와는 독자적으로 정신장애진단분류체계를 개발하여 사용하는데, 이를 정신장애의 진단 및 통계편람-DSM(Diagnostic and Statistical Manual of Mental Disorders)-5라 하며 현재 다섯 번째 개정판인 DSM-5(2013)가 사용되고 있다. DSM-5(2013)는 이전 버전(DSM-IV)에서의 범주적일 수 있는 접근과 함께 보다 유연한 해석을 위해 차원적 접근을 추가했다. 진단체계의 범주적 분류 한계로서 정신질환 양대 진단체계인 DSM-IV와 ICD-10 간에 불일치가 존재하였다. 이와 같은 범주적 분류는 정상과 비정상을 명확히 경계 짓기는 매우 어려우며, 오히려 정상-비정상의 연속선상으로 설명하는 것이 더 타당하다. 또한 이와 같은 현상학적 설명에 근거한 진단은 병의 원인론을 충분히 반영하지 못하며, 개별 진단에 특화된 치료 기법이 명확하지 않은 경우도 있다. 병의 원인론 치료 효과에 대한 연구 결과 등이 축적되면서 이를 반영하는 진단체계 수정의 필요성이 제기되었다.

개정된 DSM-5의 내용은 온라인 www.psychiatry.org/dsm5을 통해 다양한 정보를 확인하고 보충할 수 있도록 하였다.

DSM-5에서는 다음과 같은 범주에서 정신장애를 진단 분류한다(국가정신건강정보포털, 2024; 권준수 외 옮김, 2023).

표 4-1 DSM-5의 정신장애 진단 분류

	정신장애범주	세부진단
1	조현병 스펙트럼 및 기타 정신병적 장애 (Schizophrenia Spectrum and Other Psychotic Disorders)	• 조현병 • 조현정동장애 • 조현양상장애 • 단기 정신병적 장애 • 망상장애 • 조현형장애(분열형 성격장애)
2	신경발달장애 (Neurodevelopmental Disorders)	• 지적장애 • 의사소통장애 • 자폐스펙트럼 장애 • 주의력결핍 및 과잉행동장애 • 특정학습장애 • 운동장애 · 틱장애
3	양극성 및 관련 장애 (Bipolar and Related Disorders)	• 제1형 양극성 장애 • 제2형 양극성 장애 • 순환성 장애
4	우울장애 (Depressive Disorders)	• 주요 우울장애 • 지속성 우울장애(기분저하증) • 월경전불쾌감장애 • 파괴적 기분조절 곤란장애
5	불안장애 (Anxiety Disorders)	• 특정공포증 • 광장공포증 • 사회공포증(사회불안장애)

	정신장애범주	세부진단
		• 공황장애 • 분리불안장애 • 선택적 함구증(무언증) • 범불안장애
6	강박 및 관련 장애 (Obsessive-Compulsive and Related Disorders)	• 강박장애 • 신체이형장애 • 수집광(저장장애) • 발모광(모발뽑기 장애) • 피부뜯기 장애
7	외상 및 스트레스 관련 장애 (Trauma and Stressor Related Disorders)	• 외상 후 스트레스 장애 • 급성 스트레스 장애 • 반응성 애착장애 • 탈억제성 사회적 유대감 장애 • 적응장애 * DSM-5-TR **추가**[1]**(장기적 비탄장애)**
8	해리장애 (Dissociative Disorders)	• 해리성 기억상실증 • 해리성 정체감 장애 • 이인증/비현실감 장애
9	신체증상 및 관련 장애 (Somatic Symptom and Related Disorders)	• 신체증상장애 • 질병불안장애 • 전환장애 • 허위성(인위성)장애
10	급식 및 섭식장애 (Feeding and Eating Disorders) · 배설 장애(Elimination Disorders)	• 이식증 • 되새김 장애(반추장애) • 회피적 · 제한적 음식섭취장애 • 신경성 식욕부진증 • 신경성 폭식증 • 폭식장애 • 유뇨증 · 유분증
11	수면 · 각성장애 (Sleep-Wake Disorders)	• 불면장애 • 과다수면 장애 • 기면증(수면발작증) • 호흡관련 수면장애

	정신장애범주	세부진단
		• 일주기 리듬 수면-각성장애 • 사건수면(수면이상증) • 하지불안증후군
12	성관련 장애	* 성기능 장애 • 사정지연 • 발기장애 • 여성극치감장애 • 여성 성적 관심/흥분 장애 • 성기 골반 통증/삽입 장애 • 남성 성욕감퇴 장애 • 조기 사정 ** 성도착장애 또는 변태 성욕장애 • 관음장애 • 노출장애 • 마찰도착장애 • 성적 피학 장애 • 성적 가학 장애 • 아동성애장애(소아애호장애) • 물품음란장애(성애물장애) • 복장도착장애(의상전환장애) *** 성불편증 또는 성별 불쾌감 • 아동의 성별불쾌감(성불편증) • 청소년 및 성인의 성별불쾌감
13	성격장애 (Personality Disorders)	* A군 성격장애 • 편집성 성격장애 • 조현성(분열성) 성격장애 • 조현성(분열형) 성격장애 ** B군 성격장애 • 반사회성 성격장애 • 연극성 성격장애 • 경계선 성격장애 • 자기애성 성격장애 *** C군 성격장애 • 회피성 성격장애

	정신장애범주	세부진단
		• 의존성 성격장애 • 강박성 성격장애
14	파괴적 · 충동조절 및 품행장애 (Disruptive, Impulse-Control, and Conduct Disorders)	• 적대적 반항장애(반항성 장애) • 품행장애 • 반사회성 성격장애 • 간헐적 폭발장애 • 도벽증 • 방화증
15	신경인지장애 (Neurocognitive Disorders)	• 섬망 • 주요 및 경도 신경인지장애(=치매)
16	물질관련 및 중독장애 (Substance Related and Addictive Disorders)	* 물질관련 장애 • 알코올 관련 장애 • 카페인 관련 장애 • 대마 관련 장애 • 환각제 관련 장애 • 흡입제 관련 장애 • 아편계 관련 장애 • 진정제, 수면제 또는 항불안제 관련 장애 • 자극제 관련 장애 • 담배 관련 장애 **비물질관련 장애 • 도박장애
17	기타 정신장애(Other Mental Disorders) • 약물로 유발된 운동 장애 및 기타 약물역효과(Medical-Induced Movement Disorders and Other Adverse Effects of Medication)	• 다른 의학적 상태에 기인한 달리 명시된 정신장애 • 다른 의학적 상태에 기인한 명시되지 않은 정신장애 • 달리 명시된 정신장애 • 명시되지 않은 정신장애
18		***DSM-5-TR추가(자살행동과 자살의도가 없는 비자살적 자해)**

1) DSM-5-TR(2023)은 DSM-5(2013)의 수정 개정판으로서 주요 정신질환의 진단명과 진단기준은 DSM-5와 동일하나 '장기적 비탄장애' 그리고 '자살행동과 자살의도가 없는 비자살적 자해'가 추가되었다.

3. 개인 강점(strength) 중심 사정체계: VIA(VIA Inventory of strength)

1) VIA분류체계 개념

피터슨과 셀리그만(Peterson & Seligman)은 2000년 VIA(Values In Action) 연구소를 설립하여 심리학적 차원에서 접근한 건강한 정신 및 좋은 성격에 대한 최초의 과학적인 VIA분류체계를 만들었다. VIA 분류체계는 총 24개의 성격강점을 중심으로 설명할 수 있다. 성격강점(character strengths)은 사고와 정서, 행동에 반영된 긍정적 특질이다. 피터슨과 셀리그만에 의하면 성격 강점은 VIA 분류체계의 6개의 미덕(virtue)인 지혜와 지식, 인간애, 용기, 절제, 정의, 초월과 24가지 인격적 장점(strength)이 있다. 6개의 미덕 영역에 속한 24가지 장점으로는 지혜와 지식(창의성, 호기심, 개방성, 학구열, 통찰), 인간애(사랑, 친절, 사회성), 용기(용감성, 끈기, 진실성, 활력), 절제(용서, 겸손, 신중성, 자기조절), 정의(시민의식, 공정성, 리더십), 초월성(심미안, 감사, 낙관성, 유머, 영성) 등이 있다. 성격강점을 이해하고 발견하여 활용하는 것이 주관적 안녕감과 심리적 안녕감을 증진하며 직무만족, 관계증진, 학습동기와 성과, 진로개발을 촉진하며 다양한 문제 행동과 정신병리를 감소시키고 인간의 행복 증진에 기여한 것을 연구를 통해 입증하였다(김광수, 2019; 우문식, 2021). 김광수(2019) 및 우문식(2021)은 성격강점을 활용해 진로교육과 상담 연구를 통해 성격강점이 진로 결정 수준과 진로 결정 자기효능감에 영향을 주는 것을 밝혀냈다. 그들에 따르면 셀리그만은 성격강점 중에서도 개인에게 특히 높은 빈도로 나타나며 우세하게 발달한 대표 강점(signature strengths)을 발휘하면서 살아가는 것이 자기완성과 행복에 이르는 충만한 삶의 길에 이를 수 있다고 보았다.

2) 성격 강점의 구성요인

긍정심리학의 제1세대인 피터스와 셀리그만(2008)에 따르면 6개의 미덕은 지혜와 지식(wisdom & knowledge), 용기(courage), 인간애(humanity), 정의(justice), 절제(temperance), 초월성(transcendence)이며 각각에 속한 강점 구성요인은 다음과 같다(김광수, 2019; 우문식, 2021).

(1) 지혜와 지식

지혜와 지식은 지식 사용과 획득을 하는 인지적 강점이다. 이 덕목에는 창의성과 학구열, 균형감/통찰력, 호기심, 판단력/비판적 사고라는 인지적 강점이 있다. 창의성은 새롭고 생산적인 방식으로 일을 하는 능력을 말한다. 학구열은 호기심과 관련되어 있지만 그것을 넘어 새로운 기술, 주제, 지식을 배워 체계적으로 자신의 지식을 충족시키고자 하는 경향이다. 균형감/통찰은 다른 사람에게 현명한 조언을 해 줄 수 있는 능력으로 자신과 다른 사람에게 의미 있는 방향으로 세상을 바라볼 수 있게 하는 능력이다. 호기심은 모든 현상과 경험에 대해 관심을 갖고 탐색하는 성향이다. 판단력/비판적사고 현상이나 사물을 다양한 각도에서 검토하고 전체적으로 능력이다.

(2) 용기

용기는 내·외적인 반대에 부딪혔을 때 이에 직면하여 목표를 성취하는 정서적 강점이다. 이 덕목에는 용맹함, 진실성, 인내, 활력이 속한다. 용맹은 위험, 도전, 난관, 고통 속에서도 위축되지 않고, 반대가 있더라도 옳은 것이면 신념을 갖고 이겨내는 능력이다. 진실성은 진실을 말하며 진심어린 태도로 표현하며 진지하게 행동하고 가식 없이 자신의 감정과 행동에 책임지는 것을 말한다. 인내는 시작한 일에 어려움과 역경이 있어도 굴하지 않고 끝까지 마무리하려는 태도와 능력을 말한다. 활력은 에너지와 활기를 가지고 일과 생활에 접근하는 태도를 말한다.

(3) 인간애

인간애는 타인을 잘 돌봐주고 친밀해 지는 것을 포함한 대인관계 강점이다. 이 덕목에는 사랑과 친절 그리고 사회적 지능이 속한다. 사랑은 타인과의 친밀한 관계를 중요하게 생각하면서 사랑하고 사랑받을 수 있는 능력이다. 친절은 다른 사람에게 호의를 표현하고 선한 방향으로 돕는 자세를 일컫는다. 사회적 지능은 자신과 다른 사람의 동기와 감정을 제대로 파악하는 것이다. 다양한 사회적 상황에서 어떻게 행동하는 것이 바람직 한 것이지 왜 다른 사람이 그러한 행동을 하는지 파악하는 능력이다.

(4) 정의감

정의감은 건강한 공동체 생활을 이루는 시민정신과 관련된 강점이다. 여기에는 리더십, 시민의식, 공정함이 포함된다. 리더십은 집단 활동을 조직화하고 성취하려던 바에 대한 활동이 잘 유지되도록 관리하는 능력을 말한다. 시민의식은 사회나 조직에서 개인의 사적 이득보다 공동체의 안녕을 우선함으로써 사회적 책임을 다하려는 능력이다. 공정함은 편향된 감정 개입 없이 정의로움에 근거하여 공평성을 적용하는 것이다.

(5) 절제

절제는 무절제함을 막는 강점이다. 여기에는 용서, 겸손, 신중함, 자기조절이 포함된다. 용서는 자신에게 피해나 고통을 준 사람에게 앙심을 품지 않고 용서하는 능력이다. 겸손은 자신이 성취한 성공에 관해 과장된 허세를 표출하지 않는 겸양 자세를 말하며, 타인의 성과도 인정하는 것을 의미한다. 신중함은 선택 상황에서 불필요한 위험을 다루지 않으며 조심성 있게 접근하고 사리분별을 통해 후회하는 일을 만들지 않는 능력을 말한다. 자기조절은 자신의 욕구, 행동, 감정을 잘 통제하고 규칙을 준수하는 조절 능력이다.

(6) 초월성

초월성은 의미를 부여하는 강점으로 심미안, 감사, 희망, 유머, 영성의 강점이 포함된다. 심미안은 삶의 각 영역마다 표출된 아름다움이나 탁월함에 가치를 둔다. 경외감이나 경이로움을 깨닫고 평가하는 능력을 말한다. 감사는 긍정적인 일을 잘 알아차리면서 감사하는 자세를 일컫는다. 희망은 최선의 상태를 예측하고 그것을 이루기 위해 노력하는 자세로서 미래 지향성과 낙관성을 강조하였다. 유머는 대상관계에서 웃음을 전파하고 쾌활함을 전하는 능력을 말한다. 영성은 삶에 목적의식을 갖고 궁극적 의미를 찾고자 하는 것이며 신앙심과도 연계된다.

제 5 장 정신건강과 관련 이론의 이해

1. 정신분석과 방어기제이론(Defense mechanisms)

프로이트는 모든 정신활동은 낱낱이 분리된 것이 아니라 하나의 목표를 가진 인과관계의 흐름 속에 떠 있는 것이라고 주장하였다. 인간의 정신활동은 이 정신세계에 깃든 행동의 동기나 목표에 따라서 결정된다는 것으로 이를 '인간 행위의 동기와 목표 지향성'의 가설이라고 한다(S. 프로이트/C. S. 홀/R. 오스본, 1999). **프로이트는 모든 인간은 강력한 두 가지 본능에 의해 동기화된다고 하였다. 프로이트의 이론에서 주장하는 두 가지 주된 본능은 '성적 본능'과 '파괴적(공격적) 본능'이다.** 따라서 그는 모든 인간의 행동의 기본적 목적은 쾌락을 추구하고 고통을 피하려는 것이라고 하였다(쾌락의 원칙)(Ewen, 1998).

1) 성적 본능(Sexual Instinct; Eros)

프로이트의 이론에서 성(sexuality)은 보통 넓은 의미를 지닌다. 이는 성적인 것과 관련된 모든 범위와 즐거운 경험을 의미한다. 성기 이외에도 우리 신체에는 성적 만족을 창조하는 많은 부분들(erotogenic zones)이 있다. 프로이트에 의하면 사실상 신체 전체가 성적 만족을 창조하는 영역이다. 그는 또한 성이라는 것이 단지 성교와 재생산 이상의 것이라는 것을 강조하기 위해 이 본능의 용어로서 '에로스(Eros)'라는 이름을 사용하였다(Ewen, 1998).

2) 파괴적 본능(Destructive Instinct)

프로이트의 수많은 급진적인 주장들 중의 하나는 인생 자체의 목적은 이전의 비존재 상태, 즉 모든 인간이 '죽음의 본능'에 의해 이끌어지는 상태로 돌아가는 것이라는 것이다. 이 두 가지 종류의 본능은 동일한 양은 아닐지라도 일정하게 서로 융합되어 있어서, 어떤 성적인 행동이라도 최소한 일부 공격적인 부분이 있으며, 공격적인 행동 중에도 일부 성적인 요소가 가미되어 있다는 것이다. 이 두 가지 성적 본능과 파괴적 본능은 출생 시 이미 존재한다(Ewen, 1998).

3) 외부와 내부의 갈등(External and Internal Conflict)

프로이트는 인간 본성에 대하여 매우 비관적이다. 그는 인간은 태어날 때부터 근친상간이나 죽이고자 하는 욕구와 같은 성적이고 파괴적인 본능이 있지만, 다른 사람들이 그러한 행동을 용납하지 않으므로 개인과 사회와의 갈등, 나아가 개인의 정신 내적 갈등은 불가피하다고 하였다. 또한 우리가 이들 갈등들을 타협하고 대치하여 사회가 허용하는 쪽에 가까이 가려고 노력하지만, 우리는 항상 어느 정도의 불쾌한 심리적 긴장에 남겨지게 된다는 것이다(Ewen, 1998).

4) 정신적 에너지(리비도)와 방출(Psychic Energy and Cathexis)

프로이트가 궁긍적으로 기저에 깔려있는 신경증적 기능이 밝혀질 것이라고 믿었음에도 불구하고 정신적 에너지는 완전히 관찰 불가능하며 물리적 상호작용이 전혀 알려져 있지 않다. 정신적 에너지는 실체라기보다는 가설적인 구성개념이다. 프로이트는 성적본능과 관련된 정신적 에너지를 리비도라고 불렀으며 공격적인 에너지에는 명명을 하지 않았다. 궁극적으로 모든 행동은 성과 파괴의 융합이 관련된 이상 리비도는 종종 양쪽 종류 모두의 정신적 에너지로 간주된다. 리비도 그 자체는 본능적 욕구를 충족시켜 줄 대상의 정신적 표상에 소속되어 있으며, 이러한 과정을 방출(cathexis)이라고 한다(Ewen, 1998). 따라서 인간의 마음을 깊은 밑바닥으로부터 흔들어 움직이게 하는 정신적 에너지의 방향을 그 개인이 출생한 날부터 문제의 행위가 일어난 날까지 역사적으로 발달 단계적으로 추구해야 할 것이다. 그 에너지가 어떤 목표를 향하고 있는가? 어디에서 막혔는가? 어디로 분출되고 있는가? 이것을 연구하는 것이 프로이트 심리학이고, 구체적으로 분석하는 것이 정신분석학이다. 그러므로 정신분석학의 심리적 연구방법은 역사적이고, 발달 단계적이 될 수밖에 없는 것이다(S. 프로이트/C. S. 홀/R. 오스본, 1999).

5) 정신결정론(Psychic Determinism)

정신분석이론은 정신세계에 있는 어떤 것도 우연히 일어나지 않는다고 한다. 즉, 모든 정신적 (그리고 물리적) 행동은 이전의 원인에 의해 결정된다. 무작위의 생각들, 익숙한 단어나 생각을 떠올릴 수 없는 것, 잘못된 단어를 말하거나 쓰는 것, 자초한 상해들, 꿈 등은 모두 기저에 이유가 있으며, 이는 모두 무의식적인 것이다. 이러한 원리를 '정신결정론'이라고 하며 프로이트는 이러한 착행증(parapraxes)의 많은 예를 제시하고 있다(Ewen, 1998). 즉, 우리들의 일상생활에 있어서 정신생활의 많은 상황이 서로 상관이 없는 것처럼 보이지만, 그것은 외관상 그럴 뿐이지 사실 모든 정신적 상황은 그전에 일어나 정신적 사건에 의하여 결정된다는 것이다(S. 프로이트/C. S. 홀/R. 오스본, 1999).

6) 무의식(The unconscious)의 중요성

정신분석에 대한 근본적인 개념은, 의식적인 모든 사고와 행동의 밑바닥에는 무의식적 심리인 무의식 과정이 존재하고 있다는 것이다. 무의식적인 심리는 프로이트에게 있어서 의식적인 형태로 드러나지 않는 정신과정으로서의 뜻 이상의 의미를 가지고 있으며, 시간이 흐름에 따라서 무의식적으로 옮아간 의식의 저장고를 말한다. 프로이트의 견해로는 그 무의식적인 과정이 의식적인 사고와 활동에 영향을 끼치고, 그것을 조작하는 활동적이고 역동적인 성격을 갖고 있다는 것이다. 프로이트는 "정신분석 이론은, 우리들이 환자의 무의식을 실제로 의식화하려고 할 때 환자가 나타내는 저항을 인식하는 것으로부터 출발한다. 저항의 객관적인 표징은 환자의 연상 작용이 즉각 중단되어 버리든가, 토론하고 있던 주제로부터 이탈하여 방황하는 것으로 나타난다."라고 했다. 즉, 프로이트에 의하면, 시간의 경과에 따라 퇴색해 버린다는 의미에서 '잊혀졌다'고 할 수 있는 어린 시절의 기억은 억압된 것이다. 프로이트 이론의 핵심은 어린 시절의 경험이 억압되었다고 해도 일상적 사고와 행동에 지속적으로 어떤 중대한 영향을 미치고 있다는 것이다(S. 프로이트/C. S. 홀/R. 오스본, 1999). 흔한 착행증(parapraxes)의 발생들은 성격의 많은 부분이 우리의 직접적인 인식 바깥에 있다는 것을 암시한다. 프로이트는 정신활동의 거대한 대부분이 무의식이며 아무리 노력을 해도 이 무의식을 마음으로 꺼낼 수는 없다고 결론지었다. 어떤 순간에 의식에 있지 않은 정보이지만 바로 의식으로 될 수 있는 정보를 전의식(preconsciousness)이라고 한다. 전의식은 대부분이 우리의 통제 하에 있기 때문에 무의식 보다 의식에 훨씬 가깝다(Ewen, 1998).

7) 성격의 구조: 본능, 자아, 초자아

프로이트는 성격의 구조(The Structure of Personality)를 무의식, 전의식, 의식으로 규정하였다. 이 지형학적 모델에서 프로이트는 모든 감정은 의식에 있다고 규정하였다. 또한 무의식으로 억압하는 행동은 전의식이나 의식에서 기인하는 것이며, 따라서 인식에 바로 접근할 수 있어야 한다고 하였다. 그는 "억압된 모든 것은 무의식이지만, 무의식에 있는 모든 것이 억압된 것은 아니다"라고 하였다. 프로이트는 심리생활을 의식, 전의식, 무의식으로 나누는 것은 지나치게 정신세계를 정적으로 표현하는 것으로 생각하였다. 그리하여 그는 정신의 특수한 영역을 나타내기보다는 '심리활동'을 나타내는 개념들을 도입하였다. 이것이 이드, 자아, 초자아라는 개념이다(Freud, Hall & Osborne, 1999).

이러한 지형학적 모델의 어려움들은 극복하기 위해 프로이트는 성격을 3가지 구성개념, 즉 본능(Id), 자아(Ego), 초자아(Super Ego)로 정의하는 개정된 이론인 **구조적 모델**(Structural model)을 발전시켰다. 이들 3가지 개념은 마음 안에서 분리된 구획이 아니며, 서로 섞여 있는 것이다(Ewen, 1998).

표 5-1 프로이트의 성격 개념

본능(Id)	자아(Ego)	초자아(Super Ego)
• 출생 시 존재하는 유일한 성격요소	• 생후 6~8개월경부터 Id로부터 발달함 • 자신의 신체와 외부 세계와의 경험의 결과로부터 생성	• 3~5세경 Ego로부터 발달함 • 부모 기준의 내재화와 오이디푸스 콤플렉스 해결의 결과로 생성되는 복잡한 과정
• 완전히 무의식적	• 일부는 의식, 일부는 전의식, 일부는 무의식	• 일부는 의식, 일부는 무의식 그러나 많은 부분이 무의식에 있음
▸ **일차적 과정**(primary process)에 의해 작동됨 • 무질서하고, 비합리적, 도덕에 관계 없는 사고 • 시간이나 논리적인 감각이 없음 • 소망 성취와 관련된 이미지 생산만이 가능	• **이차적 과정**(secondary process)에 의해 작동됨 • 논리적, 자기보존적(self-preservative), 문제해결적, 쾌락지연하는 사고	• 자신의 것으로 내재화시킨 도덕적 의무에 의해 작동함 • 현실적이고 자기보존적일 수도 있고 아닐 수도 있음
• 완전히 **쾌락원리**에 의해서만 동기화됨(본능적 욕구를 만족시키고 긴장을 감소시킴으로써 쾌락을 추구하는 것)	• **현실원리**에 의해 동기화됨 • 오류, 위험, 처벌을 피하기 위해 적당한 대상이 발견될 때까지 긴장의 해소를 지연	• 그 구조에 묶여있는 에너지에 의해 동기화됨 • ego의 죄책감이나 자신감을 자극시킴으로써 그 기준을 강화함

본능(Id)	자아(Ego)	초자아(Super Ego)
• 생리학적 욕구를 심리학적 긴장으로 변형시킴	시킴	
• 선천적이고 타고난 본능을 간직하고 있으며, 이 본능은 사람에 따라 그 강점이 다름	• 불안을 포함하여 모든 감정을 통제함 • 방어기제를 사용함	• 2가지 요소로 이루어짐 (1) 자아 이상(ego ideal): 옳은 것의 기준, 바람직한 행동을 보상 (2) 양심: 그른 것의 기준, 잘못된 사고와 행동을 벌함
• 너무나 강력하고 지독할 (또는 너무나 약할 수도) 수도 있어, 정신병리로 이끌 수 있음	• 자아(ego)가 강할수록 성격은 더욱 건강함	• 너무나 강력하고 지독할 (또는 너무나 약할 수도) 수도 있어, 정신병리로 이끌 수 있음
• 어떤 점에서 성격의 생리학적인 요소임	• 어떤 점에서 성격의 심리학적인 집행자임	• 어떤 점에서 성격의 사회적 요소임

8) 성격의 발달: 심리 · 성적발달단계(Psychosexual Stage)

프로이트는 인간이 태어날 때부터 성적 욕구를 가지고 있다고 주장하며, '심리 · 성적 발달 단계'를 주장했다. 그는 심리 · 성적 발단단계를 설명하며 '리비도'(libido)의 이동에 따라 성욕을 느끼는 신체의 부분이나 쾌감을 느끼는 방법이 달라진다고 하였으며 이를 다섯 단계로 나누어 분류하였다. 그의 이론에서 중시되는 리비도(libido)는 성 에너지 또는 성욕이라는 뜻으로, 발달단계별로 다른 신체 부위에 집중된다고 보았다. 이렇게 성 에너지가 집중되는 부위를 성감대(erogenous zone)라고 하는데, 성감대는 생물학적 요인에 의해 특정 부위로 옮겨지며 이러한 이동이 아동의 경험과 발달에 결정적인 역할을 한다는 것이 바로 프로이트의 관점이다.

성격의 발달은 유아기부터 청소년기까지 명확하게 다섯 단계에 걸쳐 이루어지나 이 단계들 중 앞의 세 단계가 성격형성에 결정적인 역할을 하게 된다. 왜냐하면 이 시기에 리비도는 신체의 특정 부위에 자리 잡고 그 특정 부위에서 만족을 추구한다. 만족을 추구하는 특정 부위는 연령에 따라 변화하며, 리비도의 특정 부위에서 만족 추구는 출생 후 1세까지는 입과 입술 부위에서 주로 쾌감을 느끼고, 1~3세까지는 항문에서 만족을 느끼며, 3~6세까지는 성기에서 쾌감을 얻는다. 리비도의 지향대상도 출생 시는 자신의 신체감각만이 있어 출생 후 1세까지는 자기의 신체가 주로 대상이 되고, 자아가 형성된 다음인 1~3세까지는 리비도가 이 자아에 부착되어 자기애를 나타내며, 3세에서 5~6세 사이에는 리비도가 부모에게 지향된다(이인정, 최해경, 2020).

3단계인 남근기(Phallic Stage)는 3~6세 유아의 리비도가 성기로 옮겨가는 단계이다. 가장 논란이 되는 단계로 큰 특징으로 '오이디푸스 콤플렉스'(Oedipus complex)와 '엘렉트라 콤플렉스'(Electra complex)를 경험하게 된다는 것이다. '오이디푸스 콤플렉스'(Oedipus complex)란 남아가 어머니에 대한 애정을 추구하며 아버지를 경쟁자로 여긴다. 그러나 자신의 그러한 감정을 아버지가 알게 된다면 자신의 성기를 거세할지도 모른다는 잠재적 공포를 느끼게 되어 프로이트는 이러한 복합적 감정 유발로 자기도 모르는 사이에 아버지를 살해하고 어머니와 결혼한 그리스 신화의 오이디푸스 이야기를 빗대었다. 결국 이러한 불안감으로 인해 남아는 엄마에 대한 성적욕망을 포기하고 결국 아빠를 닮아가며 동일시하게 되고, 아버지로서의 성 역할 행동을 습득하게 된다는 것이다. 한편 여아는 '엘렉트라 콤플렉스'(Electra complex)를 경험하게 되는데 자신에게 음경이 없다는 사실에 분노하며, 자신을 불완전하게 만든 엄마에게 비난의 화살을 돌리게 되는데 이러한 현상을 남근 선망(Penis envy), 즉 남근을 갖고 싶어하는 욕망이라 일컫는다. 여아들은 남근 선망을 아버지에 대한 사랑을 통해 해결하려 하지만 아버지 곁에 있는 어머니로 인해 좌절되며, 이로 인해 어머니를 경쟁자로 여기게 된다는 것이다. 여아는 어머니에 대한 경쟁심과 원망을 보이다가 곧 어머니와 같은 성을 가지고 태어났다는 것을 깨닫고 어머니로서의 성역할 행동을 습득하게 된다는 것이다(EPN, https://www.edupolnews.com).

4단계 잠복기(Latent Stage)는 6세에서 사춘기 이전까지 아동들로서 리비도가 무의식 속에 잠복하게 되어 성적이나 공격적인 환상들이 대부분 드러나지 않는 상태에 들어감으로 이 시기 아동들은 성적 충동으로 방황하지 않고 비교적 평온하게 자신이 원하는 스포츠 활동이나 지적 활동 등 사회적으로 용인되는 일에 에너지를 쏟게 된다. 외부세계로 관심을 집중하며 사회관계를 확장하고 도덕적인 관념도 정립하게 된다. 5단계 생식기(Genital Stage)인 청소년기에 이르러 리비도가 이성으로 향하게 되어 이성애가

표 5-2 프로이트의 성격 발달: 심리 · 성적발달단계(Psychosexual Stage)

단계 (Stage)	성적 만족을 창조하는 영역 (Erotogenic Zone) (쾌락의 주요 근원)	기간(Duration) 설명(Description)	갈등의 근원 (Source of Conflict)	성격 유형 (Personality Characteristics)
구강기 Oral	입, 입술, 혀	0~1세, 1/2세 주로 수동적 비협조와 관련되나 치아가 나기 시작하고 깨무는 것이 가능해지면 공격적이 됨	이유 (Feeding)	흡연, 섭식과 같은 구강행동 수동성과 잘 속음 (그리고 그 반대의 성격)
항문기 Anal	항문	1~3세 배설물을 배출하거나 보류함으로써 환경에 대한 일부 통제가 이루어짐	배변훈련 (Toilet training)	규율 엄수하고 인색하고 완고함 (그리고 그 반대의 성격)
요도기 Urethral	요도(소변을 요도관으로부터 방광으로 옮김)	항문기로부터 명확하게 구분되지 않음	오줌싸기 (Bed Wetting)	야망(그리고 그 반대의 성격)
남근기 Phallic	성기의 음경, 음핵	2~5세	오이디푸스 콤플렉스	허영심, 무모함(그리고 그 반대의 성격)
잠복기 Latency	성적 충동은 잠복기 동안 덜 중요시됨. 5~12세 이상 사이에 해당 진정한 심리성적 단계는 아님			
생식기 Genital	음경, 질	12세~성인기 정상적 발달의 목표	피할 수 없는 인생의 어려움들	타인에 대한 더욱 진실된 관심, 효과적인 승화, 현실적인 즐거움들

- **고착**(Fixation): 리비도가 전생식기 단계에 소속되어 남아있을 때 발생함. 일정한 양은 불가피한 것이지만, 너무 많은 양의 고착은 정신병리를 가져옴.
- **퇴행**(Regression): 리비도가 이전의 정신성적 단계나 객관적 선택으로 돌아가는 역류. 고착과 함께 일정한 양은 정상적인 것. 대부분 퇴행의 대상들은 강하게 고착된 것들임

발달하기 시작한다. 사춘기가 되면서 성적 에너지가 다시 분출하게 되는데 이 시기 아동은 부모로부터 독립하여 성적 파트너를 발견하려 하며, 아버지에 대한 경쟁심은 버리면서 대신 지배로부터 벗어나고 싶어한다(EPN, https://www.edupolnews.com).

그러나 심리성적 발달단계가 모두 성공적으로 진행되는 것은 아니다. 한 단계에서 다음 단계로의 진행이 방해받으면 특정 단계에 고착될 수 있다. 프로이트는 성의 발달이 특정 단계에 멈춰 버리는 심리현상을 '고착'이라고 불렀다. 프로이트는 이 고착이 성인기 성격에 직접적 영향을 미친다고 보았으며, 이를 좌절과 방임이라는 두 가지 요소로 설명하였다. 좌절은 아동의 심리성적욕구를 양육자가 적절하게 충족시키지 못한 것을 의미하며, 방임은 과잉으로 만족시켜 양육자가 아동에게 내적인 극복 훈련을 제대로 시키지 않아 의존성이 심한 것을 의미한다(이인정, 최해경, 2020).

9) 프로이트의 방어기제

프로이트에 따르면, 방어기제는 수용할 수 없는 감정으로 인해 불안해하는 사람을 보호하기 위해 무의식적으로 사용되는 심리적 전략이다. 즉, 자신을 위협으로부터 방어하기 위해 무의식적으로 스스로를 속이며 심리적 상처를 회피하고 안정감을 유지하려는 것인데, 죄책감이나 불안감에서 벗어나 자존감을 보호하는 역할을 한다. **방어기제가 작동하는 이유는 사람들의 생각과 행동이 불쾌한 생각이나 감정, 행동으로부터 자신을 보호하거나 방어하기 위해 활용 방식이기 때문**이다. 이에 앞서 언급한 대로 압박감을 느끼거나 초자아로 인해 너무 많은 요구사항이 발생할 때 나타나는 불안과 죄책감이 증가하는 것을 막아줄 수 있다. 즉, 안전하게 자신을 보호해 주는 장치가 되는 것이다. 또한, 의식적으로 수행되거나 통제되지 않는다는 특징을 보인다. 방어기제는 수용할 수 없는 감정으로 인해 불안해하는 사람을 보호하기 위해 무의식적으로 사용되는 심리적 전략이다.

(1) 방어기제의 유형과 개념

① 미성숙한 방어기제의 유형과 개념

- 부정(Denial): 죄를 받아들이는 데서 오는 죄책감과 불안으로 인해 발생하는 자아를 해치는 것을 자제할 때 사용된다. 즉, 특정 생각이나 느낌을 그대로 받아들이기 어렵기 때문에 인정하려 하지 않는 것이다.
- 퇴행(Regression): 스트레스를 받으면 사람은 무의식적으로 어린애 같은 행동을 보일 수 있는데 한마디로 미성숙한 상태로 돌아가는 것이다. 특히 스트레스가 매우 높은 성인이라면 더 안전하고 행복한 순간을 연결하는 것들에 위로를 받을 수 있어, 어렸을 때 보던 예전 만화를 보는 등의 행동이 나타날 수 있다.
- 연기(Acting out): 원자아가 인간의 정신에 충동적이 되라고 말할 때, 이러한 명령이 부덕한 것으로 여겨질 경우 자아 혹은 초자아에 의해 반대를 받는 경우가 나타난다. 가령 보통 말이 없고 침묵을 일삼다가 회의 도중 소리를 지르는 경우가 발생할 수 있다.
- 분리(Dissociation): 한 사람이 일시적으로 자신을 현실과 분리하고 마치 다른 차원에 있는 것처럼 느낄 때 일어난다. 자신의 현실에서 겪고 있는 고통이나 위협에 즉시 대처할 필요가 없도록 이 작업을 수행하는 것인데, 정신적으로 자신을 다른 장소로 옮겨 이 고통을 피하려는 시도다. 간혹 공상에 빠지거나 멍하니 쳐다보거나 하는 행동과 연관된다.
- 구획화(Compartmentalization): 이 유형은 분리의 더 적은 형태로 나타나는 것인데, 자신의 부분이 다른 부분에 대한 인식에서 분리되고 별도의 가치 집합을 가진 것처럼 행동할 때 발생한다. 가령 정직한 사람이 상점 주인에게 정확한 금액 이상의 잔돈을 받았더라도 이를 돌려주지 않는 것이다. 이들은 물건을 살 때는 정직성이 중요하지 않은 것처럼 느끼고 이는 자신의 가치와 모순된다는 것을 알지 못한다.
- 투사(Projection): 약점이나 불안을 감당하지 못하는 상황에서 다른 약점이 있는 사람

을 비난하는 것이다. 다시 말해 자신의 용납할 수 없는 생각이나 감정, 동기를 다른 사람에게 돌리거나 투영하는 행동으로, 예를 들어 공포 영화를 보면서 겁을 내면서도 다른 사람들에게는 마치 자신의 친구가 겁을 냈다고 말할 수 있다.

- 반동 형성(Reaction Formation): 이 유형은 사람이 자신의 바람직하지 않은 생각이나 감정, 충동을 정반대로 바꾸는 경우에 발생한다. 가령 이혼하기를 원할 수도 있는 남성이 거꾸로 영원히 아내와 함께하고 싶다고 말을 하는 경우다.
- 수동 공격성(Passive aggression): 잘 드러나지 않는 방법으로 상대에게 분노를 표출하는 경우다.
- 행동화(Acting out): 행동을 통해서 자신의 화를 표현하는 것. 다만 이 경우 왜 그런 행동을 하고 있는지 본인은 이성적으로 이유를 말할 수 없는 경우다.

② 덜 미성숙한 방어기제의 유형과 개념

- 억압(Repression): 방어라는 용어와 거의 같은 의미로 사용될 만큼 전형적인 방어기제다. 인간이 의식을 잃지 않도록 혼란스럽거나 위협적인 생각을 밀어내려고 할 때 발생한다. 예를 들어 상대를 찌르는 충동을 느낄 수 있어도, 처음에는 그런 생각을 했다는 것을 인정하지 않으려 한다.
- 전위(Displacement): 충동을 완수할 목적으로 대체물을 사용할 때 발생하는 것이다. 예를 들어 교사에게 학생이 화를 내고 싶어도 성적이나 기타 불이익이 두려워 공격하지 못하는 것이다. 대신 이 학생은 돌이나 바위를 던지는 등 다른 형태로 분노를 표출한다.
- 주지화(Intellectualization): 이 형태를 취하는 사람은 냉담하고 중립적인 방식으로 자신을 상황을 보려고 하는데, 위협적인 감정을 피하기위해 위협 조건에 관한 지적 분석을 통해 스트레스를 부정하는 것이다.
- 합리화(Rationalization): 정신적으로 사실을 왜곡하거나 변명을 통해 사건이나 충동이 덜 위협적이게 보이도록 한다. 즉, 그럴듯한 이유를 찾아내 자아가 상처받는 것을

방지하는 것이다. 실제로 늦잠을 자 수업에 늦었더라도 다른 피치 못할 사정이 있었던 것처럼 이야기해 합리화시키는 경우가 해당된다.

- 실행 취소(Undoing): 자신이 저지른 공격적 행동을 철회할 때 나타나는 행동으로, 실수로 누군가 충돌했을 때 상대에게 사과를 하는 경우다.

③ 기타 신경증적 방어기제

- 사회적 상하비교(Upward and downward social comparisons): 자신보다 낮다고 생각하는 대상과 자신을 비교하고 스스로를 그들과 차별화함으로써 자신을 높이려고 하는 것이다.

④ 성숙한 방어기제

- 승화(Sublimation): 개인의 부정적인 충동을 받아들일 수 있는 것들로 이동시키는 행동으로, 즉 허용되지 않는 충동을 허용되는 행위로 전환하는 것이다. 가령 좌절감을 느낄 때 농구를 하면서 이 좌절감을 돌리고 잊으려 노력할 수 있다.
- 보상(Compensation): 보상은 자신의 감정에 초점을 맞춰 약점을 보충할 때 발생한다. 춤을 잘 추지 못하는 사람이 자신의 강점을 살릴 수 있는 노래를 부르는 파트에 자원하는 경우에 해당된다.
- 자기주장(Assertiveness): 존경심을 가지고 직접적으로 그리고 단호하게 자신을 표현할 때 발생한다. 예를 들어 프로젝트에 집중할 수 없다는 이유로 이웃에게 정중히 소음을 줄여달라고 요청하는 행동이다.
- 유머(Humor): 불쾌하거나 기분 나쁜, 공격적인 충동이 생겨도 농담으로 해소하는 것. 불쾌한 일을 당했을 때 유머로 승화시켜 받아침으로써 자신의 불쾌감도 어느 정도 해소한다. 불안 유발적 생각이나 감정의 표현으로 타인에 대한 빈정거림도 없고 불쾌한 효과도 일으키지 않는다.
- 이타주의(Altruism): 자신이 받고 싶은 것을 타인에게 베풀면서 즐거움을 느끼는 것(구호단체에 자선하기, 부모님께 용돈 드리기, 길고양이 돌보기 등)이다.

- 인내(Patience): 불쾌한 상황에서 곧바로 반응하지 않고 기간을 두고 시간과 여유를 가지고 대처하는 것. 억제와 유사하다.
- 수용(Acceptance): 상황을 직시하고 현실적으로 받아들이는 것이다.
- 용인(Tolerance): 인정하기 싫은 감정 및 상황을 의도적으로 받아들이고 허용하는 것이다.
- 예측(Anticipation): 미래에 있을 불편함이나 갈등 등을 미리 내다 보고 현실적으로 준비하는 것이다.
- 감정적 자제(Emotional self-regulation): 다양한 경험에서 요구되는 감정들을 스스로 조절하며 사회적으로 인정받는 종류의 감정을 느낄 수 있도록 하는 것이다.
- 감정적 자부심(Emotional self-sufficiency): 사회나 다른 사람들로부터 인정받고 싶은 욕구에서 벗어나 그에 연연하지 않는 것이다.

2. 개인심리이론(Individual psychology theory)

아들러의 개인심리이론을 살펴보면, 다음과 같다(유진상 옮김, 2024; 최호영 옮김, 2019; 홍혜경 옮김, 2016; 위키피디아 백과사전, 2025; 고은진 옮김, 2003).

1) 개인심리학

개인심리학은 Alfred Adler에 의해 개발된 성격이론과 심리치료, 이론체계로서, 인간은 '생각과 감정과 행동하는 존재로서 이것들을 서로 나눌 수 없으며, 신체적, 심리적, 사회적인 측면 역시 나누어 생각할 수 없기에 서로 상호작용하여 조화를 이루는 존재'란 개념을 바탕으로 한다.

따라서 아들러는 인간의 사고-감정-행동을 분리할 수 없는 한 단위로 보았다. 이를 전체주의(holism)라고 한다. 모든 행동에는 목적이 있으며, 인간의 사고-감정-행동은 목표에 의해 결정된다. 목표는 인간 정신이 지향하는 가장 중요한 부분이다. 인간은 살아가면서 스스로 자신의 목표와 행동을 능동적으로 만들어 간다.

2) 개인심리학에서의 인간

개인은 나누어질 수 없는 전체로서 사회 내에서 자신이 설정한 목표를 달성하기 위해 끊임없이 노력한다. 인간에 대한 이러한 기본적 전제를 가지고 아들러(Adler, 1870~1937)는 개인심리학을 개발하였다. 그는 인간 행동의 원인보다 행동의 목적을 강조했으며, 인간은 열등감을 극복하여 자기완성을 이뤄야 함을 강조하였다. 그가 개발한 이 심리학은 자신의 초기 경험이 바탕이 됐다. 아들러는 정신질환자들보다 일반대중에 대한 관심이 많았는데, 무의식보다 현실의 주관적 지각을 더 중요하게 생각했다. 특히, 인간은 일생동안 사회적 관계 속에서 사회적 관심을 얻기 위한 노력을 끊임없이 계속한다고 강조하였다.

알프레드 아들러는 인간을 신의 현상학적인 장(field) 내에서 가공적 목표를 향해 움직이는 창조적이고, 책임이 있으며, "형성되어 가는 총체적인 존재"로 본다.

개인심리학은 인간의 생활양식이 열등감으로 인해 때때로 자기 파괴적이 될 수 있다는 입장을 취한다. "정신병리"가 있는 개인은 아프다기보다는 의기소침한 상태에 있는 것이며, 치료적 과제는 치료자와의 관계, 분석 및 활동방법을 통하여 그 사람을 격려하고 그의 사회적 관심을 활성화시켜 주며, 새로운 생활양식을 발달시켜 주는 것이다.

3) 아들러의 인간관

알프레드 아들러의 인간관은 다음과 같다(홍혜경 옮김, 2016).

(1) 총체적 존재

아들러 심리학의 가장 중요한 가설로서 인간이 통일되고 자아일치된 유기체라는 것이다. 프로이트가 환원론의 입장에서 인간을 의식과 무의식, 원초아, 자아, 초자아로 분류한데 반대하고 인간을 더 이상 분류하거나 분리, 분할할 수 없는 그 자체로서 완전한 전체로서 보았다. 아들러는 이러한 자아일치된 통합된 성격구조를 개인의 생활양식이라 부르고 있다.

(2) 사회적 관심

개인심리학은 우리의 행복과 성공은 주로 사회와 관련되어 있다는 핵심사상에 근거한다. 우리는 사회의 일원이기 때문에 사회구조를 떠나 고립된 존재로 이해될 수 없다. 삶을 통해 소속되고자 하는 욕구가 인간행동의 기본이 된다. 우리가 경험하는 문제의 대부분은 자신이 가치를 두는 사람들에게 수용되지 못한다는 두려움에 관련되어 있다. 만약 이러한 소속감이 충족되지 못하면 불안이 발생한다. 아들러는 우리는 소속되고자 하는 강한 욕구를 가졌고 또 소속감을 가질 때만이 문제에 직면하고 그것을 처리하려고 노력한다고 주장하고 있다.

(3) 창조적 존재

아들러는 성격형성에 있어서 유전과 환경의 중요성을 인정하면서도, 개인은 분명히 이 두 요인 이상의 산물이라고 하였다. 그래서 사람들이란 창조적인 힘을 가지고 자기 인생을 좌우할 수 있는 존재로 묘사한다. 즉 자유롭고 의식적인 활동이 인간을 정의하는 특징이다.

(4) 주관성

개인주의 심리학은 현상학적인 관점을 수용하여, 개인이 자신과 자신이 적응해 나가야 하는 환경을 어떻게 보느냐에 따라 그의 행동이 결정된다고 하였다. 모든 개인은 그들 자신이 가진 통각의 도식과 일치하는 방향으로 그들 자신이 설계한 세계 속에서 산다.

4) 알프레드 아들러의 성격이론

알프레드 아들러의 성격이론은 다음과 같다(홍혜경 옮김, 2016).

(1) 열등감과 보상

인간은 특정 신체기관이 다른 신체기관에 비해서 더 약한 상태로 태어날 수 있는데 이때 그 신체기관이 병에 걸리기가 쉽다. 그래서 사람들은 이러한 신체적 열등성을 극복하려고 훈련과 연습을 통한 보상적 노력을 하게 된다. 이러한 노력은 한 개인에 있어 괄목할 성공을 가져다주기도 하는데, 이러한 시도가 성공적으로 이루어지지 못했을 경우 병적 열등감에 머물게 된다. 이러한 보상과정은 심리학적인 면에도 적용될 수 있다고 하였는데, 즉 개인은 신체의 열등감뿐 아니라 심리적인 또는 사회적인 무능감으로부터 생기는 주관적인 열등의식도 보상하고자 한다. 아들러는 열등한 사람은 열등감에 머무는 것이 아니라 우월한 위치로 나아갈 수 있는 '권력의지'가 있다고 설명한다.

(2) 우월성의 추구

여기서 열등감에 대한 보상의 노력은 결국 우월성의 추구라는 개념으로 연결된다. 아들러는 인간이 추구하는 궁극적인 목적을 바로 우월성의 추구라고 보았는데, 이는 단지 열등감을 극복한다는 소극적인 입장에서 한 단계 넘어서서 보다 적극적으로 향상과 완성으로 나아가는 것이라고 하였다. 아들러는 그 본질에 대하여 몇 가지로 정리하였는데, ① 인간의 기본동기이다 ② 모두가 공통적으로 가지고 있다 ③ 우월의 목표가 부정적인 경향이나 긍정적인 경향을 취할 수 있다 ④ 완성을 위한 노력은 상당한 정력과 노력을 요구한다. ⑤ 우월에 대한 추구는 개인과 사회 두 가지 수준에서 일어나는데 개인으로서 완성을 위해서 노력하고, 사회의 일원으로서 우리의 문화를 완성하기 위해 노력한다는 것이다. 아들러는 이러한 목표를 달성하기 위한 개인의 노력을 생활양식이란 개념으로 설명된다.

(3) 생활양식

생활양식은 개인의 성격을 움직이는 체계적 원리로서 부분에 명령을 내리는 전체의 역할을 한다. 개인의 독특성, 즉 삶의 목적, 자아개념, 가치, 태도 등을 포함하는 것으로 삶의 목적을 달성하는 독특한 방법들이다. 이러한 생활양식은 우리의 독특한 열등감을 극복하기 위한 노력을 나타내며, 4~5세경에 그 틀이 형성되어 그 후에는 거의 변화하지 않는다. 따라서 우리의 모든 심리적 과정의 의미는 개인 생활양식의 내용을 보아야만 비로소 알 수 있다. 아들러는 생활양식의 진정한 형태는 생활과제에 접근하고 이를 해결하는 태도에 따라 구별된다고 하였다.

(4) 생활양식의 유형

아들러는 생활양식을 사회적 관심과 활동수준이라는 두 가지 차원을 중심으로 다음과 같은 네 가지 유형으로 구분하였다.

① 지배형: 사회적 관심이 거의 없으면서 활동수준이 높아 공격적이고 주장적인 형이다.

② 획득형: 이러한 사람들은 기생적인 방법으로 외부세계와 관계를 맺으며, 다른 사람에게 의존하여 욕구를 충족하는 형이다.

③ 회피형: 사회적 관심도 적고 활동도 적다. 이들의 목표는 인생의 모든 문제를 회피함으로써 한치의 실패 가능성도 모면하려는 것이다.

④ 사회형: 심리적으로 건강한 사람의 표본이 된다. 활동수준과 사회적 관심이 높아 자신의 욕구는 물론 다른 사람의 복지를 위해서 협력하려는 의지를 가진다.

(5) 생활과제

아들러는 인간은 최소한 세 가지의 주요 생활과제를 해결해야 한다고 하였다. 일, 사랑, 우정이 그것이다.

(6) 가족자리와 출생순위

가족자리란 가족집단의 사회심리적인 형태를 그리는 데 사용되는 용어이다. 즉 가족들의 성격유형, 정서적 거리, 나이 차이, 출생순위, 상호지배 및 복종관계, 가족의 크기 등은 가족자리를 결정해주는 요소가 되며 개인의 성격발달에 영향을 미친다. 특히 출생순위는 중요한 의미를 가지며 각 출생순위에 수반되는 상황에 대한 지각이 중요하다. 일반적으로 어떤 특정한 출생순위에 태어난 아이들은 일반적인 특징들을 가지고 있는데 그것을 살펴보면 다음과 같다.

① 첫째: 맏이는 잠시동안 부모의 사랑을 독차지하지만 동생이 태어나면서 사랑을 빼앗기게 되고 그것을 되찾으려고 노력하나 실패한다. 그 결과 그는 스스로 고립해서 적응해 나가며 다른 사람의 애정이나 인정을 얻고자 하는 욕구에 초연해 혼자 생존해 가는 전략을 습득해 간다. 때문에 일반적으로 다른 성인들과 좋은 관계를 맺으며 타인의 기대에 쉽게 순응하고 사회적인 책임을 잘 감당하는 특징을 보인다.

② 둘째: 둘째아이는 날 때부터 형이나 누나라는 경쟁자를 가지고 있으므로 그들의 장점을 능가하기 위한 자극과 도전을 받는다. 이러한 이유로 첫째보다 훨씬 빠른 발전을 보이기도 한다. 그 결과 아주 경쟁심이 강하고 대단한 야망을 가진 성격이 되기 쉽다. 그의 생활양식은 자신이 형보다 낫다는 것을 증명하기 위해 노력하는 것이다.

③ 막내: 막내는 동생에게 자리를 빼앗기는 자리를 경험하지 않고 귀염둥이로 자라게 될 수도 있지만 때로는 전혀 관심을 받지 못할 수도 있다. 또한 자기보다 크고 힘이 세고 특권이 있는 형들에게 둘러싸여 독립심 부족과 함께 강한 열등감을

경험하기 쉽다.

④ 외동: 외동아이는 경쟁할 형제가 없으므로 응석받이가 되기 쉬우며 이러한 생활양식으로 인해 의존심과 자기중심성이 현저하게 나타난다.

(7) 가상적 목표론

아들러는 우리의 궁극적인 목표는 현실에서 검증되거나 확인될 수 없는 가상의 목표라고 하였다. 가상적 목표는 미래에 있는 것이 아니라, 미래에 대한 현재의 지각에 있으며, 주관적으로 또는 정신적으로 현재의 행동에 영향을 주는 이상 지금, 여기에 존재한다. 인간의 모든 심리현상과 행동은 가상적 목표를 이해함으로써 설명될 수 있다. 이는 결국 우월성의 추구 및 생활양식의 지침이 된다.

5) 상담의 과정

개인심리학의 상담과정은 다음과 같다(Sweeney, 2005).

(1) 치료목표

치료의 기본목표는 내담자의 사회적 관심, 즉 잘못된 사회적 가치를 바꾸는 것이다. 행동수정 보다는 동기수정에 관심을 가지며 기본적인 삶의 전제들, 즉, 생의 목표나 기본개념에 도전하려 한다. Mosak(1984)은 다음과 같은 목표를 제시하고 있다.

① 사회적 관심을 기르기
② 패배감을 극복하고 열등감 감소시키기
③ 내담자의 생애유형 수정하기
④ 잘못된 동기를 바꾸기
⑤ 내담자가 다른 사람과 동등한 감정을 갖도록 돕기
⑥ 사회의 구성원으로 기여하도록 돕기

(2) 과정

개인심리학의 상담과정은 대개 다음과 같은 4단계로 분류해 볼 수 있다.

① 관계형성

아들러 학파의 치료자들은 내담자가 그의 삶에 책임감을 느끼도록 협동관계에서 일한다. 생산적 치료관계를 만드는 방법들은 첫째, 치료자가 내담자로 하여금 그의 단점이나 약점보다 강점이나 장점을 자각하도록 돕는 것이다. 이를 위하여 긍정적인 영역에 초점을 맞추고 격려와 지지의 방법을 사용한다. 둘째, 내담자의 주관적 경험과 욕구에 치료기법을 맞춘다. 치료의 초기측면에서 쓰는 주요 기법은 참여(눈맞추기, 내담자를 심리적으로 쓸모 있는 존재로 인정하기와 같은 행동에 참여), 경청(내담자의 언어적 · 비언어적 메시지를 포착하기 위해서 듣는 것이다), 목표의 확인과 구체화, 공감이다. 공감적 이해는 내담자의 주관적 세계를 파악하고 이런 이해를 내담자에게 전달하는 치료자의 능력이다. 만약 내담자가 자신이 이해받고 수용되고 있음을 느끼면 그는 치료에서 무엇을 원하는지에 초점을 두게 되어 치료목표를 세우게 된다.

② 개인역동성 탐색

이 국면에서 내담자의 목표는 자신의 생활양식을 이해하고 그것이 현재의 생의 과제에서 어떻게 기능하는지를 이해하는 것이다. 이 단계에서는 카운슬러가 내담자의 다음과 같은 주관적 상황과 객관적 상황에 대하여 논의해야 한다.

- 가족 내에서의 개인의 위치 탐색: 이 단계에서는 생활양식 조사와 같은 검사로서 기초자료를 수집한다.
  - 출생 순위: 가족 내의 모든 자녀의 이름을 출생 순위에 따라 기록하고 내담자를 기준으로 그들의 나이를 기록한다(죽은 형제도 포함).
  - 형제에 대한 진술: 누가 당신과 가장 차이가 나는가? 어떤 면에서 그런가? 누가 당신과 가장 비슷한가? 어떤 면에서 그런가? 당신은 어떤 아이였는가? 다른 형

제들에 대해서 설명해 보라.

- 상대적 속성: 지능, 근면성, 성적, 집안일 하기, 순응성, 반항성, 타인들을 즐겁게 해줌, 비판적인 태도, 유머감
- 형제 관계: 누가 누구를 돌보아주었는가? 누가 누구와 함께 놀았는가? 누가 어머니를 가장 좋아했는가? 누가 아버지를 가장 좋아했는가? 누가 가장 잘 지내고 잘못 지냈는가?
- 부모: 부모의 나이, 부모는 각각 어떤 분이었는가? 어떤 아이가 아버지를 가장 좋아했는가? 어머니를 좋아한 아이는? 어떻게 좋아했는가? 부모님들 간의 관계는 어떠했는가? 누가 자녀들에게 희망을 가졌는가? 어떤 식으로?

• 어린 시절의 회상: 어린 시절의 회상은 내담자가 구체적으로 명확하게 기억할 수 있는 것들에 한한다. 단순한 보고가 아니라 특수한 기억이며 기본 신념과 기본적 잘못을 나타낸다. 아들러 학파의 치료자들은 이러한 초기 회상을 개인의 생애 유형 발달에 중요한 단서로 본다. 그들은 사람들이 현재의 관점에 일치되는 과거 사건만을 기억하는 경향이 있다고 주장한다.

• 꿈: 개인심리학에서는 최근의 꿈뿐만 아니라 아동기의 꿈에 특별한 관심을 둔다. 꿈은 개인에게 목적적이고 독특하므로 꿈을 해석하는 데 어떤 고정된 상징은 없다.

• 우선적 욕구: 내담자의 우선적 욕구를 평가하는 것은 그의 생애 유형을 이해하는 중요한 길이다. 네 가지 전형적인 우선적 욕구는 우월성, 통제, 편안함, 즐거움이다. 개인의 주요 욕구는 만약 도전받지 않으면 계속 특성화되어서 생애 유형을 결정하게 한다.

③ 해석

개인의 가족 내에서의 위치와 초기회상, 꿈, 우선권 등에 대한 자료들이 수집되면 각 영역을 분리해서 요약한다. 상담자는 내담자가 자신의 생활양식, 현재의 심리적인 문제, 잘못된 신념 등 기본적 오류를 깨닫도록 해주고 그것이 어떻게 내담자에게 문제

가 되는지 해석해 준다. 그리고 상담자는 내담자의 언행의 불일치, 이상과 현실간의 불일치 등에 대해 내담자가 직면하여 자신에 대한 통찰을 얻을 수 있도록 해야 하며 해석을 통하여 내담자의 장점을 지적하고 격려해야 한다. 해석의 일반적인 지침은 다음과 같다.

- 행동의 목표를 추구하되 단정적인 해석은 피하라.
- 한 번 내린 해석이라도 가다듬을 필요가 있다.
- 상담자의 해석이 부정확할 수도 있고 내담자가 그것을 받아들이지 않을 수도 있는 권리가 있다는 것을 알아야 한다.
- 내담자가 보이는 여기-지금(here and now)의 행동과 감정을 의식하고 있어야 한다.
- 내담자의 장점을 지적해주고 격려조로 상담을 진행한다.
- 상담자는 신비스러운 분석가의 분위기를 피해야 한다.

④ 재교육

해석을 통해 획득된 내담자의 통찰이 실제 행동으로 전환되게 하는 재교육(reorientation) 단계이다. 이 단계에서는 내담자가 변화를 시도하고자 하는 열망이 얼마나 강한가에 달려있다. 내담자는 과거의 잘못된 신념, 행동, 태도를 버리고 새로운 생활양식을 갖고 사회적 관심을 갖도록 도움을 받는다. 한편 상담자는 내담자에게 사회적 접촉을 시범으로 보여주고 내담자가 이를 다른 사람에게도 실시해 보도록 격려한다.

3. 분석심리이론(Analytic psychology theory)

- C. G. Jung의 어록: "The shoe that fits one person pinches another. there is no universal recipe for living"[1](Ewen, 2003: 85).

1) 한 사람에게 꼭 맞는 신발이 다른 사람에게는 맞지 않아 아플 수 있다. 이것은 삶에는 누구에나 다 맞는 공통적인 처방은 없다는 의미이다.

1) 분석심리학의 개념 정의

스위스 정신의학자 C.G. Jung이 창시한 심리학으로서 체험을 바탕으로 하는 실제적인 응용심리학의 특성을 띠며, 종교적이고 철학적인 특성이 강하다. 성격을 무의식과 의식으로 구분하였고, 개인적 무의식, 집단적 무의식, 자아, 가면, 원형, 개성화, 자기의 개념을 통해 성격의 구조와 발달을 설명한 것이 특징이다.

2) 주요 개념

융은 자신의 이론을 '분석심리학'이라고 부른다. 프로이트의 정신분석과 유사한 명칭이나 본질적으로 다른 것이다.

(1) 본능(Instinct)과 정신 에너지(Psychic Energy)

① 리비도와 가치(Value)

융은 인간이 타고난 생리적인 충동에 의해서 동기화된다는 면에서 프로이트와 일치한다. 이는 타고난 것으로서 행동과 반응의 정기적인 순환이 이루어진다. 융은 정신활동(mental activity)이 정신 에너지(psychic energy=Libido)에서 힘을 얻는다는 것에도 동의한다. 그러나 프로이트처럼 성(sexuality)을 강조하는 것은 거부한다. 융은 '리비도를 전체적인 정신 에너지'로 언급한다. 리비도의 양(가치: Value)이 많을수록 많은 사건이 기대된다. 아이들조차도 각기 다른 가치를 형성하면서 시작한다. 부모가 좀 더 선호하는가 그리고 환경 속의 어떤 대상이 타 대상에 비해서 선호되고 되지 않는가에 달린 것이다. 융의 가치 구성은 프로이트의 "Cathexis" 개념과 유사하다(Ewen, 1998). 극도로 경쟁적인 우리의 사회에서 어떤 사람은 힘에 너무 많은 가치를 두어서 그들이 전문적인 성공을 위해 대부분의 정신 에너지를 사용하고 성적으로는 무력하게 된다. 프로이트는 그러한 행위에 비관적이었다. 이유는 성적 리비도는 대부분의 만족스러운 배출구에서는 거부되었기 때문이다. 그러나 융은 수많은 원천에서 방출된 에너지까지 리비도에 포함시켰다. 그래서 권력을 추구하는데 너무 많은 리비도를 배출하는 것은 성적 활동에 리비도를 배출하는 것보다 더 병리적이거나 덜 병리적인 것이 아니다. 한 사람에게 꼭 맞는 신발이 다른 사람에게는 맞지 않을 수 있다. 삶에는 누구에나 맞는 공통적인 조리법(처방)은 없다는 의미이다(Ewen, 2003).

② 콤플렉스

콤플렉스는 정신이 그 자신을 특색있게 표현하는 방법이다. 예를 들면, “어머니”에 관한 집단적 사고와 느낌은 mother-complex를 형성하기 위해서 함께 군집한다. 콤플렉스의 힘은 리비도의 양에 달려있는데 약한 mother-complex은 적은 양의 정신에너지를 소유하고 있고 이는 연상사고의 양도 작다. 따라서 행동에 대한 영향력도 비교적 작다. 예를 들어 그의 mother-complex에 지배되는 남성은 만족스러운 이성관계를 맺지 못할 수도 있다. 왜냐하면 그의 소망과 의견에 너무 많이 관련되어 있기 때문이다. 그는 엄마에 대해 오래, 자주 말하거나 계속해서 엄마를 상징하는 꿈을 꾸게 될지도 모른다. 콤플렉스는 우리가 흔히 알고 있는 열등의식만 관련된 것이 아니고 다양한 감동을 일으키고 다양한 특성을 가지고 있다. 콤플렉스는 하나의 강한 정감을 일으키는 핵 요소를 중심으로 무의식 속에 형성되어 있다. 자아가 이것을 인식할 수 없으면, 주관적으로 파악하기 어렵다(Ewen, 2003).

③ 단어연상검사(the Word Association Test)

융은 단어연상검사를 사용함으로써 power-complex를 측정했다. 단어들의 리스트가 한 번에 한 개씩 읽혀지고 주체는 마음속에 있었던 첫 번째 단어로 응수하여야 한다. 예를 들어 엄마라는 단어 자극은 아버지라는 반응을 유발할 수 있다. 리스트가 완성된 후, 주체는 이것을 반복하여 경험하는 것이고 전의 반응을 회상하는 것이다. 만약 일련의 관련 있는 리스트 단어가 혼돈의 신호로서 유발되었다면, 이것은 중요한 콤플렉스(complex)의 존재를 알려주는 것이다. 이 검사는 흔히 쓰이지 않는다. 이 검사는 진단용 심리검사가 아니고 분석과정에서 피분석가의 무의식적인 콤플렉스를 환기시켜 이를 의식화시키는 도구로 쓰인다(이부영, 1998).

④ **대극(對極)원리**(The Principle of Opposites)

융에게 있어서 인생은 반대들의 집합체이다. 밤과 낮, 출생과 사망, 행복과 불행, 선과 악, 내향과 외향, 의식과 무의식, 사고와 감정, 사랑과 미움 등 그러한 상반되는 사고, 감정, 본능은 우리 정신에 공존하면서 긴장을 야기시키고, 정신에너지를 창조하고 삶을 존재하게 한다. 반대라는 긴장이 없다면 에너지도 존재하지 않는다.... 삶은 반대들의 점화로 생겨난 것이다.

어떤 하나의 극단이 처음에는 의식이었을 때 다른 극단을 강조함으로써 무의식이 상보되는 것이다. (상보성)의식과 무의식은 둘이 합쳐져서 온전한 전체를 이루기 때문에 언제나 상보적인 관계에 있다. 보상이란 우리의 정신작용에서 어떤 한 부분이 일방적으로 우세한 입장을 취할 때 그 반대편에서 그것과 다른 부분이 생겨나 우리 정신이 전체적으로 균형잡힐 수 있도록 하는 것이다. 그러므로 보상작용이란 우리 정신에 전체성을 되찾게 해주는 것이다. 그것을 이루기 위해서 우리 정신의 모든 부분을 통합해 나가는 작용이다. 정신은 대부분 폐쇄체계이다. 그래서 성격의 한 면으로부터 위축된 리비도는 다시 다른 곳에서도 일반적으로 나타나게 된다(equivalence의 원칙). 정신은 또한, 자기조절(self-regulating) 체계이다. 그 안의 리비도는 좀 더 긴장된 곳에서 덜 긴장된 곳으로 흐른다(entropy의 원칙). 과대평가된 구성요소는 과소평가된 상대편에게 정신에너지를 양보할 것이다(enantiodromia). 예를 들어 강한 사랑은 결과적으로 심각한 미움에 이를도 모르고 합리적인 과학자는 신화주의, 신비주의로 돌아설지도 모른다(Ewen, 2003).

대극의 원칙은 진실로 한 가지 측면만 지닌 성격은 없다는 것을 암시한다. 상보적인 경향은 무의식적인 것이고 관찰할 수 없다. 그러나 차갑고 감정이 부족한 사람은 따뜻하고 정서적인 특징도 가졌을 것이다. 성숙되고 잘 적응한 성격인 경우, 다양한 반대는 어떤 중간경로를 거쳐 협력한다. 이러한 개념은 동양철학자들에게서 보편적인데 융은 성격의 다양한 반대 면, 특히, 의식과 무의식이 중간 입장에서 통합하는 과정을 초월적 기능(transcendent function)이란 용어로 제안했다. 초월적 기능은 우리가 진실된 자기(self)이도록 하는 개인적 발달을 도모한다(Ewen, 2003).

⑤ **목적론**(Teleology)

프로이트는 아동기의 성격의 결함을 강조한 데 반해서(인과성: causality), 융은 행동을 목적, 목표의 견지에서 이해해야 한다(목적론: teleology)고 반박했다. 인성은 과거에 의해서, 미래를 위한 의도와 계획에 의해서 형성되는 것이다(Ewen, 2003).

⑥ **무의식**(The Unconscious)

융은 쉽게 실착행위(parapraxes)의 존재를 수용했다. 그러나 융은 무의식은 비교적 독립적이라고 결론지었고 무의식의 조화에 대해서 언급하였다. 무의식으로부터 발생하는 메시지와 바램은 우리에게 나타나는 사건이 된다. 이는 우리 자신의 어떤 행동에 의해서 초래된 것이 아니다. 융은 무의식이 의식 쪽으로 가는 중요성에 대해서 프로이트와 동일한 의견이다. 그리고 성격의 어두운 면을 경험하기를 꺼리는 것에 대해서도 동의한다. 그러나 Shadow-side를 탐구하게 되었는데 이유는 성격의 어두운 면에는 중요하지 않은 약함만 있는 것이 아니라 긍정적으로 엄청난 역동성이 있기 때문이다.

프로이트와는 달리 융은 무의식을 흉포한 괴물로 간주하지 않는다. 무의식은 창조의 원천이고 의식적 마음이 무기력할 때 해결책을 제시할 수 있는 안내의 근원이다. 무의식의 상당한 부분은 집단적이다. 과거 세대로부터 전수된 경향과 지침을 포함한다(집단무의식). 단지 작은 부분만이 억압으로부터 온 것이고 개인적인, 유일한 경험을 하는 것이다(개인무의식)(Ewen, 2003).

3) 성격의 구조(The Structure Of Personality)

융의 정신모델은 프로이트의 그것보다는 좀 더 상당히 혼돈되어 있다. 예를 들면 무의식에서 발생한 콤플렉스는 의식으로 이끌릴 수 있고, 자신의 목적을 위해서 성격에 통제를 가할 수 있다. 그리고 무의식적 구성요소는 분리되고 구별되기보다는 함께 융화되어 있을지도 모른다고 말한다.

(1) 의식(Consciousness)

정식역동이론에서 의식은 거대한 물속에 있는 부분으로 제시되는 무의식과 함께 거대한 빙산의 일각으로 묘사된다. 유사하게도 분석심리학에서 의식은 거대한 바다 한가운데로부터 떠오른 작은 섬으로 비유되고 있다(Ewen, 2003).

(2) 자아(The Ego)

자아(ego)는 의식적 사고의 복합체이다. 이는 앎의 중심을 구성하고 있다. 연속성과 정체감을 포함하고 있고, 출생 후 약 4살 때 발달하기 시작한다. 자아는 "I"와 "not-I"의 차이점을 촉진하는 구체적인 감각에 의해서 성숙된다. 그리고 주관적인 정체감에 기여하는 경험에 의해서 성장한다. 그러나 결코 산출을 멈추지 않는다. 융은 자아(ego)를 좀 더 강력한 힘의 처분에 맡기는 비교적 약한 전체성으로 이해한다. 현실의 요구와 무의식의 요구 사이에서 왕래하는 것과 같다. 그러나 의식은 억압에 의해서 무의식에게 두려운 존재를 넘겨줄 수 있다(Ewen, 2003).

(3) 페르조나(The Persona)

페르조나는 고대 그리스 연극에서 배우들이 쓰던 가면을 말한다(이부영, 1998). 우리는 자신의 진짜 내적 감정으로 세계에 직면할 수 없고 사회의 요구에 만족하는 외양을 쫓게 되는데 이와 같은 보호적인 외관을 페르조나라고 한다(Ewen, 1998). 페르조나는 타인에 의해 기대될지도 모를 어떤 것을 지적함으로써 우리가 타인과 관계하도록 돕는다. 일반적으로 미발달된 페르조나를 지닌 사람들은 무능력하고 지루하고 재치없고, 끝없이 오해하고, 현실세계를 잘 못 본다. 지나치게 발달된 사람들은 ego를 침범하게 된다.

예를 들면, 잘못된 비전을 가진 평범한 의사는 탁월함을 과시하는 페르조나를 보여줄지 모른다. 그런 경우에 ego는 잘못 인도되어 페르조나를 동일시하고, 지나친 지위의식으로 우쭐거리게 될 것이다. 페르조나는 주로 경험에 의해 결정되는 의식의 복합체이다. 그러나 우리는 성격의 구성요소를 상상하고 개발하기 위한 고유의 경향을 선조로부터 물려받는다.

우리나라 말 가운데 페르조나에 해당되는 말은 체면 얼굴, 낯과 같은 것이다. 페르조나는 집단공유의 보편적 원칙이기 때문에 때로는 어느 집단에만 적용되고 다른 집단에는 적용되지 않는 행동양식이다. 페르조나는 집단정신의 한 단면이다(이부영, 1998).

(4) 개인적 무의식(The Personal Unconscious)

개인적 무의식은 출생과 더불어 형성되기 시작하였고 개인의 경험에서 파생된 것을 포함한다. 이러한 경험은 더 이상 앎의 수준은 아니다. 어떤 기억은 중요하지 않으므로 단순히 잊혀졌고, 기억의 많은 부분은 쉽게 요구에 의해서 의식으로 상기될 수 있다. 지난밤 저녁 식사의 내용처럼 말이다. 개인적 무의식에서의 또 다른 재료는 고통스러운 성질로 인해서 억압되었다. 정신적 삶의 다른 면은 개인적 무의식 속에 잔존하게 되는데 이유는 앎에 진입하기에는 충분한 정신에너지가 부족하기 때문이다. 우리는 종종 그들을 주목하지 않은 채 보고, 듣고, 맛을 보고, 냄새 맡는 데 이유는 감각적인 인상이 우리의 의식을 침범할 만큼 강하지 않기 때문이다(Ewen, 2003).

(5) 음영(The Shadow)

음영은 원시적이고 동물의 조상으로부터 초래된 것으로, 성격에서 환영받지 못하는 측면이다. 이것은 개인적 무의식 속에 억압되어 있는데 이유는 수치스럽고 불쾌하기 때문이다. 이는 persona와 ego와 좀 더 우호적으로 지향하는 보상적 역할을 한다. 음영의 힘은 어떤 이가 폭력적이고 통제불능인 분노에 의해 압도되었을 때 분명하게 나타난다. 프로이트의 id처럼 이는 우리에게 생명력과 힘을 제공한다. 그림자 없이 햇빛도 불가능하듯이 의식의 견지는 항상 성격의 어두운 면과 동행해야 한다(피하기보다 개방적으로 수용해야 함)(Ewen, 2003). 음영은 모든 무의식처럼, 타인에게 투사된다. 보통 간접적인 형식으로 경험한다. 우리가 타인에서 가장 불유쾌하다고 생각되는 특성이 내가 가장 싫어하는 나의 특성이기 쉽다는 것이다. 음영을 부인하게 되면 불행한 결과를 초래하는데 이는 깊은 억압의 결과로 좀 더 바람직하지 않은 특성을 강력하게 투사하는 방아쇠가 된다는 것이다(Ewen, 2003).

(6) 집단적 무의식(The Collective Unconscious)

개인적 무의식과 자아는 출생 후 생겨나지만, 갓 태어난 유아는 "tabula rasa"로부터는 멀리 떨어져 있다. 유아의 정신은 복잡하고, 정교하게 정의된 전체성인데 이 전체성은 집단적 무의식, 조상으로부터 물려받은 고대 유물창고로 구성되어 있다(Ewen, 2003).

(7) 원형의 특징(Characteristics of Archetypes)

원형은 보편적인 사고 형태와 정서이다. 이는 인간의 지속적으로 반복된 경험의 축적으로부터의 결과이다. 본능과는 다른데 본능은 행동과 반응이라기보다는 인지양식이라는 면에서 다른 것이다. 원형은 우리에게 세계를 특별한 방식으로 인식하도록 미리 처치한다. 원형들은 잠재적인 것이며, 특별한 기억이나 사실이 아니다. 적절한 경험에 의해서 강화되지 않는다면 휴지(休止)상태로 남아있게 된다. 그러므로 모든 사람은 조상이 잠재적으로 위험한 것으로 발견했던 대상(어두움과 같은)에 대해 두려워하는 경향을 물려받았다. 그러나 어두움을 즐기면서 성장한 개인은 원형에 의해 크게 영향받지 않을 것이다. 비슷하게 엄마에 대한 ct의 인식은 부분적으로 엄마의 진짜 특성에 의해, 그리고 부분적으로는 양육과 출생과 같은 원형적 모성의 질에 의해서 영향받게 된다(Ewen, 2003).

(8) 페르조나와 음영(The Persona and Shadow Archetypes)

페르조나와 음영은 헤아릴 수 없는 세대를 거쳐 인간정신 속에 존재해 왔다. 이것은 집단적 무의식 속에 상응하는 원형에 의해서 반영된다. 그래서 우리 모두는 성격의 이러한 구성요소를 형성하는 경향을 물려받은 것이다(Ewen, 2003).

(9) 아니아와 아니무스(The Anima and Animus)

분석심리학에서 인간은 양성으로 태어난다고 한다. 남성의 무의식적 여성적 성향은 아니마(anima)로 알려진 원형에서 기인하는 반면, 여성내의 남성원형은 아니무스(animus)라고 부른다. 아니마와 아니무스는 서로 반대의 성에 노출되면서 세대를 거쳐 발달되었다. 이러한 아니마 아니무스는 사회적 통념을 넘어선 보편적 · 원초적 특성을 말한다. 남성의 전체적인 본질은 신체적으로 그리고 정신적으로 여성을 전제로 한다. 그의 체계는 시작부터 여성과 조화를 이루는 것이다. 성격의 이러한 면을 부인하는 것은 한쪽 면, 모순되는 개인이 되는 결과를 낳을 것이다. 잘 적응된 성격은 남성과 여성의 특성 둘 다를 만족스럽게 표현하는 것을 허용하면서 초월적 기능으로 통합한다. 아니마, 아니무스의 의식화는 개체의 통일된 인격의 실현, 즉 자기실현의 과정에서 중요한 자리를 차지한다(Ewen, 2003).

(10) 원형적 상징들(Archetypal Symbols)

우리는 결코 원형 그 자체를 아는 것이 아니다. 그것은 접근할 수 없는 집단적 무의식 내에 존재한다. 그러나 집단적 무의식은 화산의 일부와 같다. 그것은 성격의 핵심으로 퍼지면서 자주 분출하여 표면으로 원형적 이미지와 상징을 쏘아올린다. 원형적 상징은 글과 그림과 같은 그런 공통의 신호와는 달리, 우리로부터 숨겨진 어떤 것을 암시하는 것이다. 때문에 상징들은 전적으로 무의식의 정신에 의해서 산출되는 것이지 개인적인 경험 또는 지적 사고에 의해서 초래된 것이 아니다. 그들은 강력하고 신성하거나 환상적인 효과를 가진다. 그 효과는 명백하게 상징을 일상으로부터의 어떤 것으로서 증명해 보인다. 같은 원형으로부터 비롯된 상징들은 형태나 내용에 있어서 다를지도 모른다. 특히, 어느 정도는 인종, 문화, 심지어 가족의 차이에 의해 영향을 받아서 다를지 모른다. 보편적 집단심리를 초월하여 인종, 부족, 가족에 제한되는 집단심리가 있다. 그러한 상징들 모두는 기본적인 형태의 이면을 암시하는 것이다. 즉 보편적 원형을 강조하는 것이다. 이러한 이유때문에 광범위하게 분열된 인종 간의 무의식적 과정은 놀라운 일치를 보여준다. 그러므로 보편적이고 독창적인 어머니의 원형은 어머니의 본성(Mother Nature)과 같은 다양한 문화적 신화 내에서 표현된다. 집단적 무의식은 대개 극단적으로 쟁점이 되는 이론이다. 그러나 프로이트조차도 분석심리학의 막강한 적대자였지만, 아이들이 경험 이전에 선조로부터 영향받아, 세상에 가져오는 정신적 유산에 대한 생각을 인정하였다(Ewen, 2003).

4) 성격의 발달(The Development of personality)

(1) 개성화와 자기(Individuation and the Self)

개성화란 고유한 자기 자신이 되는 것으로서, 근본적으로 무의식적 내용을 의식화하고 통정함으로써 가능하다. 융은 인간의 개성화 과정을 하루의 태양 진행 과정에 비유하여 정오를 기점으로 오전을 인생의 전반기, 오후를 인생의 후반기로 비유하고 있다. 전반기는 오전의 태양처럼 상승하는 기간이라면, 후반기는 오후의 태양처럼 하강하는 기간이다. 인생 전반기의 삶의 목적은 외적 세계에의 적응에 있다면, 후반기에는 자산의 내면세계에의 적응에 있다. 인생의 후반기는 내면세계로 시선을 돌려 무의식의 내용을 의식화하여 자기를 강화 또는 자기를 실현하는 시기이다. 따라서 인생의 전반기는 집단화를 이루는 시기인 데 반해, 인생의 후반기는 개성화를 이루는 시기다(이죽내, 1994).

개성화하는 데 있어서 첫째는 자아를 덮어씌운 페르조나를 뜯어내는 일이고 둘째는 자아를 무의식 내용의 암시적인 힘에서 구출하는 것이다. 만약 개성화의 과정이 잘 이루어진다면, 개인의 집단적 무의식에 대해 잘 알게 되어 원형과 관련된 리비도의 양을 자유롭게 할 것이다. 리비도는 의식과 무의식 간의 중간지대에서 쉴 것이고 자기(Self)로서 알려진 전체를 형성할 것이다. 자기는 성격 발달의 궁극적인 목표를 제시하고 성격의 새로운 중심 역할을 할 것이다(Ewen, 1998). 자기(self)의 출현은 전체성, 완성, 완벽을 표현하는 원형의 상징으로 표시될 것이다. 그러한 상징은 원형(circle)의 형태를 취할 것이다(Ewen, 2003). 그 하나가 만달라(Mandala)[2]이다(야후백과사전, 2024).

(2) 진보과 퇴보(Progression and Regression): 프로이트와의 차이

리비도는 성격을 발달과 현실에의 적응을 촉진하면서 진보한다(Progression). 그러나 외부세계에서 좌절에 부딪치고, 퇴보의 내적 장벽에 부딪힌다면 리비도는 정신의 심층에 내재된 원형의 이미지와 초기의 기억으로 돌아갈 것이다(Regression). 프로이트가 퇴보를 아동기의 고착으로 돌아간다는 것으로 개념화한 것에 반해 융은 리비도의 퇴행을 잠재적으로 창조적인 과정으로 보았다. 이는 성격의 간과된 면을 일깨울 수 있다는 것이다. "환자의 퇴행적 경향은 ..... 단지 어린 아이 같은 언행(infantilism)으로 대치될 수 없고 필요한 어떤 것을 얻기 위한 참된 시도다. 그러나 퇴행이 갖는 위험은 무의식이 의식을 압도하기 위해서 신경증적 행동 또는 정신병적 행동을 나타내 보이면서 부가적인 정신에너지를 사용할지도 모른다는 것에 있다(Ewen, 2003).

(3) 성격유형론(Character Typology): 기능과 태도(Function and Attitudes)

융은 성격의 개인적 차이는 두 가지 과정에 있다고 하였다. 이것은 우리가 내부와 외부의 자극과 리비도의 움직임의 특징적 방향(내향 또는 외향)을 인식하는 전형적인 방법을 말한다. 자극을 인식하는 네 가지 방법(기능: functions)이 있다. 단지 무엇이 거기에 있는가를 확인하기(감각: sensation), 우리가 인식한 것의 의미를 해석하기와 이해하기(사고: thinking), 얼마나 바람직한지를 판단하기(감정: feeling), 그리고 다른 기능을 사용하지 않은 채로 해석할 수 없는 직감 또는 결론을 분명하게 수립하기(직관: intuition)가 있다. 감각

2) 만달라는 불교 특히 밀교계의 불교에서 승려들의 수도의 도구로 쓰이던 그림이다. 이 그림은 원과 사각을 기본으로 구성되어 있고 그 중앙에 최고의 원리를 상징하는 상이 도시되어 있다. 만다라라는 말은 산스크리트어로 원륜 또는 마법의 원이라는 말이다.

(sensation)은 당신에게 존재하는 어떤 것을 말하는 것이고 사고(thinking)는 당신에게 그것이 무엇인지를 말하는 것이고 감정(feeling)은 당신에게 그것이 동의할 만한지 아닌지를 말하는 것이고 직관(intuition)은 언제 올지, 어디로 갈지를 말해주는 것이다. 사고와 감정기능은 반대되는 것이고 그들은 인식과 판단행위와 관련되므로 “합리적” 기능으로 불린다. 감각과 직관 기능은 서로 반대되는 것이며 좀 더 융통성있는 기능으로 “비합리적”이라고 불린다. 모든 사람은 모든 4가지 기능을 사용할 능력이 있지만 사람들의 타고난 성향은 지배적이 될 것이다(Ewen, 2003).

리비도 운동과 태도는 두 개의 방향이 있다. 외부세계를 향해 리비도가 밖으로 향하는 것은 외향(extraversion)으로 알려져 있다. 반면, 정신의 깊이를 향해 리비도가 내적으로 흐르는 것은 내향(introversion)이라 언급된다. 외향은 습관적인 외출을 하고, 잘 알려지지 않은 곳으로 부주의한 확신을 가지고 외부로 모험한다. 특별히 외부세계의 사건과 사람들에게 관심이 많다. 내향은 사람의 내면에 강한 관심에 의해 성찰하고 홀로 있는 것을 선호한다.

융의 유형론은 자주 오해받고, 지나치게 단순화된다. 순수한 외향 또는 내향적인 사람이 없고 사람은 단지 여덟 가지 카테고리[3]로 분류될 수 없다. 지능 또는 정신건강에서는 어느 정도 당신은 외향적이거나 내향적인가, 사고하거나 느끼는가, 감각으로 분별하거나 직감적인가는 정도의 문제이다. 남은 두 가지 기능이 의식과 무의식 사이에서 흔들리는 동안 무의식은 반대 성향을 강조함으로써 지배적인 태도와 기능을 보충한다(Ewen, 2003). 예를 들면 사고기능이 지배적인 사람은 자주 논리적이고 객관적으로 정보를 분석하려고 한다. 만약 내향성이 지배적인 태도라면 대부분의 이러한 사고는 정신 내적인 사고에 초점을 둘 것이다. 만약 외향성이 지배적인 태도라면, 사고는 외부세계로 향했을 것이다. 다른 경우에 반대기능(feeling)과 반대태도가 개인의 무의식 속으로 억압될 것이다. 두 개의 남은 기능(감각, 직관)은 의식으로서 혹은 무의식적 보조물

3) 8가지 성격유형이란 내향적 사고형, 외향적 사고형, 내향적 감정형, 외향적 감정형, 내향적 감각형, 외향적 감각형, 내향적 직관형, 외향적 직관형을 말한다.

로서 제공될 것이다. 나머지 카테고리에도 비슷한 논리가 적용된다. 예를 들면, 내향적-감각형은 무의식적으로 외향적-직관적이고 의식적이거나 무의식적인 보조물로서 사고형 또는 감정형을 사용할지도 모른다.

표 5-3 융의 성격유형

	외 향 성	내 향 성
일반적 경향	관심이 밖으로 향하고 객관적이다. 사교적이고, 움츠리지 않는다. 쉽게 자신의 생각을 표현하고 자신감이 강하다. 타인이 자기처럼 행동하기를 요구한다. 타인이 있는 곳에서 일을 한다. 책임을 뒤로 돌리고 기회를 갖는다.	관심이 안으로 향하고 주관적이다. 고독하고 외부의 세계로부터 몸을 지킨다. 자신의 생각을 표현하는 것이 쉽지 않다. 자신감이 약하다. 타인의 일에 무관심하다. 타인이 있으면 일을 할 수 없다. 일을 맡기 전에 책임을 생각한다.
사고형	객관적 사고, 감정적 측면, 억압, 인간적 온정이 없고, 오만해 보인다. 독선적, 고집이 세고 허세가 많다(예: 과학자).	외향적 사고형과 성격특성이 비슷하다. 자기 자신의 존재 현실을 이해하려고 노력하고 완고하고 고집이 세다(예: 철학자, 실존심리학자).
감정형	여성이 많다. 변덕이 심하고 감정적이고 기분파이다.	여성이 많다. 자신의 감정을 남들에게 숨긴다. 말수가 적고 접근하기 어렵다.
감각형	남성이 많다. 현실주의적, 실제적이다. 관능적 성향으로 여러 종류의 중독, 도착, 강박에 걸리기 쉽다.	외적 대상에 관심이 없고, 자신의 정서적 감각에 몰두한다. 자신의 표현에 곤란을 느낀다.
직관형	여성이 많다. 경솔함과 불안정이 특징, 싫증을 잘 내며 사고 기능의 결함으로 항상 새로운 직관만 좇는다.	예술가형, 외적 현실과 관습의 접촉을 유지하지 않기에 고립되어 있다.

출처: 우종화(2000).

개인에게 선천적인 성향을 보이는 기능과 태도는 성격 발달이 성공적으로 되기 위해서 지배적이어야 한다. 왜냐하면 미국은 외향성을 강하게 선호하고 이 사회의 부모와 교사들은 내향적인 아동에게 과도한 걱정과 비난으로 대하기 쉽다. 그러나 외향성과 내향성은 동등하게 정상적이고 건강한 것이다. 사람들의 타고난 본성을 바꾸려는 잘못된 시도는 후에 신경증을 유발할 수 있다(Ewen, 2003). 만약 열등한 태도와 기능이 너무 강하게 억압되면 오히려 부적응이 초래될 수 있다. 본질적으로 외향적인 사람은 내적 경고를 무시하여 "일중독증"(workaholic)이 될지도 모르고 궤양이나 심장병으로 발전할지도 모른다. 본질적으로 내향적인 사람은 외부세계의 요구를 무시하고 사회적 상황에 부적절하게 행동하고 고통스런 거절로 괴로울지 모른다. 그렇지 않으면 감각형 또는 직관형으로 타고난 사람이 사고를 요구하는 문제를 다룰 수 없을지도 모르고 심각한 실수를 할지도 모른다. 그들은 충분히 발달되지 못한 기능과 태도로 인해 그런 행동은 무능력하고 자기 패배적이 되는 것이다. 때문에 지나치게 한쪽으로 치우친 성격을 치료하기 위해서는 무의식으로 되돌아가야 한다(Ewen, 2003). 무의식화된 기능을 열등기능이라 하는데, 열등기능은 분화될 수 있고 전인격의 실현을 위해 분화되어야 할 기능이다. 열등기능의 분화발달은 자기실현, 개성화의 중요한 과제이다. 무의식의 의식화가 개성화의 핵심적인 과정이라는 것을 생각할 때 무의식에 속한 열등기능을 의식화하여 발달시키는 것이 필요하다.

5) 분석심리학의 적용: 꿈의 해석

정신분석에서처럼 분석심리학에서 꿈은 무의식의 숨겨진 영역에 대한 중요한 단서를 제공한다. 그러나 꿈 해석에 대한 융의 접근은 프로이트와 다른 중요한 차이가 있다.

(1) 개인적 그리고 집단적 꿈(Personal and Collective Dreams)

당신의 가족, 친구 그리고 일상에 대한 꿈은 개인적 무의식으로부터 나타난다. 반대로 집단무의식은 신성하고 환상적인 원형의 꿈으로 나타난다. 융은 이러한 구별이 중앙아프리카의 Elgoyi 토착민에게 두드러진다고 말한다. "little"(personal) 꿈은 덜 중요한 것으로 간주되지만 "big" 꿈을 꾼 사람은 전체 부족을 소집하고 모든 부족민들에게 말한다(Ewen, 2003).

(2) 꿈의 상징(Dream Symbols)

프로이트는 꿈에서 상징이 사용되는 주요 이유가 잠자는 동안 불편하거나 불쾌한 진실을 위장하여 수면을 유지하기 위한 것이며, 꿈은 무의식적 욕망이나 갈등을 상징적으로 표현하는 것으로 이는 수면 중에도 정신 활동이 계속된다는 것이다. 특히 무의식적인 욕구가 표면적으로 수용될 수 없는 경우에 상징적인 형태로 나타난다고 하였다. 반면 융은 꿈이란 꿈을 꾸는 사람의 내적 진실과 현실성을 그대로 드러내는 무의식의 작용이기에 꿈은 사실이라고 하였다. 융은 꿈의 언어가 단지 무의식의 본능적인 비논리에 반영되었기 때문에 혼란스러워하나, 융은 꿈이란 꿈을 꾸는 사람의 내적 진실과 현실성을 그대로 드러내는 무의식의 작용이기에 꿈은 사실이라고 하였다. 융은 모든 꿈의 상징은 적어도 두 가지 이상의 의미를 지닌다고 하였다. 열쇠를 자물쇠에 끼우는 꿈은 성적 행위를 상징할 수도 있으나 다른 의미로는 삶에서 새로운 가능성이 희망적으로 열려있음을 묘사할 수도 있다는 것이다. 따라서 동일한 상징임에도 사람에 따라 다른 것을 의미할 수 있다(Ewen, 2003).

6) 정신병리(Psychopathology)

융은 프로이트의 정신병리 관점에 있어서 종류는 일치하였으나 정도의 차이가 있었다. 이상적인 정상성(normality)에 도달할 수 없고, 실질적으로 모든 성격은 적어도 한쪽으로 치우쳐 있다고 한다.

(1) 신경증의 원인(Causes of Neurosis)

성공적인 성격발달을 위해서는 개인이 속한 집단적 무의식으로부터 선호되는 태도와 기능은 지배적이 되어야 하고 열등한 반대 성향과는 조화를 이루어야 한다. 그렇지 않다면 개인적 무의식은 의식과 갈등하게 될 것이며, 이러한 내적 분열은 결과적으로 너무 심각해져 신경증을 유발할 것이다. 신경증적 갈등은 다양한 성격의 구성요소 간에 발생할지도 모른다. 이를테면 자아(ego) 대 음영(shadow), 지배적 기능 대 열등한 기능 혹은 태도, 페르조나(persona) 대 아니마, 혹은 아니무스, 페르조나 대 음영을 말한다. 만약 타고난 내향성을 지닌 아동에게 부모가 외향적이 될 것을 강요하는 경우 분석심리학은 한쪽으로 치우친 병리적인 상태를 유지하려는 신경증의 현재 시도에 관심을 두었다. 융은 프로이트와 달리 아동기 기억에 주의를 두는 것은 유익하기보다는 위험할지도 모른다며 기피하였다(Ewen, 2003).

(2) 신경증적 증상

신경증적 갈등에 관련된 리비도는 더 이상 진보가 불가능하고 무의식으로 억압된다. 이러한 억압은 성격의 무시되고 과소평가된 것을 자각하도록 도울지도 모르기 때문에 반드시 위험한 것은 아니다. 융은 공포, 히스테리와 같은 용어를 지나치게 사용하는 것을 선호하지 않았으며, 오히려 환자에 대한 이해의 필요성을 강조하고 선호하였다.

(3) 정신이상(Psychosis)

융은 신경증과는 달리 정신이상은 신비한 특성, "big" 꿈(꿈꾸는 사람에게 강한 영향을 미치고 원형적 이미지와 집단적 감정에 기반한 꿈)으로 규정하였다. 이러한 이유 때문에 어떤 이의 정신적 깊이를 탐구하는 것은 현실에 대한 확고한 애착이 필요하고 유능한 정신치료사의 지도가 필요한 것이다. 만약 신경증을 밝혀내는 것이 잠재적인 정신이상을 드러나도록 허용하는 것이 된다면 신경증을 그대로 두는 것이 가장 좋을 것이다. 융은 정신분열이라는 정신분석적 개념을 처음으로 적용하였고 이러한 장애의 정신 및 신체의 메커니즘 가능성을 최초로 깨달은 사람이었다(Ewen, 2003).

7) 정신치료(Psychotherapy)

무의식을 탐구하는 융의 초기 시도는 최면술(hypnosis)과 관련이 있으나 이 기법은 충분히 증명되지 않았다. 환자의 꿈과 그림을 통해 투사된 무의식을 활용하는 방법이 후에 현대 미술치료의 선구자가 되었고 융의 또 다른 제안들이 Alcoholics Anonymous 설립에 간접적인 영향을 주었다. 분석심리학적 정신치료는 insight therapy, Intensive psychotherapy, 분석적 정신치료라고 부르는 것이 이런 치료에 속한다. 여기서는 모두 환자의 병을 대상으로 치료하기보다는 그것을 고치기 위해서 인간 전체를 살펴보아야 한다는 것을 주장하고 있고, 각자가 스스로의 문제를 통찰할 수 있도록 도와주어야 한다는 것을 강조하고 있다(Ewen, 1998). 융은 정신치료를 두 가지 형태로 나누는데 기술을 사용하는 암시치료와 치료자의 인격을 통한 변증법적 대화치료이다. 암시치료(작은 치료, 과학적 치료)는 병이란 부분을 다루는 것이라면, 변증법적 대화치료[4](큰 치료, 철학적 치료)는 전체성과 관련된 인간의 본질을 다룬다. 개성화과정과 연관짓는다면, 전반기에는 과학적 치료가 유효한데, 후반기에는 철학적 치료가 원리상 합당하다고 할 수 있다(이죽내, 1994).

(1) 이론적 기초

융의 정신치료는 내적 갈등을 제거하고 의식과 무의식의 반대성이 조화로운 연합을 이룰 수 있도록 하고 개성화의 정상적 과정을 회복하는 것이다. 무의식과의 직면 또는 대화를 통해서 환자는 인생이 내향적인 것의 혹은 외향적인 것, 사고 혹은 감정, 감각 또는 직관, 선 혹은 악의 문제가 아니라는 것을 배운다. 성격의 무가치한 구성요소들이 자아에 의해서 수용되어야 전체성과 발달이 이루어진다. 위험스런 투사는 무의식

4) 변증법적 대화치료는 자기실현으로 향한 치료자와 환자 간의 순수한 대화이다. 자기, 즉 개개인의 고유한 개성은 사람마다 다르기 때문에 치료목표나 치료방향을 미리 설정할 수 없다. 치료자는 모든 전제, 지식, 권위, 작용하고자 하는 의지 등을 포기해야 한다. 순수한 대화를 통해 환자의 무의식의 소리에 귀를 기울이고, 의미를 이해하여 거기서 나오는 처방을 따르는 것이다.

에 대해 더 알게 됨으로써 사라지고 환자는 좀 더 정확하게 타인을 인식하게 되고, 좀더 적절하게 반응하게 될 수 있다. 치료자는 원형체의 맹습으로 정신이상이 초래되지 않도록 주의하면서 너무 빠른 진행을 하지 않도록 유의한다(Ewen, 2003).

(2) 치료적 절차

융은 다양하고 폭넓은 치료적 절차를 주장한다. 세상에는 여러 가지 종류의 사람이 살고 있는 이상 여러 종류의 심리학과 심리적 치료가 가능하다고 본다. 그림그리기, 점토만들기, 노래하기, 연극하기는 가능하다. 수면을 취하지 못한 환자에게 자장가도 불러준다(Ewen, 2003).

8) 성격유형검사

융의 심리학적 유형은 본래 주관적 경험적 개념이며, 경험을 통하여 파악하며 성찰할 수 있는 것이다. 융학파의 가설과는 별도로 일찍이 아이젱크의 성격차원검사라든가

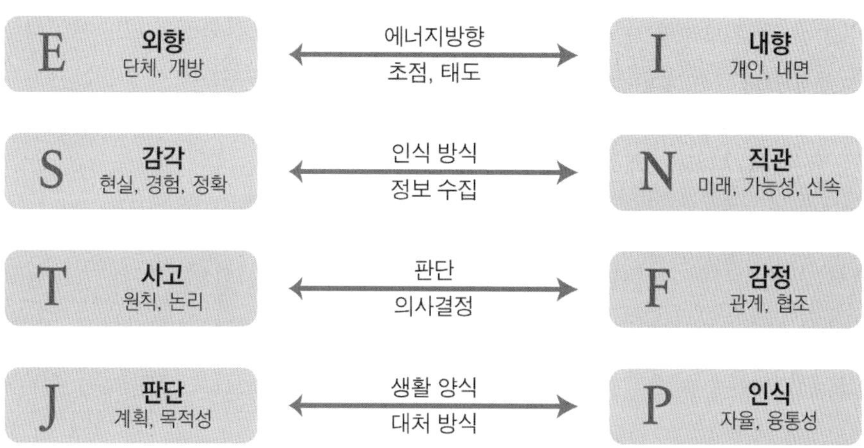

출처: 브레인 91호(2022). MBTI란 무엇인가?.

그림 5-1 MBTI 유형분류

미네소타 다면성 인성검사(MMPI)에서 내향성, 외향성의 측정이 이루어져 왔는데 융학파 안에서도 융의 가설에 입각한 심리학적 유형이 측정도구를 개발되었다. Katharine Cook Briggs와 Isabel Briggs Myers는 C. G. Jung의 심리유형론을 근거로 하여 보다 쉽고 일상생활에 유용하게 활용할 수 있도록 고안한 자기보고식 성격유형 지표인 MBTI(Myers-Briggs Type Indicator)는 최근 우리나라에서 활발히 이용되고 있다(이부영, 1998).

9) 분석심리학에서 본 자아(Ego)와 자기(Self)의 차이점

(1) 자아의 개념과 형성

① 자아란 무엇인가?

자아는 의식의 중심이다. 자아가 의식의 중심이라면, 의식과 무의식을 합친 전체 정신을 자기라고 한다. 무의식의 의식화를 통하여 전체 정신인 자기에게 접근한다. 무의식을 바다라고 한다면, 자아는 그 바다를 관장하는 수장이라 할 수 있다. 자아의 역할 중 하나는 바깥세계와 관계를 맺고 적응하는 것(의식을 통제하고 견고히 하는 것), 다른 하나는 무의식의 내면세계를 살펴 관계를 맺고 이에 적응하는 기능(무의식의 내용을 의식에 받아들여 이를 동화시키거나 그 뜻을 인식하는 것)이다.

② 무의식에서 자아는 태어난다.

태아는 무의식 자체라고 할 수 있다. 그러므로 최초에 무의식이 있었다. 그리고 무의식에서 자아의식이 싹텄다고 할 수 있다. 프로이트 관점과의 차이로 그는 최초에 자아의식이 있었으나 억압에 의해 의식이 무의식 속으로 밀려들어 갔다는 것이다. 그 결과 심리적으로는 히스테리로, 신체적으로는 conversion으로 표현되는 것이다.

③ 어린이와 원시인의 자아의식

어린이의 심성은 매우 원초적 상태에 머문다. 만 2세 무렵까지 아이는 동물이나 원시인처럼 무의식 상태에 있다. 유아의 심리는 처음에는 어머니의 정신 일부, 뒤에는 아버지의 정신 일부가 되며, 자기 고유의 정신은 나중에 비로소 생긴다. 의식은 아직 다도해 같은 성격을 띠고 있어 통일성을 이루지 못한다. 3~5세에 이르면서 또는 '나'를 말하기 시작하면서 비로소 의식이 생기고 개별적 정신(individual psyche)이 존재하게 되며 의식의 발전이 시작된다. 의식 조각들의 결합 과정은 사실 전 생애에 걸쳐 완전히 멈추는 법은 없다고 한다.

④ 의식에서 의식성으로

사춘기가 지난 다음 자아의식은 대상과의 원초적 동일시에서 벗어나게 되는데, 이러한 원초적 동일시에서 벗어나기까지 상당한 기간이 걸린다. 의식은 무의식의 산물로서 그것은 격렬한 노력을 필요로 하는 조건이다. 의식됨으로써 사람은 피곤해지고 의식에 의해서 사람들은 지친다. 하지만 의식성은 자아의식을 갖춘 성숙한 자아다. 자신이 미처 몰랐던 것을 집중적으로 통찰하고 깨닫는 자세 즉, '깨어 있음'을 말한다. 의식이 '나는 한다'라는 반성되지 않은 의식이라면, 의식성은 '나는 내가 무엇을 하는지 안다'는 깨달음이다.

⑤ 집단정신과 나

자아의식 속에는 개인적인 외에 많은 다른 집단적 내용이 있다. 어린이의 자아의식 속에는 부모의 생각과 감정이 스며있고 청소년기에 이르면 어느 정도 자아의식이 굳건해 지면서 부모에 대한 고태적 동일시(환상)에서 해방되면서 부모에 대한 의존심에서 벗어나기 시작한다. 페르조나는 자아가 외부세계와 관계를 맺고 이에 적응해가는 가운데 형성되는 행동양식, 일종의 기능 콤플렉스이다. 고대 그리스의 가면이라는 뜻으로 사회적 역할에 해당된다. 집단적 태도가 굳어지면, 그 개인은 한 가지 특징만 나타내는 '틀에 박힌 사람'이 된다. 페르조나는 그 사람 고유의 자아가 아닌 외적 산물, 외적 인격이다. 하지만, 자아는 외적 관계 못지 않게 정신 내적 관계를 이어주는 내적 인격, 즉 심혼(아니마, 아니무스)과 관계를 맺는다.

자아를 페르조나와 완전 동일시할 때 자아는 무의식의 내면세계와 관계를 상실함으로써 정신적 해리로 대변되는 여러 신경증을 겪게 된다. 하지만 페르조나는 사회생활에 필요한 것으로 인간 집단으로 속으로 자신의 삶을 확장하는 징검다리가 된다. 사회공중도덕부터, 친구관계, 인간 윤리규범에 이르기까지 젊은이는 페르조나를 배워야 한다.

⑥ 심리학적 유형에 따른 자아의식의 특성

자기실현에서 집단정신이 좋은 것이냐 나쁜 것이냐 하는 문제보다 우리의 생각 속에 어떤 집단의식이 들어 있는지를 의식하는가 못하는가 하는 '의식성'의 문제와 진정한 자신의 개성을 찾기 위해 무의식을 의식화하는 노력이 더욱 중요하다.

⑦ 자아와 무의식

자아는 끊임없이 변한다. 그리고 자아는 개인에 따라서, 시대의식에 따라서, 문화권에 따라서 그 특성과 성향이 다르다. 인도인의 자아, 현대 서구인의 자아, 중세 기독교인의 자아를 무엇이라 규정하겠는가? 시대의식이 비합리적이면 자아에도 비합리적인 요소가 들어갈 것이다. 중년에 이르면서 사회활동을 통해 잊어버린 의식은 내면세계와 다시 관계를 맺는다. 무의식의 내적 인격인 아니마와 아니무스는 자아로 하여금 자기로 인도하는 매개자 역할을 한다.

4. 자아심리이론(Ego psychology theory)

자아심리이론은 에릭 에릭스(Erik Erikson, 1902~1994)에 의해 창시되었다(Jung, http://carljung.hihome.com/jungmain.htm, 2024). 그의 이론은 자신의 생애 경험과도 연계된다. 우선 개인적으로 보면 에릭슨은 '아버지 없는 아이'로 태어나서 '양자'로 성장하였고, 프로이트의 서클에서는 '의사가 아니지만 분석가'로서 훈련을 받았다.

그 후에는 이민의 형태로 다민족사회였던 미국에서 자신의 지위를 확립하는데 파란만장한 생애를 보냈다. 그 때문에 그는 항상 '나는 대체 무엇인가?' '나는 이 사회에서 어떻게 살아가야 할 것인가?'라는 자문을 끊임없이 했을 것이다. 그의 Identity 개념은 바로 이러한 물음에 대한 대답인 것이다. 'Identity'라는 것은 '자기가 자기로서 존재하고 있다'는 생생한 실천적인 의식과, 그 자신이 사회의 일원으로서 사회와의 사이에 '내적인 일관성'을 갖고 있다는 안심감이 합쳐졌을 때 비로소 성립되는 개념인 것이다.

제2차 세계대전 이후 미국은 에릭슨의 자아심리학에 열광하였다. 그는 사상적 영웅으로서 지식인과 학생, 특히 청년층에 열광적인 환영을 받았다. 그리고 그는 후에 많은 천재적인 인물 연구를 통해 '역사'와 '개인'의 만남을 관찰하였다. 그리고 개인적인 과제의 해결이 그 시대와 그 사회의 역사적 요청에 부합했을 때 비로소 그 인물의 사상과 행동은 '탁월한 것', '사회에 중요한 것'으로 평가받는다는 결론에 도달하였다. 'Identity' 이론을 내걸고 등장한 Erikson과 제2차 세계대전 이후 정신적 지주를 갈구하였던 1950년대 미국 지식인들과의 만남은 바로 이러한 천재일우의 '만남'이었던 것이다. 에릭슨은 시야를 개인과 생물학에 한정시키지 않고, 사회, 환경, 대인관계 등의 분야로 확대하였다. 그리고 Id와 병리보다는 자아의 자율적이고 건강한 발달이 중요하다고 생각했다. 그는 자신이 내놓은 이론과 개념이 프로이트 정신분석의 개념과 방법에 기초를 두고 있었기 때문에 '포스트 프로이트 학파'라고 칭했다.

1) 에릭슨 이론의 정의와 구성개념

출생 직후부터 독립적으로 발달을 시작하는 자아는 자율적 총체로서 인간의 행동과 기능의 기초가 된다. 자아는 전 생애를 통해 이루어지는데, 사회제도와 문화 및 역사적 환경 등의 영향을 받게 된다. 그리고 자아가 인생의 주기에 따라 경험하는 심리사회적 위기를 극복하여 덕목을 갖추게 되고 성격을 발달시키게 된다.

에릭슨의 처녀작 『Childhood and Society』(초판 1950년, 2판 1960년)에서 인간의 심리적 발달에 대해 프로이트의 생물학적이고 심리성욕적인 발달 도식에 사회적 차원을 덧붙여 새로운 견해를 밝혔다. 프로이트가 말한 "성감대"의 변천(구강기, 항문기, 남근기, 잠복기, 성기기)에 외부 세계와 관련된 "양식(modality)"의 변화를 추가하여 계통적으로 훌륭하게 도식화했다. 그는 인간의 생애를 순서대로 나타나는 점성적 발달(epigenesis)로 받아들이고 이를 8단계로 구분하여 그 "의미"를 분명히 했는데, 이것이 현재의 "생활주기론"이다.

각 생활주기는 각 단계마다 "위기(crisis)" 상황을 직면하게 된다. 이러한 위기는 하나의 전환점으로서 일정한 "심리사회적 과제"에 직면하게 되고, 생활주기의 8단계와 각 시기에 직면하는 위기는 아래의 표와 같다. 에릭슨은 인간의 생활주기 단계마다 위기가 발생할 수 있다고 한다. 그는 위기를 개인이 자신의 자아기능이나 균형을 재정립하는 시기로 해석하고 있다. 따라서 위기는 새로운 경험을 위한 기회를 제공해주고, 자기 자신과 세계에 대한 관점의 변화를 요구하며, 그 결과로 성격은 계속해서 새롭게 성장하거나 방해받게 된다.

표 5-4 Erickson의 자아발달 단계

단계	생활주기	추정연령	심리사회적 위기	주요 관계 범위	기본 강점	주요 병리	심리성적 단계
1	유아기	출생~1	기본적 신뢰감 : 불신	모성 인물	희망	철회	구순기

• 유아는 출생과 더불어 충분한 영양을 섭취하고 배설하면서 생리적으로 양육적 보호자와 사회적 상호작용을 하려는 강한 욕구를 갖는다. 모성인물로부터의 양육의 질에 따라 유아는 신뢰감 또는 불신을 형성하게 된다. 한번 신뢰감이 형성되면 적당한 시기에 모성인물이 와서 보살펴 주리라는 것을 알기 때문에 보채지 않고 기다릴 수 있게 된다. 심리사회적 위기를 해결하게 되면 기본적 강점 또는 ego quality(자아특질)를 형성하는데 이때에는 기본적 소원을 성취할 수 있다는 희망을 얻게 된다. 하지만, 유아가 모성인물로부터 불신을 느끼게 되면, 사회적 관계의 철회를 경험하면서 인생 후기에 낮은 자존감 및 우울증의 경향을 보이게 된다.

2	초기 아동기	2~3	자율성 : 수치심과 의심	아버지 인물	의지	강박	항문기

• 신체 및 인지적 발달이 빠르게 나타나면서, 사회적으로 수용될 수 있는 행동을 인식할 수 있게 된다. 독립적으로 주변 환경을 탐색하면서 무엇이든 스스로 하려는 경향이 강해진다. 이때 아동이 자존감을 상실하지 않고 자아통제를 발휘하거나 타인의 통제에 적응할 수 있게 되면 자율성이 발달한다. 하지만 다른 사람의 눈에 자신이 좋지 않게 보일까 두려움도 갖게 되는데 이것이 수치심과 의심이다. 특히 부모가 아이의 고집을 꺾기 위해 지나치게 수치심을 주게 되면 부모와 소원한 감정을 갖게 되면서 자기확신을 얻는 데 실패하게 된다.

• 에릭슨은 아동이 가족이나 문화 속에서 갖는 선택권에 관심을 가졌다. 자유선택권 행사는 '이거 내거야'하면서 우는 행동으로 표현된다. 아동의 이러한 행동을 부모는 합당한 정도로 허용하여 아동에게 수치심의 부정적 결과인 강박증에 이르지 않게 한다.

3	학령전기	4~5	자발성 : 죄의식	핵가족	목적	억제	남근기

• 에릭슨은 오이디푸스 갈등과 관련된 전통적 정신분석이론의 관점을 유지한다. 하지만 프로이트처럼 불평등의 원천이 생물학적으로 결정되는 것이 아니라 사회 내적 작용에 있다고 보았다. 이 단계에 아동은 성적 관심보다는 놀이와 자신이 선택한 활동에 더 많은 관심을 갖는다. 육체적 놀이와 아울러 가상의 세계에서 부모나 다른 성인들의 역할을 가정한 정신적 놀이를 하여 성인처럼 되는 것이 어떤 것인가를 알게 된다. 이때 아동은 자신이 한 인간으로 인생의 목적이 있음을 느끼고 '나는 내가 원하는 바대로 될 수 있다'고 생각하다. 아동의 자발성은 부모가 아동의 자발적 행동에 어떻게 반응하는가에 달려있다. 아동 스스로 어떤 일을 완수하도록 기회를 부여하지 않고 꾸지람하면 죄의식을 갖게 되고 성인이 되면, 소극적, 성적 무기력감, 불감증 등의 정신병리를 유발하게 된다.

4	학령기	6~12	근면성 : 열등감	이웃, 학교	유능성	비활성 (inert)	잠재기

• 프로이트는 이 시기를 성적 충동 잠복기라 했으나 에릭슨은 이 시기의 중심과업이 근면성 성취로 보았다. 아동은 공식적 교육을 통해 문화에 대한 기초기능을 습득하고 정해진 놀이규칙에 따라 또래와 협동하고 어울릴 능력, 연역적 추리, 자기통제 능력을 발전시키면서 주변 사람들의 강화가 뒤따르면서 근면성이 발달된다. 부모나 교사가 요구한 과업을 성취하지 못할 때 열등감을 느끼게 된다.

5	청소년기	13~19	정체감 : 정체감 혼란	또래집단	성실	거절	생식기

• 아동기와 성인기 사이의 전환이 일어나는 청소년기의 발달은 에릭슨이 특히 중시하였는데 청소년은 자기 자신을 과거부터 현재까지 동일한 존재로 지각해야 하고 다른 사람이 자기를 지각할 때도 자신과 동일한 모습으로 지각한다는 사실에 대해 확신을 가져야 한다. 이런 일관성에 대한 자신감, 즉, 자아 정체감은 개인의 내적 충동, 타고난 재능, 기회 그리고 아동기에 획득한 자아가치(ego value)가 모

<table>
<tr><td colspan="8">두 합해져서 내적 동일성과 개인이 타인에게 주는 의미에 대한 확신감과 연속성을 형성하였을 때 비로소 형성된다. 자아정체감 형성은 일생에 걸친 발달적 과정으로 자신의 생활양식과 직업뿐만 아니라 자기 자신에 대한 신념을 유지할 수 있는 능력은 일생을 통해 발달할 수 있어야 한다.</td></tr>
<tr><td>6</td><td>초기
성인기</td><td>20~24</td><td>친밀성: 소외</td><td>우정, 성,
경쟁, 협동
상대</td><td>사랑</td><td>배타성</td><td></td></tr>
<tr><td colspan="8">• 주요관계 범위가 친구나 애인으로 확대되어 사랑이 자아특질로 나타나는 시기이다. 이 시기에 젊은 성인들은 구혼, 결혼, 자신의 적성에 맞는 일을 찾으려한다. 이렇게 자신의 이성에 대한 감정, 미래와 희망에 대한 끊임없는 탐색과 도전을 통해 자아탐색에 몰입하게 되는데 이런 몰입이 자아도취에 빠지게 하여 자신을 고립 상황에 놓이게 할 수도 있다. 진정한 친밀감은 합리적인 자아정체성이 형성되었을 때만 가능하다. 에릭슨은 친밀성이 성적 친밀감 이상의 것으로 타인의 복지에 대한 관심과 지적 자극을 유발하는 상호작용까지도 포함하고 있다.</td></tr>
<tr><td>7</td><td>중 · 장년기</td><td>25~64</td><td>생산성: 침체</td><td>직장과
확대가족</td><td>보호</td><td>거부</td><td></td></tr>
<tr><td colspan="8">• 생산성에 자녀양육을 가장 중요한 과업으로 보았고, 부하직원, 동료 친구를 잘 보호하고, 직업이나 여가활동에 참여함으로써 얻게 되는 창조성, 더 나아가 다음 세대로의 사상의 전수까지 포함된다.
• 생산성은 타인을 충분히 보호하고 그들에게 관심을 기울이지 못하게 될 경우 부정적 자아특질인 거부(rejectivity) 또는 권위주의가 형성된다.</td></tr>
<tr><td>8</td><td>노년기</td><td>65~사망</td><td>자아통합: 절망</td><td>인류</td><td>지혜</td><td>원망</td><td></td></tr>
<tr><td colspan="8">• 자아통합을 이룬 경우 과거, 현재, 미래 경험이 연속성을 지니게 된다. 후회가 별로 없고, 성공뿐 아니라 실패에도 잘 대처한 개인이 자아 통합을 할 수 있다. 절망은 죽음을 두려워하고 새롭게 살 수 있는 기회를 가지려는 사람들에게 지배적으로 나타난다. 강한 절망감을 가진 노인은 인생이 너무 짧다고 느껴 인간 존재에 대해 별다른 의미를 느끼지 못하고 자신과 타인에 대한 신념을 상실한다. 그 결과 경멸, 즉, 약점과 단점을 비웃는 것은 자아통합과 절망의 위기를 성공적으로 해결하지 못한 사람에게 강하게 나타난다. 에릭슨은 아동이 신뢰감을 발달시키는 정도는 이전 세대가 어느 정도의 통합성을 유지하고 있는가에 달려있다고 보았다. 또한 노인이 죽음을 두려워하지 않을 만큼 통합성을 유지하고 있다면 건강한 자녀들은 인생을 두려워하지 않을 것이라고 하여 세대 간의 상호관련성을 강조하였다.</td></tr>
</table>

출처: 김동배(2021).

표 5-5 에릭슨의 심리사회발달 단계

연령	덕목	주요 병리	심리사회적 위기	중요 관계	존재 질문	예
0~1세	희망	철회	신뢰감 vs. 불안감	엄마	나는 세계를 신뢰할 수 있는가?	수유, 유기
2~3세	의지	강박	자율성 vs. 수치심	부모	나답게 행동해도 좋은가?	배변 훈련, 스스로 갈아입기
4~6세	목적	억제	주도성 vs. 죄책감	가족	내가 하고 움직이고 활동해도 괜찮을까?	답사, 도구 쓰기 또는 예술 만들기
7~11세	유능	비활성	근면성 vs. 열등감	이웃, 학교	인간과 사물의 세계에서 나는 무언가 이룰 수 있을까?	학교, 운동
12~20세	성실	거절	정체감 vs. 정체감 혼미	또래, 역할 모델	난 누군가? 난 뭐가 될 수 있는가?	사회관계
20~41세	사랑	배타성	친근감 vs. 고립감	친구, 애인	난 사랑할 수 있는가?	연인관계
41~65세	관심 보호	거부	생산성 vs. 침체성	가정, 동료	나는 내 삶을 하루하루 소중하게 여길 수 있는가?	일, 부모
65세 이상	지혜	혐오	통합성 vs. 절망감	사람, 자애	나다웠던 것이 괜찮은가?	삶의 모습

출처: 위키피디아백과사전(2024).

2) 에릭 에릭슨의 정신치료

(1) 이론적 바탕

에릭슨은 환자들은 무의식적인 것을 의식으로 끌어내기 원하고, 정서적이고 지적인 수준에서 통찰력을 얻기를 원한다. 환자를 이성적이고, 자아 중심적인 선택을 할 수 있는 능력을 가진 존재로 보는 점에서 강점을 지닌다. 에릭슨은 표준적인 정신분석적 치료방법이 지니는 한계를 지적하였다. 정신분석치료에서 환자의 눈에 보이지 않는 쪽에 치료자가 앉는 것을 '절묘한 상실 실험(exquisite deprivation)'으로 비교했다. 너무 많은 억압과 전이를 일으켜서, 정상적인 상황에서 환자의 행동을 이해하는 것을 어렵게 한다. 정신분석자들이 비교적 건강한 환자들만을 대상으로 치료를 하고, 실제 정신분석이 부적절한 사람들에게 정신분석을 사용함으로써 환자들을 더 혼란스럽게 한다고 경고하였다.

(2) 치료적용

① 자유연상

프로이트처럼 자유연상이 중요한 무의식의 의미를 해명해주는 최선의 방법이라고 생각하였다. 그러나 그의 치료 절차는 프로이트식 정신분석의 신비하고 잠재적인 편견을 감소하도록 고안하였다.

- 면대면 인터뷰를 사용함으로써 환자와 치료자 간의 동등한 관계를 강조한다.
- 아동기의 원인에 대해 덜 관심을 가짐으로서 그들의 부모에게 자신들이 문제에 대한 책임 추궁을 덜하게 하고 그들의 행동에 대한 책임을 지는 것을 거부한다.
- 놀이치료: 에릭슨에게 있어서 자유연상은 어린이의 무의식에 이르는 보증된 길을 표현하는 꿈이라기보다는 놀이이다.
- 프로이트가 성인 신경증 환자들을 주로 다룬 반면, 에릭슨은 아동정신분석가였기 때문에 아동에게 맞는 기법으로서 놀이치료에 관한 기법을 개발하였다.

② 저항, 전이와 역전이

- 저항: 에릭슨은 치료에 있어서 무의식적인 저항을 인정하였다. 그런데 그러한 저항은 약한 정체성이 분석자의 강한 의지에 의해 압도되어 버릴 것이라는 환자의 두려움에서 기인한 것이다.

• 전이: 에릭슨은 어느 정도 양면적인(ambivalent) 입장이다. 에릭슨은 프로이트와 융의 전이에 대한 입장을 공유한다.

> • 프로이트: 전이는 정보의 근본적인 근원과 정서적인 애착을 대표한다.
> • 융: 전이성 신경증과 같은 강한 수준들이 과도한 억압과 무엇이든 할 수 있는 전능한 사람에게 의존하려는 유아적 소망을 불러일으킨다.

• 역전이: 에릭슨은 치료자가 환자를 지배하거나 사랑하려는 소망으로서 역전이에 의해 피해를 입을 수 있다는 데 동의하고, 따라서 개인분석이 정신분석 훈련과정에서 불가피하게 들어가야 한다. 치료자의 정체성이 확고하지 못하다면 치료적 접근이 효과적일 수 없다.

③ 정신병리에 대한 사회개혁

사회는 정체감의 발달에 중요한 역할을 하기 때문에 개인들에 대한 치료에서도 중요하다.

• Fromm, Horney처럼, 에릭슨도 여성의 성적 관심(sexuality)에 대한 정신분석학적 입장을 비판하였으며, Horney의 주장에 대해서 동의(여성의 남성 성기에 대한 선망은 남성 중심의 사회에서 남성의 favored 역할을 질투하는 것이며, 남성은 여성의 모성 능력을 선망)하였다.
• 에릭슨은 감정이입과 같은 능력에 있어서 여성이 남성보다 더 우월하고, 부권으로부터 해방된 여성들이 전쟁을 선호하는 남성적 성향을 평화와 생존을 위한 새로운 방향으로 대체해 갈 것이라는 희망을 표현하였다.

3) 자아의 기능

자아의 기능(Ego psychology)에서 설명하는 자아(Ego)의 기능은 무엇인가?

① 현실검증(Reality Testing)

② 판단(Judgement)

③ 세상과 자기에 대한 현실인식(Sense of Reality about the World and the Self)

④ 욕동, 정서, 그리고 충동의 규제 및 통제(Regulation and Control of Drives, Affects, and Impulses)

⑤ 대상관계(Object (or Interpersonal) Relations): 개인의 내면화된 대인관계의 특성과 패턴 그리고 자기와 타인에 대한 개인의 내면화된 인식의 발달 수준을 말한다.

⑥ 사고과정(Thought Processes): 일차사고과정은 즉각적인 본능적 방출인 소망적 환상과 생각들이 담긴 쾌락 원칙을 따르지만, 이차적 사고과정은 현실을 위한 목표지향을 갖는 현실 원칙적이다.

⑦ 자아 공헌에 있어서 적응적 회귀(Adaptive Regression in the Service of the Ego)

⑧ 방어적 기능(Defensive Functioning): 불안이나 두려움 같이 고통스러운 경험에서 자신을 보호하기 위한 방어기제

⑨ 자극에 대한 방벽(Stimulus Barrier)

⑩ 자율 기능(Autonomous Functions): 관심, 집중, 기억, 학습, 인식, 운동기능, 의도와 같은 어떤 자아기능은 욕동으로부터 나와 일차적 자율성을 갖는다. 고로 conflict-free하다고 할 수 있다. 하지만, 유년기 발달 과정에서 좌절과 갈등으로 연합되면 자아의 자율기능은 반응하지 못하게 된다.

⑪ Mastery-Competence: 환경과 성공적으로 상호 작용하는 개인의 능력이 실제적 능력이며, 그런 능력에 대한 주관적 감정을 "유능감(sense of competence)"이라고 칭한다.

⑫ Synthetic/Integrative Function: 개인 내부에 분산화되고 파편화되었던 성격 측면들을 합치되고 통일된 구조로 맞추고 묶는 기능

5. 행동주의이론(Behavioral theory)

행동주의(behaviorism)는 관찰과 예측이 가능한 행동들을 통해 인간이나 동물의 심리를 객관적으로 연구할 수 있다고 보는 심리학 이론이다. 1913년 존 브로더스 왓슨이 자신의 심리학 논문에서 처음으로 정의했다. 이반 파블로프의 고전적 조건화(Classical Conditioning) 이론, 벌루스 스키너의 조작적 조건화(Operant Conditioning) 이론, 반두라의 사회학습이론인 관찰학습(Observational Learning)을 중심으로 구성된다.

1) 파블로프의 고전적 조건화(Classical Conditioning) 이론

이반 페트로피치 파블로프(Ivan Petrovich Pavlov, 1849~1936)는 러시아의 생리학자이며 1904년 노벨 생리 의학상을 받았다. 개를 이용하여 '조건 반사'로서 뇌의 작용에 대해 연구한 것으로 유명하다. 조건반사 연구를 통하여 특정 반응을 이끌어 내지 못하던 자극(중성자극)이 그 반응을 무조건적으로 이끌어 내는 자극(무조건자극)과 반복적으로 연합되면서 그 반응을 유발할 수 있다는 사실을 증명해 보였다. 특정 자극에 대해 무의식적으로 반응하는 현상 중에서, 그 자극과 이에 상응한 반응이 선천적으로 타고난 본능과는 관계가 없음에도 불구하고 학습을 통해 조건반사 반응이 새롭게 형성될 수 있다는 사실을 밝혀냈다.

파블로프는 조건반사를 통하여 대뇌피질에서 소화와 생리적 작용이 발생됨을 연구하였다. 이에 당시 개가 음식을 보고 침을 흘리는 것이 당시 심리학에서는 개 입장에서 생각하는 내성법이 유행하였다면, 파블로프는 이것은 무조건 반사 내지 생득반사이고, 개는 음식에 메트로놈 소리만 들려주어도 타액을 분비하는 것을 발견하게 된다. 그는 노년에서 "내 실험에 희생된 700마리의 강아지 이름을 모두 기억한다"며 괴로움을 토로했다고 한다(데일리포스트, 2019).

그의 연구는 19세기 후반 학계의 지배적 사고였던 마음이란 물질이 아니기에 과학적 연구대상이 될 수 없다고 본 틀을 바꾸어 놓았고, 심리학이 철학에서 분화되어 독립적인 학문적 체계를 구축하는 데 일조하였으며 행동주의 심리학에도 영향을 주었다.

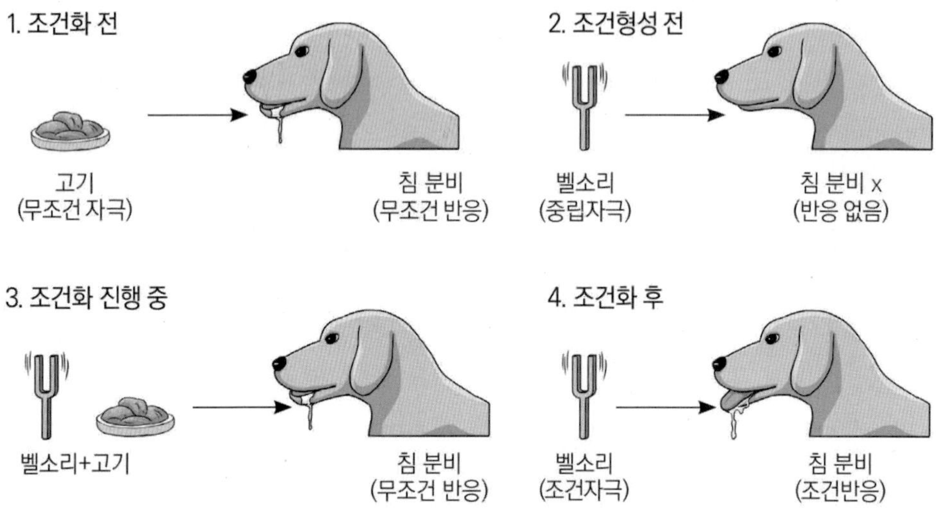

출처: 위키피디아 백과사전(2024).

〈그림 5-2〉 파블로프의 고전적 조건화 개 실험

이 실험의 바탕이 되었던 심리학이론은 고전적 조건화이다. 이반 파블로프의 개 실험으로 비롯된 이 고전적 조건화(classical conditioning)는 조건화되지 않은 자극과 반응, 조건화된 자극과 반응의 4가지 요소로 구성이 된다. 조건화되지 않은 자극과 조건화될 자극이 함께 제시되면 조건화되지 않았던 자극이 조건화되는 것을 고전적 조건화라고 한다.

2) 왓슨의 행동주의 이론

왓슨(John Broadus Watson, 1878-1958)은 성격을 결정짓는 요인은 외부의 환경 자극이라고 주장하면서 인간의 정서도 조건 형성될 수 있음을 9개월 된 어린 고아 앨버트에게 공포반응 조건 형성하기 실험을 적용하였다. 이것이 바로 어린 앨버트 실험이다(Little Albert experiment, 1920). 존스 홉킨스 대학 교수였던 존 B. 왓슨은 행동주의 심리학의 모태가 되었던 어린 앨버트 실험을 통해 파블로프가 동물을 대상으로 실시한 조건형성을 이후 인간에게 적용시켜 공포와 같은 인간 정서도 조건 형성이 된다는 최초의 실험이었고 이는 성공하였다. 9개월 된 앨버트가 흰쥐에 공포 반응을 보이도록 하기 위해, 왓슨은 흰쥐와 큰 소리를 짝지어서 제시하였다. 처음에는 흰쥐를 두려워하지 않던 앨버트는 점차 몇 번의 흰쥐와 큰 소리를 들은 뒤 흰 쥐에 대한 공포 반응을 보였다. 흰 쥐뿐만 아니라 토끼, 개, 털 코트에까지 공포 반응을 보였다. 이는 고전적 조건 형성에 나타나는 자극 일반화의 현상이라고 할 수 있다(위키피디아 백과사전, 2024). 왓슨의 어린 앨버트에 대한 실험 방법은 다음과 같았다(위키피디아 백과사전, 2025; 하지연, 2016).

1. 큰 소리 또는 깨지는 소리를 싫어하나, 동물은 무서워하지 않는 정서적으로 안정된 아이를 찾았다. 이 실험에는 9개월짜리 유아인 Albert가 동원되었다.
2. 처음에는 단순히 동물을 보여주었고 접촉시켰으나 동물을 무서워하지 않았다. 처음 접한 사물들을 두려움 없이 만져보려 하면서 호기심을 보였다.
3. 이후 Albert에게 1주일에 2번씩, 총 7회에 걸쳐 앨버트가 흰 쥐와 접촉할 때마다 뒤에서 쇠막대기를 두드려 큰 소리를 내어 앨버트에게 겁을 주었다.
4. 규칙적으로 큰 소리와 동물을 동시에 제시하다 보니 이후에는 흰 쥐뿐만 아니라 수염 가득한 산타클로스, 흰 토끼, 강아지를 봐도 두려움에 떨며 거부반응을 보였다.

이 실험의 경우에는 큰 소리가 조건화되지 않은 자극이며, 동물이 조건화되는 자극이었다. 왓슨은 인간의 감정이 조건화에 의해 학습 가능하며, 행동은 특정한 자극과 조건만 주어진다면 통제와 변화가 가능하다는 점을 확인시키는 성과를 보여주었다.

1924년 왓슨은 그의 책 『행동주의(Behaviorism)』에서 주장했듯이 누구든 본성과 상관없이 교육을 통해 원하는 방향의 인간으로 만들어낼 수 있다고 생각했던 것이다. 인간발달에서 끝없는 논쟁거리 중 하나인 '본성과 양육'에서 왓슨은 급진적인 수준으로

'양육'의 중요성을 강조했다. 그리고 이를 '아기 앨버트' 실험을 통해 입증해 보인 것이다. 왓슨은 환경결정론을 주장하면서 "나에게 12명의 건강한 아이를 주어 모든 조건이 충족된 나의 세계에서 기를 수 있게 해준다면, 잘 만들어진 나의 세계에서 그들을 키우고, 내가 선택한 전문가(의사, 변호사, 예술가, 상인, 대통령, 거지, 도둑)가 되도록 만들 수 있으며, 이는 아이의 부모가 가진 재주, 경향, 습성, 능력, 직업과 인종과는 상관 없다."라고 주장하면서 인간의 행동과 학습은 환경에 의해 결정됨을 주장하였다. 그러나 왓슨의 어린 앨버트 실험은 9개월 영유아를 대상으로 실험이 이루어진 점, 아기에게 인위적으로 불안과 공포 정서를 심어주어 고통을 겪게 했다는 점, 알버트는 원인을 알 수 없는 뇌수종으로 이 실험 5년 후 6세에 세상을 떠나고 만 것이다.

왓슨의 실험 이후, 인간을 대상으로 한 과학적 실험에 많은 제한이 가해지게 되었다. 학문의 발전을 위해서 인간의 존엄성을 훼손할 수 없다는 명제가 학계에 확립되고, 실험 시에 결과에 대한 충분한 고지와 인권, 윤리성, 안전성을 해치지 않는 선까지만 허용된다는 인식을 보편적으로 구축하게 된 것이다(EPN, 교육정책뉴스, 2019).

3) 스키너의 급진적 행동주의(radical behaviorism) 이론

스키너(Burrhus Frederic Skinner, 1904~1990)는 해밀턴 칼리지에서 영문학 학사 학위를 받았다. 뒤늦게 심리학을 전공하게 되면서 이후 행동주의 학파의 수장으로서 주로 뇌의 행동 강화 실험에 대해 연구하였다. 스키너의 조작적 조건화 실험으로 쥐를 대상으로 한 스키너의 상자(Skinner Box) 실험이 유명하다(이신영 옮김, 2017; 위키피디아 백과사전, 2025).

(1) 스키너의 조작적 조건화(operational conditioning)

스키너는 쥐를 상자 안에 넣고 쥐가 막대를 누를 때마다 먹이가 나오도록 세팅했다. 처음에 쥐는 우연히 막대를 눌렀지만 곧 먹이가 나온다는 것을 학습하고는 일부러 막대를 누르는 행동을 자주 보였다. 스키너는 이를 이론화하여 막대를 누르는 행위가 먹이를 얻는다는 긍정적 강화(positive reinforcement)로 작용한다고 했다. 즉 긍정적인 결과가 있는 행동을 하도록 변화시킬 수 있다는 것이다. 반대로 상자 안의 쥐가 활동할 때 불쾌한 전기충격을 주는 장치를 사용해서 활동량을 줄이도록 했는데 이를 부정적 강화(negative reinforcement)라고 했다. 그는 이런 식으로 긍정적 강화와 부정적 강화를 적절히 이용해서 행동을 원하는 방향으로 이끌 수 있다고 주장했다. 이를 조작적 조건화라고 한다.

(2) 스키너의 상자

스키너의 상자는 자극S1(배고픔) 〉〉 반응R(지렛대 누르기) 〉〉 강화자극S2(음식제공)이라는 조작적 조건화 실험의 첫 사례이다.

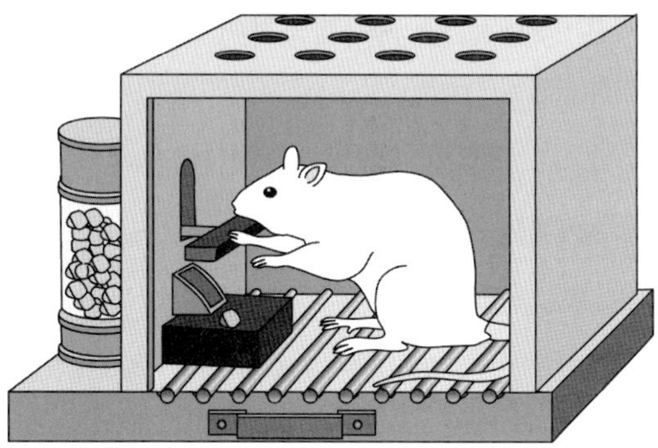

출처: 네이버

그림 5-3 스키너의 상자

(3) 스키너의 행동 수정

스키너의 행동 수정에 있어 4가지 형태의 강화가 있는데 그 유형은 긍정적 강화(positive reinforcement), 부정적 강화(negative reinforcement), 소거(extinction), 처벌(punishment)이 있다.

스키너는 강화(reinforcement)와 처벌(punishment)을 통해서 유기체의 행동을 조절할 수 있음을 밝혔다. 그 구체적인 방식에 따라서 정적(positive)인 것과 부적(negative)인 것으로 나누어질 수 있음을 보여주었다. 여기서 정적인 방법과 부적인 방법이라는 분류는 결코 가치 판단적인 것이 아니다. 긍정적인 방법은 주거나 더하는 것이고, 부정적인 방법은 빼앗거나 줄여주는 것이다.

표 5-6 강화와 처벌의 종류

		강화	처벌
		~을 더 하게 한다.	~을 하지 않게 한다.
긍정적(+)	~을 제공하거나 준다.	정적 강화	정적 처벌
부정적(-)	~을 제거하거나 뺏는다.	부적 강화	부적 처벌

① 긍정적 강화 반응 후 긍정적 자극을 제공하여 행동을 강화한다(예: 잘한 사람에게 포상 휴가, 월급 인상을 해주거나 토큰 경제(token economy)).

② 부정적 강화 반응 후 부정적 자극을 제거하여 행동을 강화한다(예: 예비군 훈련을 열심히 하면 예비군 훈련을 조기 퇴소 시켜주는 것을 들 수 있다).

③ 긍정적 처벌: 반응 후 부정적 자극을 제공하여 행동을 처벌한다(예: 수업 시간에 말 안 듣는 아이를 생각하는 의자에 앉히거나 나쁜 짓을 한 아이에게 체벌하는 것을 들 수 있다).

④ 부정적 처벌: 반응 후 긍정적 자극을 제거하여 행동을 처벌한다(예: 컴퓨터 게임을 일정 시간 이상 하는 경우 용돈을 줄이는 것을 들 수 있다).

⑤ 소거(extinction): 어떤 행위를 없애기 위한 것이다. 이 방법은 어떤 행위를 감소시키기 위하여 과거에 그런 행위와 관련되어 있던 긍정적인 강화를 철회하는 것이다.

행동주의는 인지적인 사고과정을 고려하지 않고 인간을 포함한 동물들은 "왜" 특정 행동을 하는지에만 초점을 두고 있으며 이에 강화이론은 사람의 행동이 환경적인 결과에 의하여 결정된다고 보고 있다. 강화(reinforcement)란 같은 행동이 반복해서 일어나게 하는 것 또는 학습자가 이미 갖고 있는 느낌이나 태도, 지식을 더 견고히 해주는 것을 의미한다.

① 강화스케줄과 강화방법: 기본적으로 강화이론은 바람직한 행위를 유도하기 위해 긍정적인 강화를 사용할 것을 강조하고 있다. 긍정적인 강화를 사용함에 있어 연구자들은 보상의 패턴에 따라 새로운 행위를 습득하는 데 걸리는 시간과 그러한 행위가 지속되는 정도가 달라짐을 발견하였다. 이와 같은 긍정적인 강화의 시기와 기초를 구체화한 패턴의 변화를 강화스케줄(reinforcement schedules)이라고 하며 2가지의 강화스케줄이 있다. 연속강화(continuous reinforcement)와 부분강화(intermittent reinforcement)이다.

- 연속강화스케줄: 바람직한 행위는 행위가 있을 때마다 보상을 주는 방법
- 부분강화스케줄: 간헐적으로 행위에 대한 보상이 이루어지는 것

② 강화방법: 어떠한 강화방법이 보다 효과적인지는 학습의 내용과 학습 환경에 따라 다르다. 그러나 일반적으로 연속강화법 보다는 부분강화법이, 부분강화법 가운데서도 간격법보다는 비율법이, 비율법 가운데에서는 고정법보다는 변동법이 보다 효과적이라고 한다.

표 5-7 강화 방법

고정	**고정간격법**	**고정비율법**
	정해진 시간마다 강화가 이루어짐	행위가 일어나는 매번 때마다 강화가 이루어짐
변동	**변동간격법**	**변동비율법**
	강화 시기가 무작위적으로 변동	강화가 이루어지는 데 필요한 행위의 횟수가 무작위적으로 변동

6. 사회학습이론

1) 반두라: 사회학습이론(관찰학습이론)의 창시자

앨버트 반두라(Albert Bandura, 1925~2021)는 미국의 심리학자로 사회학습이론의 주창자이며 현대 교육심리학 분야의 석학이다. 아이오와대학교 시절 학습이론가인 스펜스(Kenneth Spence)의 영향을 받아 행동수정이론 · 관찰학습 · 자기효능 등에 관해 연구하였다. 보보인형 실험(Bobo doll experience)으로 유명하다(윤운성 외 옮김, 2004; 이진호, 2024; 위키피디아 백과사전, 2025).

(1) 반두라의 자기효능감(self-efficacy)

반두라는 자기효능감이라는 개념을 처음 제시하였다. 이는 개체가 어떤 상황에서 적절한 행동을 할 수 있다는 기대와 신념이다.

표 5-8 자기효능감의 구성요소

자기효능감	성취감
	대리적 경험
	심리사회적 상태
	사회-언어적 설득

이때 개인적 성취감이란 자신이 할 수 있는 목표부터 차근차근히 성취해가는 성공경험을 의미한다. 이는 작은 목표와 계획으로 시작한 도전을 성취하고 점차 큰 목표로 나아감으로써 자기효능감을 높일 수 있다. 이때 말 그대로 자신이 세운 목표와 같은 목표를 세워 성취한 사람을 찾아 비슷하게 행동하는 것을 대리경험이라고 한다. 이 부분은 반두라가 주장한 사회학습이론과 이어지는 부분으로 어떤 모델의 행동을 관찰하여 모방함으로써 학습하게 된다는 점이다. 직접적인 경험보다 간접적인 경험이 우

선되어 "다른 사람도 했는데 나도 할 수 있다."라는 방법으로 자기효능감을 높이는 것이다. 타인의 성공과 실패를 목격하는 것은 유사한 상황에서 자기효능감을 평가하기 위한 비교 근거를 제공하기도 한다.

심리정서적 상태도 자기 효능감에 영향을 미친다. 긍정적인 감정이든 부정적인 감정이든 인간은 자기 스스로 어떻게 인식하고 수용하는가에 따라 자신의 상황을 규정할 수 있는 것이다. 어떤 일에 해낼 수 있다는 마음가짐을 가지고 도전하는 사람과 "나는 이 일에 자신 없어. 잘하지 못할 거야."라는 마음가짐을 지닌 사람의 시도 결과는 다를 수밖에 없다는 것이다. 이때 사회-언어적 설득이 필요한데 자기 자신이 아닌 타인이 자신의 장점과 능력, 노력을 인정해주는 것이다. 이는 격려와 칭찬을 통해서 자기효능감을 높일 수 있는 방법이다. 인간은 자기 자신보다 타인에게 받은 인정과 칭찬으로 자신감을 얻기도 하기 때문이다(윤운성 외 옮김, 2004).

(2) 자기규제(self-regulation)

반두라는 개인은 자기규제를 통해 자신의 행동을 감독하고 스스로 자부심을 가지게 되는데 인간 행동은 자기강화에 의하여 규제 된다고 한다. 즉, 인간의 행동이란 외부로부터 보상이나 처벌에 따라서 영향을 받기도 하지만 개인 내적으로 자기 기준의 지배를 받기도 한다는 것이다.

(3) 상호결정론(reciprocal determinism)

반두라는 상호결정론에 행동, 인지, 환경이라는 개념을 사용하였다. 이들 요소들은 지속적으로 상호작용하며, 서로 영향을 주고받으며 발달한다고 보았다. 행동의 내적 및 외적 결정요인이 있지만, 행동은 내적 요인이나 외적 요인 두 가지의 단순한 조합에 의해 결정되지 않는다는 것이다. 환경 자극이 행동에 영향을 주고, 개인 내적 요인(기대, 자기효능감, 목표 등)도 행동 방식에 영향을 주며, 행동은 새로운 환경과 개인 내적 요인을 만들어 내며 계속해서 상호작용하는 것을 말한다. 이러한 입장에 따르면 사람들은 단순히 환경 사건에 반응하기만 하는 게 아니라 적극적으로 환경을 창조하고 변화시키기 위해 행동한다고 볼 수 있다. 한 가지 요소의 변화는 다른 두 가지 요소에 자연히 영향을 미치기 때문에 행동만 따로 분리해서 초점을 두지 않고, 개인적 · 환경적 특성을 함께 고려함으로써 환경 변화나 개인 특성 프로그램을 개발하여 행동의 변화가 보다 효과적으로 실천될 수 있도록 하는 데 활용될 수 있다(윤은성 외 옮김, 2004).

(4) 사회학습이론(Social Learning Theory), 관찰학습(Observational Learning), 모델링(modeling)

사회학습이론, 관찰학습, 또는 모델링은 행동주의 심리학과 인지주의 심리학 이론의 반영이다. 이는 다른 사람의 행동과 그 결과의 관찰로 학습이 이루어진다고 보는 이론으로 고전적 조건형성(Classical conditioning)과 조작적 조건화 이론(Operant Conditioning) 및 인지심리학 등에 그 기반을 두고 있다. 개체가 개별적으로 어떤 행동을 수정할 수 있다는 면과 함께 다른 개체의 모델링(modeling)을 통해 보상하는 모방에서 더 많은 유기체가 그런 유의미한 행동을 효과적으로 학습할 수 있다는 인간의 심리 · 행동이론이다(위키피디아 백과사전, 2024).

(5) 보보인형(Bobo doll experiment) 실험

반두라는 1961년 실시된 '보보인형' 실험을 통해 인간의 관찰학습을 통한 모방행위 가능을 제시하였다.

보보인형 실험을 위해 그는 유치원 아이들을 두 그룹으로 나누었다. 한 그룹에는 어른이 보보인형을 발로 차고 넘어뜨리는 폭력적인 동영상을, 다른 그룹에는 어른이 보보인형을 소중히 어루만지고 다정스럽게 말을 거는 동영상을 보여주었다. 그 후 실제 인형이 있는 방에 아이들을 두고, 인형을 어떻게 다루는지 관찰하였다. 반두라는 이 실험을 통해 보보인형을 때리고 고함을 치는 공격적인 행동과 언어를 화면으로 보여 주었을 때, 그것을 본 아동들이 방에서 인형을 가지고 놀면서 인형을 때리고 고함을 치는 행위를 나타낸다는 충격적인 결과를 얻었다. 이는 모든 행동이 직접적인 강화나 보상으로 만들어진다는 기존의 주류 학풍이었던 스키너(Skinner)와 존 왓슨(John Watson) 중심에 행동주의에 도전하는 새로운 관점이었다. 보인형 실험에 따르면 아동은 강화나 처벌이 없어도 인형을 때리고 괴롭혔다. 이들은 단순히 관찰한 행동을 '모방' (imitation) 했을 뿐이었다. 이런 관찰학습은 기본적인 네 가지 과정(process)에 의해 구분되는데, 그 과정은 다음과 같다(Bandura, 1971).

① 주의집중(Attention)

이 과정은 유기체가 관찰학습의 모델이 되는 행동과 그 결과에 주의를 기울이는 것을 말한다. 이는 관찰학습의 가장 기본적인 단계가 된다. 만약 모델의 행동에 주의를 집중하지 않거나 부적절한 측면에 주의를 집중한다면 관찰학습은 일어나지 않는다. 예를 들면 음악 시간에 학생들이 악기를 다루는 교사에게 집중하지 않는다면 학생들이 그 악기를 다루기 어렵게 되는 것과 같다. 따라서 관찰학습의 모델이 되는 행동이나 그 모델은 관찰학습을 경험하는 관찰자의 주의를 이끄는 힘이 있어야 한다. 인간은 유능하고 호감이 가며 인격이 훌륭한 모델에게 더 주의를 잘 기울이는 경향이 있다(Sternberg & Williams, 2002). 따라서 현장에서 수업을 진행하는 교사는 관찰자의 훌륭한 모델이 되기 위해 노력할 필요가 있다.

② 파지(Retention)

이 과정은 관찰학습의 모델이 되는 행동을 돌이켜보기 위해 관찰자가 하는 인지적 행위이다(Chance, 1999). 파지과정에서는 관찰한 행동들을 보통 언어로 표상하여 기억하는데, 언어적인 표현이 힘든 것은 이미지로 기억하게 된다. 위에서 음악시간에 교사가 보여준 악기 다루는 방법에 대해 학생들이 기억하고 있어야 다음에 쉽게 따라할 수 있게 되는 것과 같다. 만약 학생들이 기억하지 못한다면 관찰학습은 일어나지 않게 된다. 파지 과정에서 중요한 것은 인지적 시연이다. 인지적 시연은 언어나 이미지의 형태로 기억하기만 하는 것이 아니라 마음속으로 그려보는 것을 말한다. 음악시간에 교사가 보여준 악기 다루는 방법을 바로 언어의 형태로 기억하는 것이 아니라 학생 자신이 악기를 다루는 양 마음속으로 그려보는 것이 파지과정에 도움을 주게 된다는 것이다. 이것을 인지적 시연이라고 한다.

③ **행동재생**(Motor Reproduction)

이 과정은 기억되어 있는 모델의 행동을 본인의 신체로 직접 재생산하는 과정을 말한다. 관찰한 모방행동을 성공적으로 재생하려면 머릿속에 기억한 것만으로는 안 되고, 직접 행동으로 연습해 보아야 정확하고 성공적인 모방이 가능한 것이다. 따라서 반두라는 관찰자의 행동이 모델 행동과 일치되기 위해서는 실제 운동적 반복이 필요하다고 주장하였다(Bandura, 1971). 음악시간에 악기를 다루는 방법을 보여준 교사는 수업 중에서처럼 단순히 보여주고, 방법을 암기시키는 것뿐만 아니라 스스로 연습할 수 있도록 기회를 주어야 한다. 이런 운동재생의 과정을 통해 관찰자는 모델의 행동을 완전히 숙지할 수 있게 되는 것이다.

④ **동기화**(Motivation)

이 단계는 실제 행동으로 실현하고자 하는 동기나 욕구의 과정을 말한다. 관찰자가 모델의 행동을 정확하게 기억하고 운동능력을 지니게 되었다고 하더라도 유기체가 직접 행동하려는 동기가 없으면 실제 행동으로 나타나지 않게 된다. 이 동기화를 결정짓는 요인은 행동의 결과가 어떤 것이냐 하는 것인데, 모델에게 주어진 행동의 결과가 어떤 것이었느냐에 따라 동기화의 결과가 달라진다. 따라서 교사는 관찰자의 성공적인 관찰학습을 위해 바람직한 행동을 할 때마다 강화를 제공해 줄 필요가 있다. 모델을 통한 관찰학습이 매우 효과적이기는 하지만, 유의할 점이 있다. 만약 어떤 학생이 휴지를 주웠을 때 교사가 칭찬하는 것을 목격한 다른 학생이 다음번에 휴지를 주웠는데, 교사가 칭찬하지 않으면 더 이상 휴지를 주우려 하지 않을 뿐 아니라 부정적인 정서반응을 유발할 수 있다.

7. 인지행동이론(Cognitive behavioral theory)

엘리스(Albert Ellis, 1913~2007)는 합리정서행동치료(Rational Emotive Behavior Therapy)의 영감을 고대의 철학, 특히 스토아학파의 영향을 받았다고 밝혔다. 그중에서 스토아학파 후기의 철학자 에픽테토스(Epictetos/Epictetus)의 "인간은 일에 의해서가 아니라 일을 받아들이는 방식에 의해 불안해진다."라는 사상에 큰 영향을 받았다고 한다. 예를 들어, 엘리스의 첫 번째 이론이자 주된 이론인 합리적 치료이론은 외부의 것들에 의해 정서적으로 영향을 받는 사람은 거의 없다고 가정하며 "외부의 일과 사건에 대한 그의 인식, 태도 또는 내면화된 문장에 큰 영향을 받는다."에 의한 철학적 근거를 설명하고 교본에 에픽테토스가 쓴 것과 비교하였다. 수 세기 후 셰익스피어는 에픽테토스의 사상에 대해 햄릿(Hamlet)에서 "어느 것에도 좋고 나쁨은 없지만 생각이 그렇게 만든다." 라는 새로운 해석을 하였다.

합리정서행동치료(REBT)란 실제 상담에서 사용되는 심리치료 시스템으로 알버트 엘리스(Albert Ellis)가 1950년대 수립한 이론이다. 엘리스는 1956년에 미국 심리학 협회에서 그의 이론을 발표한 후 1957년 "합리적인 심리 요법과 개별 심리학"이라는 제목의 독창적인 논문을 발표했다.

엘리스는 1960년대 중반에 정신과 의사 아론 백(Aaron Beck)과 만남을 가졌는데 아론 벡은 약 10년 후 처음으로 "인지치료"를 시작하였다. 엘리스는 자신의 이론이 정서적인 측면에서 접근을 무시하는 것으로 오해를 받자 1961년 "합리정서치료(Rational Emotive Therapy: RET)"로 이름을 바꾸었다. 그러나 1993년 이후에는 인지-정서-행동적인 측면을 함께 생각하는 포괄적이고 합리적인 관점임을 나타내기 위해서 "인지정서행동치료(Rational Emotive Behavioral Therapy: REBT)"로 명칭을 바꾸었다(정태연 · 이민희 옮김, 2016; 위키피디아 백과사전, 2024).

1) 엘리스 이론의 가정과 전제

엘리스 이론의 가정과 전제는 다음과 같다(정유선 옮김, 2024; 위키피디아 백과사전, 2024).

(1) 엘리스 이론의 전제

엘리스는 인간은 이성에 따라 합리적이고 올바른 사고를 할 수 있는 동시에 왜곡된 사고를 할 수도 있는 잠재 기능을 가지고 태어났다고 생각하였다. 합리정서행동치료의 근본적인 전제는 동일한 부정적 상황이라도 개인에 따라 자신과 타인을 둘러싼 세계에 대한 의미와 철학, 평가하는 신념 등에 따라서 각자 다르게 받아들일 수 있으며 만약 비합리적으로 상황을 받아들일 경우 심리적 장애를 경험할 수 있다는 것이다. 이 개념은 로마 시대에 비슷한 생각을 하였던 것으로 알려진 철학자 에픽테토스에게서 유래된 것으로 종종 인용되었다. REBT에서 피상담인은 심리적인 교란 및 변화에 대한 A-B-C-D-E-F이론(ABC 인지행동모델)을 학습하여 이러한 전제를 배우고 자신의 상황에 적용한다.

(2) ABC 인지행동모델

REBT에서 피상담인은 심리적인 교란 및 변화에 대한 A-B-C-D-E-F이론(ABC 인지행동모델)을 학습하여 이러한 전제를 배우고 자신의 상황에 적용한다. ABC 인지행동모델이란 선행사건(Activating event)과 그것을 받아들이는 신념(Belief)-합리적 신념(Rational Belief: RB)와 비합리적 신념(Irrational Belief: IB)-으로 인한 결과(Consequence)의 과정으로 사람이 어떤 일을 받아들이는 방식을 설명한 것이다. 여기에서 선행사건은 판단의 이전에 일어난 사건으로 외부의 상황, 생각, 느낌 또는 다른 종류의 내부적 사건을 포함된다.

(3) 비합리적 신념

A-B-C 모델에서 가장 중요한 비합리적인 신념이란 개인이나 집단이 가지고 있는

비논리적이거나 비현실적인 신념을 의미한다. 합리정서행동치료에서는 사람들의 부정적 행동을 유발하는 모든 형태의 신념을 비합리적 신념이라고 지칭한다. 이것은 어떠한 방식으로도 타당화될 수 없고, 융통성 없는 사고방식으로 주로 "~을 절대 해서는 안 된다.", "~을 하면 비참해질 것이다." 등의 형태를 띤다. 선행사건을 신념체계를 통해 해석함으로써 정서적-행동적 결과가 생긴다. 만약 비합리적 신념체계를 통해 선행사건을 받아들였을 경우 심리적 장애 또는 심할 경우 정신적 질환이 발생한다. A-B-C에 이르는 과정을 통해서 내담자가 가진 비합리적 신념이 드러났을 경우 내담자의 심리적 문제를 해결하기 위해서 논박(Dispute)이 이루어진다. 논박이란 내담자의 비합리적 신념체계의 문제점을 논리적, 실용적, 현실적으로 지적하고 의문을 제기하여 비합리적 신념을 합리적 신념으로 바꾸는 과정이다. 이 과정에서 형성된 합리적 신념체계를 통해 받아들인 사건은 긍정적인 효과(Effect)와 감정(Feeling)을 가져온다.

(4) A-B-C-D-E-F 단계

A-B-C-D-E-F 단계에 대해서 요약해서 설명하면 다음과 같다.

① A(Activating Event, 선행 활성화 사건)

내담자가 노출되었던 문제 장면 또는 선행 사건, 인간의 정서를 유발하는 어떤 사건이나 현상 또는 행위를 의미한다. 예를 들면, 낙방, 실직, 중요한 타자와의 결별을 들 수 있다.

② B(Beliefs, 신념 체계)

문제 장면에 대한 내담자의 관념 또는 신념, 어떤 사건이나 행위 등과 같은 환경적 자극에 대해서 각 개인이 갖게 되는 태도이다.

③ C(Consequences, 결과)

선행 사건 때문이라고 내담자가 보고하는 정서적 · 행동적 결과, 선행 사건에 대한 해석에 따라 느끼게 되는 정서적인 결과이다. 예를 들면, 비합리적 사고의 결과 느끼는 불안, 원망, 비관, 죄책감 등을 들 수 있다.

④ D(Disputing, 논박)

비합리적 신념이나 사고, 상념에 대해 도전해보고 그 생각이 사리에 맞고 합리적인지 다시 생각하도록 하기 위한 치료자의 논박이다.

⑤ E(Effective New Beliefs, 효과적인 새로운 신념)

비합리적 신념을 직면, 철저하게 논박함으로써 합리적인 신념을 갖게 된 다음에 느끼게 되는 자기 수용적인 태도와 긍정적인 감정의 결과이다.

⑥ F(New Feelings and Behaviors, 새로운 감정과 행동)

새로운 신념을 통해 변화된 감정과 행동을 경험한다. 내담자가 합리적인 신념을 발견하고 삶에 대한 효과적인 철학을 갖추게 되면서 새로운 감정과 행동을 취하게 된다.

(5) 엘리스 이론의 가정

REBT는 모든 인간이 타고난 이성적 능력, 즉 자기 자신과 스스로를 돕고 건설적인 일을 할 수 있다는 기대감과 비합리적인 경향을 모두 갖고 있다고 가정한다. 또한 사람들이 자기 비난, 자기 연민, 임상적 분노, 상처, 죄의식, 우울증, 불안 등의 정서적 어려움과 지연, 강박, 회피, 중독과 같은 행동 및 행동 경향을 가지고 있다고 주장한다. 이것은 교육과정에도 적용이 되어서 상담사가 비합리적 신념과 철학을 식별하는 방법을 내담자에게 가르친 다음 적극적으로 질문하고 논박하며 보다 합리적이고 자조적인 것으로 대체하기 위하여 종종 사용되기도 한다. 이를 통하여 내담자는 건설적인 합리적 사고와 감정 그리고 행동 방식을 얻을 수 있다.

합리정서행동치료의 주목적 중 하나는 부정적인 선행사건이 사람들의 삶에서 발생할 때마다 사람들에게 죄책감, 실망, 좌절감, 짜증 등의 감정을 느끼게 하는 선택권이 자기 자신에게 있음을 알려주는 것으로 사람들이 부정적 상황에 스스로 대처할 수 있는 능력을 길러준다.

정신기능 장애에서의 인지(사고)-정서(감정)-행동적 과정에 대해서 엘리스는 다음과 같이 설명한다. "인간의 사고와 감정, 행동은 실제로는 서로 다른 과정이 아니라 각각의 과정이 상당히 겹치고 순수한 상태로는 거의 이루어지지 않는다. 우리가 감정이라고 부르는 것의 대부분은 편견, 또는 강하게 인식되는 종류의 생각이다. 하지만 감정과 행동은 사고가 감정과 행동에 영향을 미치는 것처럼 사고에 상당한 영향을 미치고 영향을 준다. 평가는 인류의 근본적인 특성으로 피드백 메커니즘을 가진 일종의 폐쇄회로에서 작동하는 것처럼 보인다.

(6) 합리정서행동치료의 차별성

합리정서행동치료에 따르면 일반적으로 개인이 가지고 있는 신념 중 많은 부분이 생물학적으로 어린 시절에 주입되었고 이후 성인으로 성장하는 과정에서 여러 가지 사건을 경험하면서 이러한 신념이 더 확고해진다고 한다.

이런 신념과 사람들의 심리 사이의 연관 관계를 이용하여 상담을 통해 내담자의 심리 질환을 해소하는 기법이 바로 합리정서행동치료이다. 엘리스가 이 이론을 개발해 낸 시기 대부분의 정신과 상담은 정신분석적 접근을 기반으로 이루어졌다. 정신분석치료는 프로이트의 이론으로부터 발전했는데, 그는 사람의 심리가 의식과 무의식으로 나뉘어져 있다고 주장하였고 사람의 심리에 영향을 끼치는 것은 의식뿐 아니라 무의식도 포함된다고 밝혔다. 실제로 많은 사례들을 통해 정신분석치료가 효과가 있다는 것이 밝혀졌지만, 이런 방식으로 심리적 장애를 치료하는 데에는 많은 시간과 돈이 들었다. 그런 상황에서 엘리스는 과거의 사건에 거의 중점을 두지 않는 대신에 현재의 평가와 철학적 사고-자신과 관련지어 생각하고 행동하는 방식, 사람들의 생활환경을 변화시키는 데에 초점을 맞추는 새로운 이론을 개발해냈다. 그의 새로운 이론은 정신분석 치료와 달리 오랜 시간과 비용이 들지 않는다는 점에서 기존과 다른 차별성을 가지고 있다.

2) REBT의 목표와 치료자의 역할

합리정서행동치료는 이론과 실습을 병행하는 치료 시스템이다. 일반적으로 REBT의 목표 중 내담자가 불필요하게 자신을 화나게 한다는 사실을 배우고, 자신의 분노를 조절하는 방법을 가르친 다음 이를 활용하여 내담자가 이전보다 더 행복하고 충만한 삶을 영위할 수 있도록 돕는 것이다. 치료의 주안점은 합리정서행동치료 교육 모델을 기반으로 하여 내담자의 특성에 맞춰 치료 계획을 수립하는 것이다. REBT는 치료사 또는 상담사가 무조건적인 수용 또는 긍정적인 측면을 입증함으로써 치료의 효과가 높아진다는 이론을 제시하지만, 항상 내담자를 따뜻하게 격려하고 돌보는 관계를 구축하도록 강요되는 것은 아니다. 치료사 또는 상담사의 역할은 내담자가 스스로의 문제를 극복하는 과정에 있어서 내담자의 우려를 이해하고 다음 단계로 나아갈 수 있도록 격려하는 촉진제 및 교사로 일하는 것을 포함한다(이동귀 옮김, 2011).

3) REBT의 목표

REBT의 주 목표는 증상 제거가 아니다. REBT는 주로 내담자의 가장 기본적 가치관 중의 일부 특히 그들에게 장애를 일으키는 가치관을 검토하고 변화시키기 위해 고안되었다. 만약 내담자의 두려움이 결혼의 실패에 대한 것인 경우라면, 목표는 구체적인 그 두려움의 감소가 아니다. 대신 결혼이라는 일반적인 실패에 대한 내담자의 과장된 공포를 없애는 것이다. REBT의 11가지 목표는 다음과 같다(이동귀 옮김, 2011).

(1) 자신에 대한 관심(self-interest)

정서적으로 건강한 사람은 우선 자신에 대해 관심을 가지며 그리고 나서 다른 사람에 대해 관심을 갖는데, 그렇다고 해서 몇 명의 선택된 사람들과 깊은 인간관계를 맺지 못한다는 뜻은 아니다. 그들은 자기 자신에 완전히 빠져버리지 않으면서도 기본적으로 자신에 대해 관심을 갖고 다른 사람에 대해서도 무조건 희생적이지 않다.

(2) 사회적 관심(social-interest)

인간은 군집성에 대한 성향을 갖고 있으므로 완전히 혼자 존재하기는 힘들다. 사회적 관심은 합리적인 것으로 그것에 의해서 보다 더 큰 행복을 느낀다. 만일 사회적 집단 내에서 만족하고자 한다면 가까운 사람에 대해 보다 신중히 행동해야 하고 만일 도덕적으로 행동하지 않거나 다른 사람의 권리를 보호하려고 노력하지 않는다면 현실적으로 안정된 삶을 살 수 없다.

(3) 자기 지향(self-direction)

정서적으로 건강한 사람은 그들의 삶에 대해 책임을 지며 그들 자신의 문제를 독립적으로 해결하려고 노력한다. 다른 사람의 협력이나 도움을 좋아할지는 모르지만 그런 지지를 필요로 하거나 요구하는 것은 아니다.

(4) 관용(tolerance)

성숙하고 현실적인 개인은 다른 사람이 실수하거나 잘못하는 것을 허용하며 그런 행동을 경멸하지 않는다.

(5) 유연성(flexibility)

건강한 사람은 사고가 유연하며 변화에 대해 개방적이고 그들 주변의 다양한 사람들에 대해 고집스럽지 않은 관점을 갖고 있다. 그들은 자신이나 다른 사람에 대해 경직되고 불변하는 규칙을 만들지 않는다.

(6) 불확실성 수용(acceptance of uncertainty)

성숙한 개인은 자신이 개연성과 기회의 세계에서 살고 있다는 것과 절대적 확실성은 존재하지 않는다는 사실을 인식하고 수용한다. 종종 흥미진진하고 격동을 느끼게 하는 개연성과 불확실한 세계에서 살고 있는 것을 두려워하지 않고, 질서정연함을 좋아하긴 하지만 그것을 불편할 정도로 요구하거나 명령하지 않는다.

(7) 전념(혹은 수행)(commitment)

건강한 개인은 사람이든 사물이든 아이디어든 자기 외부의 어떤 일에 생기 있게 빠져듦으로써 더 건강하고 행복하게 된다. 그래서 그들이 일상적인 생활의 일부를 이루어나갈 수 있는 중요한 일에 적어도 한 가지 각별한 창조적인 흥미를 갖거나 관련을 갖는다.

(8) 과학적 사고(scientific thinking)

성숙한 개인은 혼란된 개인에 비해서 보다 객관적이고, 합리적이고, 과학적이다. 그들은 깊이 느끼고 확실하게 행동한다. 그러나 한편 자신과 결과에 대해 반성하고 이들 결과를 결정하고 평가하는 논리적 규칙과 과학적 방법을 적용함으로써 자신의 감정과 행동들을 조절한다.

(9) 자기 수용(self-acceptance)

건강한 개인은 그가 살아있다는 것만으로도 자신을 수용하며 자신의 가치를 외적 성취나 다른 사람의 생각에 따라 평가하지 않는다. 그들은 자신을 입증하려고 노력하기보다는 즐기고자 노력한다.

(10) 위기 채택(risk-taking)

정서적으로 건강한 개인은 삶 속에 많은 위기가 존재함을 알고 있으며 그들은 자신이 진정으로 원하는 것이 무엇인지, 그것을 얻기 위해 어떤 노력을 해야 하는지 스스로에게 물으며 어리석게 빠져들지 않지만 위기를 회피하지 않는 경향을 지닌다.

(11) 반유토피아주의(non-utopianism)

성숙한 사람은 자신이 유토피아에 도달하는 것은 불가능한 일이며 자신이 원하는 모든 것을 가질 수도 없고 자신이 원하지 않는 모든 것들을 피할 수도 없다는 사실을 수용한다. 정신적 건강을 위해 끊임없이 노력하는 것은 있을 수 있는 일이지만 완전한 정신건강도 일종의 허상임을 알고 있다.

4) 비합리적 신념과 비합리적 사고

REBT에서 바라본 정신병리의 근원은 심리적 부적응, 정신장애의 근본적 원인은 비합리적 신념과 비합리적 사고라고 본다.

(1) 비합리적 신념의 근본적 원인

비합리적 신념은 잘못된 당위적 신념에서 비롯된다.

① 내담자 자신에 대한 당위성

내담자 자신에 대한 당위성에 대해 논박한다. 예를 들어 내담자의 당위적 사고 must(~해야만 한다) 완벽성, 실수인정을 못함 등과 같은 신념에 대해 논박한다. 내담자의 '심오한 당위적 요인'이라고 부르는 점을 상담자가 지적해 주면서 내담자에게 당위적 사고화를 포기해야 하는 합당한 이유들을 제시한다. 상담자는 내담자가 옳고 그름을 지적하는 것이 행동의 유용한 지표가 아님을 지적해 준다. 내담자에게 '바람(want)'과 '당위(must)' 사이의 차이를 분명히 설명을 해주어야만 한다. 그리고 '바람'이나 '선호적 사고'는 수용될 수 있다는 점에서 논쟁 대상이 아님을 확인한다. 마지막으로 당위성(must)에 도전하여 논박한다. 또한 필요성에 대한 당위로 당위적 사고의 독특한 하위영역에 대해 논박한다. 내담자들은 이 세상을 행복하게 살기 위해 그들이 소유하고 싶은 것과 소유해야만 하는 것 사이의 차이를 구분하지 못한다는 점, 그리고 가장 기본적 논박으로 상담자는 내담자에게 그들 자신의 언어를 심각하게 문자 그대로 어떻게 취하는지에 관하여 보여줄 수 있는지 제시하고 논박한다.

② 타인에 대한 당위성

타인에 대한 당위성으로 인간의 당위성 방향이 타인에게 향하는 경우에 대해 논박한다. 다른 사람도 자유의지가 있다는 점을 지적해준다. 그리고 우리는 다른 사람의 의지에 대한 완벽한 통제력을 가지고 있지 않다는 점을 제시한다. 마지막으로 다른 사람의 행동을 통제하기 위한 시도에 부정적인 결과가 연계된다는 사실에 대해서도 알려준다.

③ 세상에 대한 당위성

세상에 대한 당위성으로 무생의 사물, 사회기관 그리고 자신의 운명을 통제하려는 당위성에 대해 논박한다. 가장 기본적인 논박으로 세상은 내담자가 원하는 대로 돌아가지 않는다. 그리고 사실상 세상은 상당히 복잡하고 알 수 없는 이유로 돌아가기도 하며 또한 한 개인을 위해 세상이 달라질 필요가 없다고 보는 현실에 대해 지적한다.

(2) 정신병리의 근원

정신병리의 근원은 비합리적 자동적 사고에서 비롯되어 부정적 감정을 유발시킨 결과이다.

① 흑백논리(이분법 사고): 사물을 흑색과 백색 두 가지로만 보는 경향성

② 과잉일반화: 한두 번의 사건에 근거하여 일반적인 결론을 내리고 무관한 상황에도 그 결론을 적용시키는 오류

③ 성급한 결론: 자신의 생각이나 결론을 뒷받침할 확실한 증거 없이 어떤 일을 부정적으로 해석해 버리는 경향

④ 부정적인 면에 대한 선택적 주의: 잘못된 부분에 계속 집착하면서 자신의 좋은 측면은 인정하지 않음

⑤ 감정적 판단: 자신의 감정이나 느낌을 사실의 증거로 생각하는 것

⑥ '해야만 한다.', '하지 않으면 안 돼'를 과용함: 자신에게 엄격한 규율을 강요하고 자신을 채찍질하는 것

⑦ 잘못된 명명: 극단적 과잉일반화의 한 가지 형태. 잘못된 행동을 말하는 대신 부정적인 낙인을 달아주는 것

⑧ 선택적 추상화: 어떤 상황에서 일어난 여러 가지 일 중에서 일부만을 뽑아내어 상황 전체를 판단하는 오류

⑨ 과잉확대 및 과잉축소: 자신의 실수나 타인의 성공은 과장해서 해석, 자신의 잘한 일이나 타인의 실수는 불공평하게 축소시켜 열등감을 유발하게 함

⑩ 모든 게 내 탓이오: 실제적인 이유가 없음에도 불구하고 자신이 어떤 불행한 사건의 원인이라고 생각하면 비현실적인 죄책감의 원인이 됨

(3) 비합리적 사고 탈피를 위한 3가지 영역의 치료 기법

① 인지적 기법

- 논박(disputation): 비합리적인 생각과 자기언어를 확인한 후 이를 합리적인 생각과 자기언어로 재구성하기 위해 사용되는 기술
- 내담자의 언어를 변화시키기: '해야만 한다'를 '그렇게 하면 더 낫다'로 사용하게 한다(예: 혼잣말(self-talk) 변화시키기).
- 유추: 좋지 않은 습관이 자신에게 미치는 나쁜 점을 깨닫도록 한다(예: 항상 미루는 습관이 자신의 어떤 행동 특성 때문에 나타나는지 유추해 보도록 촉구한다).
- 자기방어의 최소화: 내담자가 잘못을 저질렀어도 그것 때문에 내담자가 경멸당할 이유는 없다는 것을 알게 한다.
- 대안 제시: 자신이 가지고 있는 생각보다 더 많은 선택들이 가능한 경우가 있으며 그것을 찾게 격려한다.
- 유머 사용: 지나치게 진지하고 심각한 생각과 태도에 반격을 가할 유머를 사용한다.

② 정서적 기법

- 합리적 정서 상상: 내담자에게 일어날 수 있는 가장 최악의 상황 중 하나를 상상하게 하여 상황에 맞지 않는 부적절한 감정이 적절한 감정으로 변화될 수 있도록 한다.
- 부끄러움 제거 연습: 부끄럽게 느껴지는 행동을 하는 과제를 주어 사람들이 다른 사람들에 대해 별 관심을 두지 않는다는 것을 깨닫게 한다.
- 무조건적 수용, 감정적 언어 사용: 감정적인 언어표현을 내담자 자신에게 적용할 수 있도록 한다.

③ 행동적 기법

- 보상기법, 역할연기: 행동적 상담에서 다루어지는 대부분의 행동적 기술을 거의 그대로 활용할 수 있다.
- 활동과제 부과: 실제 장면에서 행동을 해보고 오도록 과제를 내는 방법도 있다.

8. 인지치료

1) 인지치료(Cognitive Therapy)의 역사와 이론

인지치료는 1960년대 미국의 심리학자 아론 벡(Aaron T. Beck, 1921~2021)에 의해 고안되었으며, 왜곡된 인지와 신념의 파악 및 수정을 통한 치료를 강조하는 심리치료 기법을 말한다. 인지치료는 그 자체로도 경험적으로 입증된 훌륭한 치료기법이지만, 행동주의와 결합된 인지행동 치료의 형태로도 많이 활용된다. 흔히 인지행동 치료로 명명되는 인지치료는 그 근간에는 정신분석 이론, 신프로이트학파의 대상관계이론, 행동주의 이론이 있다. 앨버트 엘리스(albert Ellis, 1913~2007)는 REBT 합리 정서 행동 치료의 창시자이며 정신분석의 단점을 극복한 인지치료 방법을 도입했으며, 아론 벡은 인지치료의 효과를 과학적으로 입증했다. 엘리스가 초석을 닦아놓은 인지적 접근은 아론 벡에 의해 인지치료로 확립하였고 벡은 우울증과 불안에 대한 자기보고 척도를 개발하였다. 인지치료는 그 근간에 정신분석 이론, 신프로이트 학파의 대상관계 이론, 행동주의 이론이 있으며, 그 철학적 배경으로는 "인간은 객관적인 현실에 의해서 고통받는 것이 아니라 그것에 대한 견해로 고통 받는다."라는 이성과 주관성을 강조한 스토아 철학, 현상학, 합리주의와 이성주의 철학을 바탕으로 개인의 의식적 경험을 중시한다. 또한, 협동적 경험주의, 자기치료의 철학, 심리 교육적 모델을 강조한다. 인지치료는 지금까지 현대 심리치료의 주된 흐름을 이루고 있는 인지행동치료의 중심 치료법으로서 마음 챙김을 비롯한 다양한 기법을 통합하여 발전하고 있다(위키피디아 백과사전, 2024; 민병배 옮김, 2017; 민병배 · 유성진 옮김, 2009; 원호택 옮김, 2005; 이성직 · 조난숙 옮김, 2022).

2) CBT(Cognitive Behavioral Therapy)의 주요개념

Beck의 CBT(Cognitive Behavioral Therapy)의 주요개념은 다음과 같다. 정신병리에 영향을 미치는 인지적 요인들에는 자동적 사고, 인지적 오류, 역기능적 인지 도식과 신념 등이 있다.

(1) 자동적 사고(Automatic Thought)

자동적 사고는 A. 나의 세계, B. 나 자신, 그리고 C. 나의 미래라는 3가지 인지적 오류에 기인한다. 따라서 인지행동치료 이론의 핵심은 사람들이 경험하는 심리적 문제는 스트레스 사건을 경험했을 때 자동적으로 떠오르는 부정적인 내용들인 것이다. 이러한 자동적 사고는 매우 빠르게 의식 속을 지나가기 때문에 개인에게 명료하게 인식되지 않으며 단지 그 결과로 뒤따르는 우울감정만이 인식된다. 그러나 자동적 사고는 주의를 기울이면 쉽게 자각될 수 있을 뿐만 아니라 변화시키기도 쉬워서 인지치료의 초기에는 자동적 사고를 포착하여 수정하는 데 초점을 맞춘다. 엘리스의 ABC모델에 따르면, 자동적 사고는 B에 해당하는 인지를 뜻한다.

1960년대 초반에 우울증 환자들을 치료하던 Beck은 환자들이 부정적인 생각과 결론을 자동적으로 떠올린다는 것을 발견했다. 이를 '자동사고'라고 하면서 우울증 환자들이 갖는 특징적인 사고방식을 인지적 심리(cognitive trial)로 분류했는데, 자기 자신, 세상, 미래에 대한 부정적인 생각이었다. 예를 들어 나 자신(나는 무가치한 사람이다)과 나의 세상(세계는 온통 사기꾼들로만 가득 차 있어), 그리고 나의 미래(더 이상 나은 미래가 오진 않을 것이다)에 대해서 부정적인 신념을 가지고 있는 것이다. Beck은 이러한 왜곡된 자동적 사고를 찾아내서 교정하면 정서와 행동 모두 호전을 보인다고 주장했다.

(2) 인지적 오류들(Cognitive Errors)

생활사건의 의미를 해석하는 정보처리 과정에서 범하는 체계적인 잘못을 인지적 오류(Cognitive errors) 또는 인지적 왜곡(Cognitive distortion)이라고 한다. 인지치료에서는 개인이 지니고 있는 인지적 오류를 수정하려고 하는데, 인지적 오류의 종류는 다음과 같다.

① 이분법적 사고(Dichotomous thinking): 두 개의 극단으로만 해석한다(예: "답을 완벽하게 쓰지 않는 이상 나는 실패한 거야.").

② 과잉일반화(Over generalization): 특수한 상황의 경험으로부터 일반적 결론을 내리고 무관한 상황에도 그 결론을 적용시킨다. '항상', '모두', '전혀'가 들어간다(예: "난 지난번 운전면허 실기 시험에 떨어졌어. 그러니 이번에도 역시 떨어지겠지.").

③ 임의적 추론(Arbitrary inference), 지레짐작 자의적 해석으로 자신의 생각을 뒷받침하는 증거가 없거나 명백한 반대의 증거가 있음에도 특정한 결론을 내린다(예: "친구가 내 신경을 거슬리게 하려고 일부러 큰 소리로 노래를 부르고 있군.").

④ 선택적 추상화(Selective abstraction): 특정한 사건과 관련된 일부의 정보만 선택적으로 받아들여 그것이 마치 전체를 의미하는 것처럼 잘못 해석한다. 많은 긍정적인 건 잊고 부정적인 것 하나만 선택한다(예: "100명 중 99명이 나를 칭찬해도 단 1명의 악플러만 있어도 내 삶의 의미가 없어.").

⑤ 정신적 여과(mental filtering): 이는 어떤 상황에서 일어난 여러 가지 일 중에서 일부

만을 뽑아내어 상황 전체를 판단하는 오류이다. 중요한 정보들은 여과시켜 버리고 극히 일부만을 남겨놓는다(예: 엄마가 요리를 못하면 엄마로서 자격이 없어.

⑥ 과장과 의미 축소(Magnification and Minimization): 실제보다 훨씬 심각하게 생각하거나 의미를 축소하는 경우이다(예: [과장] "이혼을 했으니 내 인생은 끝장이다.", [의미축소] "친구가 내가 만든 과자가 정말 맛있다고 하는데 그냥 인사말이겠지. 뭐.").

⑦ 개인화(Personalization): 자신과 무관한 사건을 자신과 관련된 것으로 잘못 해석한다(예: 길을 걷다가 다른 사람들의 웃음소리를 듣고 마치 자신을 비웃는 것으로 생각한다).

⑧ 인지협착(Tunnel vision): 사건의 한 가지 측면만 본다(예: "내가 죽어버리면 사람들이 내 억울함을 알아주겠지.").

⑨ 잘못된 명명(Mislabeling): 사람의 특성이나 행위를 기술할 때 과장되거나 부적절한 명칭을 사용하여 기술하는 오류이다(예: ADHD 진단을 받은 아동에게 '너는 실수투성이 거짓말쟁이야.'라고 부르는 것).

(3) 역기능적 인지도식(Dysfuctional Schema)과 신념(Belief)

사람이 살아가면서 자기 나름대로 자기와 세상을 이해하는 틀을 발달시키는데 삶을 사는 과정에서 하나의 체계화된 지식 덩어리를 이루게 될 때 이를 인지도식이라 부른다. 역기능적 인지도식이란 그 개인의 인지도식의 내용이 부정적 성질의 것을 의미하며 이는 심리적 문제를 초래하는 근원적 역할을 한다. 살아오는 과정에서 부정적인 내용들로 인지도식을 구성한다면 심리적 문제에 매우 취약하게 되기 쉽다. 벡은 핵심신념과 중간신념이 자동적 사고에 영향을 미친다고 하였다.

① 역기능적 신념: 특정한 생활사건에 대한 해석 내용인 자동적 사고와 달리, 삶의 믿음이나 원칙으로서 절대주의적이고 완벽주의적이며 융통성이 없이 경직된 내용으로 구성되어 있다.

② 핵심 신념: 어린 시절에 중요한 인물과 상호작용하면서 형성되는 것으로서 가장 근원적이며 깊은 수준의 믿음이다.

③ 중간신념: 핵심신념과 자동적 사고를 매개하는 것으로 삶에 대한 태도, 규범, 가정을 말한다.

3) 인지치료의 최근 동향과 전망

(1) 마음챙김에 기반 스트레스 감소법(Mindfulness-Based Stress Reduction: MBSR)

MBSR은 동양의 마음챙김 명상과 서양의 의학을 접목하여 탄생되었다. 또한 마음챙김에 근거한 치료법 중 가장 역사가 길고 많은 임상적 연구 결과가 있는 '의료명상교육 프로그램'이다. 서구에서 마음챙김 명상(mindfulness meditation)을 수행 외의 목적으로 처음 적용한 사람은 존 카밧진(Jon Kabat-Zinn)으로 1970년대 후반에 MBSR 프로그램을 개발하였고, MBSR은 만성통증을 비롯, 불안, 우울, 범불안장애 및 공황장애 등 각종 질환에 치유효과를 가지고 있다. MBSR 프로그램에서는 8주간 매주 한 번씩 두 시간 삼십 분 동안 30명 정도의 사람들이 집단으로 모여서 호흡 마음 챙김 명상, 몸 관찰(body scan), 하타 요가(몸중심의 요가), 먹기 명상, 걷기 명상 등을 배우고 소감을 나눈다. 그동안의 연구에서 MBSR은 통증을 줄여주고 다양한 증상의 감소와 심리적 웰빙의 증진에 도움이 되는 것으로 밝혀지고 있다. 마음챙김은 회피하지 않고 있는 그대로 바라보는 것일 뿐만 아니라 떨어져서 보는 것이다. 마음에 불안이나 우울 등의 고통이 있을 때 그 속에 매몰되지 않고 그 경험을 낱낱이 떨어져서 보는 것이다. 화가 날 때 '화'에서 세상을 보는 것이 아니라 '화'를 보는 것이다. 마음챙김은 전통적으로는 보통의 상태에 있는 사람들이 자신의 진면목을 깨닫고 인격의 완성을 이루는 수행법으로 쓰였다.

(2) 마음챙김 기반 인지치료(Mindfulness-Based Cognitive Therapy: MBCT)

MBCT는 처음에는 진델 시걸(Zindel Segal), 마크 윌리엄스(Mark Williams) 및 존 티스데일(John Teasdale)이 자주 재발하는 우울증을 치료하는데 적용하기 위해 전통적인 인지치료와 카밧진의 MBSR 프로그램을 통합하여 개발했다. MBSR처럼 8주 프로그램으로 되어 있지만 MBSR과는 달리 집단의 규모를 12명 이내로 하여 교육적 방식보다는 심리치료적 방식으로 진행되며 교육을 할 때도 스트레스 일반보다는 우울에 초점을 둔다. MBCT 역시 실증적 연구에서 그 효과가 증명되고 있으며 요즘은 우울 이외의 심리적 장애에도 성공적으로 적용되고 있다.

(3) 수용전념치료(Acceptance and Commitment Therapy: ACT)

ACT는 스티븐 헤이즈(Steven Hayes) 등에 의해 개발된 치료방법으로 MBSR, MBCT, DBT 등과 마찬가지로 마음챙김을 통해 부정적인 내적 경험을 회피하거나 억압하지 않고 있는 그대로 경험하는 것을 강조한다. 아울러 ACT에서는 가치를 분명하게 하고 인생의 목표와 그 추구에 필요한 행동전략을 가르친다. ACT는 원래 개인치료로 발달하였지만 집단치료로 적용되기도 한다. ACT는 마음챙김 뿐만 아니라 우화와 같이 다양한 기법을 적용하여 마음의 유연성을 기르도록 도와준다. ACT는 만성통증, 우울, 불안, 중독, 금연, 직장 스트레스, 당뇨 조절, 체중 조절, 섭식장애 등 다양한 문제에 효과적인 것으로 나타났다.

(4) 변증법적 행동치료(Dialectical Behavior Therapy: DBT)

DBT는 마샤 린네한(Marsha Linehan)이 경계선 성격장애의 치료를 위해 표준적인 인지행동치료에 마음챙김을 비롯해서 효과적인 정서조절 기법 등 몇 가지 기법을 통합하여 개발했다. DBT에서는 대립되는 사상들의 균형, 통합 또는 종합을 강조한다. DBT는 경계선 성격장애 환자들이 장시간의 공식적인 명상훈련에 참여하기가 어렵다고 보고 MBSR이나 MBCT에 비해 덜 공식적인 마음챙김 훈련을 광범위하게 선택하여 사용한다. 또 DBT는 MBSR이나 MBCT처럼 집단으로 진행할 수도 있지만 개인 치료로 적용되기도 한다. 최근에는 DBT가 경계선적 성격장애 이외에도 기분장애, 불안장애, 섭식장애, 충동조절장애, 약물의존 등 다양한 증상에도 효과적으로 적용되고 있다.

4) Beck의 인지행동치료(CBT) 장단점

정신분석 치료자들은 인지치료가 내담자에게 지성화 또는 합리화라는 방어기제를 제공해주는 것일 뿐 내담자의 근본적인 원인을 치료하지 못한다고 비판한다. 인지치료의 효과는 입증되었지만, 자동적 사고와 역기능적 신념의 변화가 부적응적 감정과 행동의 변화를 유발하는지에 대한 증거는 부족한 상태다. 또한 지능, 학벌이 낮고 심리 내성능력이 부족한 내담자는 인지치료에 적절치 않은 것으로 알려져 있다. 이러한 한계에도 불구하고 인지치료가 오늘날 인기 있는 치료방법인 이유는 심리치료 중에서 가장 체계적인 이론과 실증적인지지 근거를 가지고 치료 효과가 잘 입증돼 있으며, 비용, 시간 면에서도 경제적이라는 점이다. 또한 인지치료는 명쾌한 이론과 구체적 치료방법으로 치료자 양성 훈련이 수월하다.

9. 대상관계이론(Object relations theory)

대상관계이론은 프로이트 정신분석의 한 방법론이다. 본래 경계성 성격장애와 같은 전통적 정신분석에서 효과를 볼 수 없었던 심각한 정신장애를 제대로 이해하고 치료하는데 더 적합한 이론으로 발전되었다. 대상관계이론은 자아심리이론과 더불어 정신분석이론을 보완하는 이론으로 인정받으며 정신장애치료, 가족치료, 집단치료 등 그 적용범위를 확대하고 있다. 대상관계이론의 역사(위키피디아 백과사전, 2025; 김은정, 2022)를 살펴보면, 영국정신분석학회는 제2차 세계대전을 전후로 세 개의 그룹인 ① 프로이트를 중심의 전통적인 정신분석 맥락을 계승하는 그룹, ② 멜라니 클라인(M. Klein)[5]을 중심으로 하는 그룹, 그리고 ③ 페어베언(W. Fairbain)과 위니콧(D. Winnicott)을 중심으로 하

5) 멜라니 클라인(Melanie Klein, 1882~1960)은 영국의 정신분석학자, 아동심리학자였다. '대상관계이론의 창시자'로 아동대상 정신치료에 놀이치료를 처음으로 도입하였다(위키피디아 백과사전, 2025; 고은진 옮김, 2003).

는 영국중간학파로 ①과 ②그룹에 속하지 않으려 했다. ① 프로이트를 중심의 전통적인 정신분석 맥락을 계승하는 그룹과 ② 멜라니 클라인(M. Klein)을 중심으로 하는 그룹은 개인욕구충동 지향적(instinct drive oriented)으로 내적 실재(internal reality)의 중요성을 강조하였다. ③ 페어베언(W. R. D. Fairbain)[6], 비온(W. R. Bion)[7], 위니캇(D. Winnicott)[8] 등을 중심으로 하는 영국중간학파는 대상지향적(object oriented)이면서 외적 실재(external reality)에 초점을 두었다. 따라서 대상관계이론은 ① 그룹의 이론으로 ② 멜라니 클라인으로 시작하여 ③ 그룹으로 차츰 발전하였다.

1) 멜라니 클라인(M. Klein)

멜라니 클라인은 아동치료에 정신분석을 이용한 선구자이다. 프로이트가 꿈을 이용하여 무의식을 이해하듯 클라인은 아동의 정신분석에 놀이를 이용하여 그들의 무의식을 탐색하고자 하였다. 클라인에게 있어 좋은 대상과 나쁜 대상에 대한 내사와 투사를 통해 형성되는 내적 대상들은 유아·아동의 정신생활에 아주 중요한 특징이라고 하였다. 페어베언은 클라인의 그러한 생각을 보완하여 '대상관계이론'을 독자적으로 발전시킨 정신과의사로서 유아·아동이 다른 사람과 의미있는 애착을 맺고자 하는 욕구에 관심을 두었다. 즉, 페어베언은 부모가 아이를 잘 키운다면 아이는 내적 대상이 아닌 외부 실체에 직접 접촉하고 교류하는 외향적인 사람으로 성장한다고 보았다. 따라서 페어베언에게 있어 내적 대상이란 외부의 실체와 교류하는 데 실패하여 내면세계로 후퇴했을 때, 그 실패를 보상해주는 대체물이었다. 페어베언은 이 내적 대상이 형성되는 과정에 대해서는 명확히 설명하지 않았으나 아동이 부모의 반응적인 측면들과 반

6) 윌리엄 페어베언(William Ronald Dodds Fairbairn, 1899~1964)은 스코트랜드의 정신과 의사였다(위키피디아 백과사전, 2025; 고은진 옮김, 2003).
7) 윌프레드 비온(Wilfred Bion, 1897~1979)은 영국의 정신분석가. 제2차 세계대전 당시 군사들의 사기를 진작시키는 집단심리를 오랫동안 연구하였다(위키피디아 백과사전, 2025; 고은진 옮김, 2003).
8) 도널드 우즈 위니컷(Donald Woods Winnicott, 1896~1971)은 영국의 소아과의사이자 정신분석학자였다(위키피디아 백과사전, 2025; 고은진 옮김, 2003).

응 없는 측면들을 잘 구분하지 못하며, 반응 없는 측면과는 교류할 수 없기 때문에 아동은 그러한 측면을 내면화시키고, 그것이 자기 존재의 일부라는 환상을 갖는다고 보았다.

2) 비온(Bion)

비온은 클라인에게 정신분석을 받으면서 '투사적 동일시' 개념을 확장시켰다. 비온은 육아에서 담아내는 것(the container)과 담기는 것(the contained)이라는 개념을 만들었다. 유아가 자신의 부정적 감정으로 인해 불편하고 힘든 상태에 있을 때 양육자가 안전하고 안정적으로 유아의 부정적 감정·불편하고 힘든 상태를 받아주고 안전한 것으로 되돌려 주는 과정에서 유아는 자신의 감정을 달래고, 조절할 수 있게 된다는 것이다. 이렇게 유아는 '감정을 담아내는 방법'을 경험하게 된다. 내담자와 치료자의 관계 역시 치료과정에서 동일하게 경험 가능하다는 것이다. 즉, 치료자는 내담자가 투사한 감정을 내면화하고 담아내고 조절하여 내담자에게 돌려주는 것이다. 이때 내담자는 치료자로부터 받은 감당할 수 있는 수준의 변형된 감정을 다시 내면으로 내사하면서 변화시킨다는 것이다. 이런 과정은 개인 간 투사적 동일시를 통해 경험된다. 유아·아동은 자신을 압도하는 강한 부정적 감정을 제거하기 위해 그들의 부모한테 유사한 감정을 투사시켜 자신과 동일시하려고 한다. 이때 양육자는 투사된 감정을 내면화하여 그것을 '담아내고' 조절하여 변형된 감정으로 아이에게 되돌려 주는데 이러한 보듬어주는 행동이나 위로와 안녕 등의 정서가 담긴 표현이 전달됨으로써 아이는 변형된 감정을 다시 내사하고 내적 경험을 변화시켜 다시 '담는 자'가 되는 것이다. 이렇게 양육자와 아이는 서로가 '담는 자'와 '담기는 자'의 역할을 반복하게 되는 것이다.

상담(치료)에서 경청, 방해받지 않는 시간, 상담자가 보여주는 반응은 바로 담아내는 기능을 제공한다. 상담자(치료자)의 담아내기를 통해 내담자가 전하려는 감정을 상담자가 받아들이고 조절하고 변화시킨 이후 그것에 치료적 의미를 부여하여 내담자에게 되돌려 주는 것을 바로 담아내기 상담기술(치료)라고 한다. 클라인은 성인의 무의식 밑바닥에 있는 유아적 무의식을 다루었는데, 비온은 더 깊이 들어갔다. 비온은 상담과정에서 상담자는 내담자에 대해 아무것도 모르는 것을 견딜 수 있는 능력이 있어야 함을 강조하였다. 무지-경청-이해-해석의 과정이 바로 비온이 말하는 상담과정이다. 따라서 내담자에 대해 안다는 마음이 굳어지게 되면 새롭게 담을 수 있는 '틈'이 사라지게 됨으로써 내담자에 대해 이해할 수 없음을 이해하는 자세를 강조하였다.

3) 위니컷(Winnicott)

위니컷은 어머니와 유아의 관계 개념을 발전시켰다. 위니컷의 이론은 안나 프로이트와 멜라니 클라인의 이론을 모두 수용하면서 자아심리이론과 대상관계이론을 연결하는 역할을 하였다. 위니컷은 '충분히 좋은 어머니(good enough mother)'와 '보듬어주는 환경(the holding environment)'의 중요성을 강조하였다. 이유는 영유아가 의존상태일 때 건강한 성격을 형성할 수 있도록 환경을 제공해 주는 양육자(어머니)의 역할 개념을 설명함으로써 자녀의 심리적 발달과 '자기(self) 형성'을 설명해주기 때문이다. 위니컷은 양육자의 '돌봄의 질'에 따라 아이는 '참된 자기(true self)' 또는 '거짓 자기(false self)' 경향성으로 발달될 수 있다고 하였다. 여기서 '충분히 좋은 어머니'라는 개념은 아이의 심리적 성장과 발달을 위해 보듬어주는 촉진적 환경을 제공하는 양육자를 의미한다. 이때 아이의 모든 필요와 욕구를 들어주어야 한다는 것이 아니라 아이의 반응에 민감하되 상황에 따라 아이가 받아들일 수 있을 만큼의 적절한 좌절도 제공한다는 것이다. 실제로 '이만하면 좋은', '괜찮은' 어머니에 더욱 가까운 의미이다. 치료자(상담자) 역시 내담자를 과대평가하거나 과소평가하는 실수를 삼가해야 하며, 실제 내담자에게 치료자로서 '괜찮은' 혹은 '이만하면 좋은' 대상이 되어주는 것이 중요하다. 위니컷이 설명한 '보듬어주는 환경'이란 아이의 발달과정에서 아이가 필요로 하는 모성적 환경을 의미한다. 위니컷은 아이의 심리 · 정서적 발달은 이미 3세 이전에 이루어지기 때문에 아이의 발달이 순조롭게 이루어질 수 있도록 하는 다음의 모성적 환경 요소들이 중요하다고 하였다.

① 안아주기(holding): 아이가 밉고 귀찮게 해도 싫어하지 않고 사랑스럽게 안아주고 돌보아주는 개념

② 다루기(handling): 생애 초기에 안아주는 환경의 중요한 측면으로 엄마가 유아의 신체를 돌보는 것에서 시작하여 자연스럽게 유아를 안아주는 것까지 포함

③ 대상 제공하기(object providing): 엄마가 아이의 대상이 되어주는 것을 의미하며 아이에게 인간관계를 포함한 공유하는 전체 현실세계를 소개해 주는 일

④ 반영하기(mirroring): 엄마가 유아의 욕구와 몸짓을 정확히 이해하는 것, 엄마가 반영해 주는 거울 역할은 안아주기와 자아통합을 위한 중요한 요소

⑤ 공격으로부터 살아남기(surviving): 위니컷은 태아, 영유아의 공격을 운동성이라고 보았으며 이런 초기 공격성을 생명력의 일부로 인식하고 엄마가 이러한 공격에 견뎌주는 것이 필요하다고 봄

⑥ 놀이하기(playing): 놀이 속에서 나타나는 유아의 몸짓, 소리 안에는 참된 자기의 요소가 잠재된 것임. 이에 엄마가 유아의 놀이에 제대로 반영해 주었을 때 잠재되어 있던 아이의 참된 요소가 자기 안에 자리 잡게 되면서 '나'라는 존재에 대한 느낌이 생생하게 된다고 보았음

제 3 부

정신건강과 정신장애의 이해

제 6 장

성격장애의 이해

1. 성격과 성격장애의 개념

성격(personality)이란 한 인간이 환경에 적응해 나가는 과정에서 비교적 일관성 있게 나타나는 개인 특유의 행동 및 사고 양식이라고 할 수 있다. 성격에는 개인의 독특한 특성, 시간과 상황에 걸쳐 일관성 있게 나타나는 행동 및 사고 양식으로 어느 정도의 예측 가능성과 안정성을 갖는다. 그리고 성격은 환경에 적응하는 방식에 있어 개인차를 의미하므로 적응과 밀접한 관련이 있으며, 성격장애(personality disorder)란 성격 특징들이 극단적 범위를 넘어서거나, 변형된 모습이다. 이는 대개 청소년기 또는 초기 성인기에 시작해서 시간이 지나도 변화되지 않으며, 여러 상황에 일관되게 나타난다. 그로 인해 개인의 능력에 상당한 장애를 유발하고, 특히 사회 적응 및 대인관계 상황에서 심각한 문제가 초래될 때 성격장애로 진단 내리게 된다. 성격장애의 유병률은 일반 인구의 10~20% 정도로 추정된다. 또, 정신질환을 앓는 사람의 약 50%에서 성격장애가 동반된다. 그러나 성격장애인들은 정신의학적 도움을 잘 요청하지 않는 특징이 있다. 대부분의 성격장애인들에서는 자아동조적인 특징으로 인해 즉, 문제 행동이 자신에게 직접적인 불안감과 고통을 주지 않기 때문에 자신의 성격적 문제로 발생되는 어려움을 부인하고 치료에 대해서도 무관심한 태도를 보이는 경우가 대부분이다(보건복지부 국립건강정신센터, 국가정신건강정보포털, 2024).

2. 성격장애의 3가지 유형

성격장애는 그 유형에 따라 다음의 세 가지 유형으로 분류한다(보건복지부 국립건강정신센터, 국가정신건강정보포털, 2024).

1) A군 성격장애(Cluster A Personality Disorder)의 특징

다른 표현으로 'Eccentric Personality Disorders'라고 불린다. Eccentric이란 다른 사람들의 입장에서 바라봤을 때 이상하고 일반적이지 않다는 뜻을 지니고 있다. 한국어로는 괴짜인, 별난, 기이한 등의 뜻으로 번역된다. 결국 A군 성격장애란 이상하거나 특이하게 보이는 사고나 행동을 보이는 성격을 의미한다고 할 수 있다. 이 A군에 포함되어 있는 성격장애로는 편집성 성격장애, 조현성 성격장애, 조현형 성격장애가 포함되어 있다. 편집성 성격장애(Paranoid Personality Disorder)가 있는 사람들은 타인에 대해 끊임없는 불신과 의심을 가지고 있으며 다른 이들이 자신을 비하하거나 해를 끼치고 위협하려 한다는 믿음을 지니고 있다. 조현성 성격장애(Schizoid Personality Disorder)를 지닌 사람들은 일반적으로 고독한 활동을 선호하며 자신의 감정을 거의 표현하지 않으며 고독한 사람들로서 사회적 관계에 무관심한 특성을 지니고 있다. 조현형 성격장애(Schizotypal Personality Disorder)의 사람들은 외모뿐 아니라 사고와 행동에서도 비정상적이며 이상한 신념이나 혹은 미신적인 생각에 사로잡혀 있는 특성을 지니고 있다.

2) B군 성격장애의 특징

B군 성격장애(cluster B Personality Disorder)는 'Dramatic Personality Disorders'라고 불린다. Dramatic이란 단어를 통해 이 성격의 특성을 직감적으로 이해할 수 있을 것이란 추측을 해 본다. 간단히 표현하자면 정말로 극적인 성격이라고 할 수 있다. 이 장애

를 지닌 사람들은 강렬하고 불안정한 감정을 지니고 있으며 충동적이며 예상할 수 없는 사고와 행동 또한 자신에 대한 왜곡된 이미지를 지니고 있다. 이 장애에는 반사회성 성격장애, 연극성 성격장애, 경계성 성격장애, 그리고 자기애성 성격장애가 포함되어 있다. 반사회성 성격장애(Antisocial Personality Disorder)는 무책임하고 공격적인 행동을 특징으로 하며 이 장애를 가진 사람들을 경우에 따라 'Sociopaths' 또는 'Psychopaths'라고 부르기도 한다. 사람을 무시하고 사회 규칙을 준수할 수 없는 사람들로서 심각한 범죄를 저지르고 자신의 행동에 대해 후회하지 않는 특성을 지니고 있다. 연극성 성격장애(Histrionic Personality Disorder)는 Histrionic이란 단어에서 연상되듯 과장되게 연극하는 듯하는 특성을 지닌 성격장애로서 매우 극적이며, 때로는 유치하고 지나치게 감정적인 모습을 보이며 끊임없이 타인의 관심과 집중을 갈구하는 경향이 있다. 경계성 성격장애(borderline Personality Disorder)는 성적으로 난잡하거나, 약물을 남용하고, 때로는 과도한 지출을 일삼는 등 충동적인 행동을 저지르는 경향이 있으며 불안정한 감정과 열악한 자아상 그리고 특별히 혼란스러운 관계를 그 특징으로 지니고 있는 성격장애이다. 자기애적 성격장애(Narcissistic Personality Disorder)는 과장된 우월감과 성공 및 권력에 대한 집착이 특징이다. 하지만 이러한 집착은 자기중심적이며 낮은 자존감에 근거하는 경향이 있고 따라서 이 성격장애를 지닌 사람들은 타인의 지속적인 관심과 칭찬 그리고 감탄을 필요로 하는 특성을 지니고 있다.

3) C군 성격장애의 특징

C군 성격장애(Cluster C Personality disorder)는 불안(anxious) 혹은 공포(fearful) Cluster라고 불리기도 한다. 즉 이 C군의 성격장애의 특징은 불안과 두려운 사고와 또는 행동이 대표적이며 때문에 이 장애를 지닌 사람들은 긴장과 두려움에 고통을 받는 경향이 있다. 이 군에는 회피성 성격장애, 의존성 성격장애, 그리고 강박성 성격장애가 포함된다. 회피성 성격장애(Avoidant Personality Disorder)는 사회적 접촉을 피하는 경향을 지니고

있다. 이러한 회피 경향은 혼자 있고 싶다는 욕망의 결과가 아니라 다른 사람들로부터 부끄럽거나 가혹한 판단에 노출되는 것에 대한 과도한 두려움으로 인해 다른 사람들과의 접촉을 피하는 것으로서, 때로는 거절당하는 것에 대한 두려움으로 인해 많은 사회적 경험을 놓치는 결과를 초래하기도 한다. 의존성 성격장애(Dependent Personality Disorder)는 무력감과 선택장애로 인해 의존과 복종을 지향하며 이를 통해 지속적인 안정감을 추구하는 경향이 있다. 때문에 이 장애로 고생하는 사람들은 다른 사람과 매우 가까워지고 상대를 기쁘게 하기 위해 많은 노력을 기울인다. 이유는 다른 사람에게 의존하고 있을 때 안정감을 느끼기 때문에 수동적이고 집착하는 행동을 보이고 분리에 대한 두려움을 지니고 있다. 강박성 성격장애(Obsessive-compulsive Personality Disorder)는 실수에 대한 강한 두려움과 함께 완벽주의와 경직성, 통제 및 질서의 패턴을 추구하는 것이 그 특징이다. 불행하게도 이러한 특징으로 인해 많은 경우 선택장애를 나타내며 일을 끝내는 데 어려움을 겪으며, 세부 사항에 대한 집착을 초래하여 일상에 큰 불편을 체험하게 된다.

3. 성격장애의 각 유형에 따른 임상적 특징 및 치료

성격장애 최선의 치료는 정신치료이다. 초기 목표는 고통스러운 정신 상태 및 문제 행동의 경감이지만 궁극적인 치료의 목표는 성격의 전반적인 구조 변화 및 호전이라고 할 수 있다. 이를 위해 역동적 정신치료, 인지행동치료, 변증법적 행동치료, 대상관계치료, 게슈탈트 정신치료, 마음 헤아리기 치료 등의 다양한 형태의 정신치료 기법이 시행될 수 있다. 다음은 각 성격장애의 주요특징 및 치료에 대한 설명이다(보건복지부 국립건강정신센터, 국가정신건강정보포털, 2024; 유인경 옮김, 2009; 위키피디아 백과사전, 2024; 강영신, 이세라 옮김, 2023).

1) 편집성 성격장애(Paranoid Personality Disorder)

편집성 성격장애인은 다른 사람의 동기를 악의가 있는 것으로 해석하는 등 타인에 대해 근거 없는 전반적인 불신과 의심을 가진다. 이들은 배신의 두려움에 갇혀 깊은 의심과 과도한 비밀을 갖고 있다. 대체로 성인기 초기에 시작되는데 권력 지향적인 절대권력자들에게서 흔히 나타나는 정신질환으로 치료가 매우 힘들다. 치료자와 내담자 간의 신뢰 관계 형성이 중요함에도 불구하고 매우 어렵다. 이들의 감정을 잘 수용하는 것이 중요한데 편집성 성격장애인과 함께 지내는 요령으로는 그들과의 정면충돌을 피하고, 파워게임을 하지 않으며 이들에 대한 위험성을 항시 인식하며 지내야 한다. 이들은 의심이 가거나 자신의 감정을 언짢게 했다고 인식되는 상대를 항시 기억하여 반드시 복수하는 경향이 다분하다. 편집성 성격장애를 극복하려면 힘이나 권력, 협박을 통해 상대를 지배하려는 마음을 내려놓고 상대의 감정을 존중하는 태도를 학습해야 한다. 또한 자신의 권리를 주장하는 것도 중요하지만 무슨 수를 쓰더라도 이겨야 한다는 생각을 바꾸어야 한다.

편집성 성격장애에 대한 DSM-5 진단기준은 다음과 같다.

A. 다른 사람들의 동기를 악의적으로 해석하는 것과 같은 광범위한 불신과 의심이 성인기 초기에 시작되어 다양한 상황에서 다음 7개 중 4가지 이상 항목에 해당되면 편집성 성격장애라고 할 수 있다.

1. 충분한 근거 없이 타인들이 자신을 착취, 상해 또는 속인다고 의심한다. 충분한 근거가 제시된 경우 제외한다.
2. 친구나 동료의 성실성이나 신용에 대한 부당한 의심에 집착한다.
3. 정보가 자신에게 악의적으로 사용될 것이라는 확인되지 않은 두려움으로 터놓고 얘기하기를 꺼린다.
4. 온정적인 말이나 사건을 자신을 폄훼하려거나 위협적 의미가 감추어져 있는

것으로 해석한다.

5. 지속적으로 원한을 품는다. 모욕, 상해, 경멸을 용서하지 않음
6. 제3자에게는 그렇게 보이지 않는 행동이나 상황도 자신의 성격이나 평판에 대한 공격으로 여기고 즉각적으로 화를 내며 대응하거나 반격한다.
7. 정당한 이유 없이 배우자나 애인, 성적 파트너의 정절에 대해 반복적으로 의심한다.

B. 조현병, 정신증 양상이 있는 기분장애 또는 기타 정신장애의 경과 중에만 나타나는 것이 아니고, 일반적인 의학적 상태의 직접적인 생리적 효과에 의한 것이 아니다.

2) 조현형 성격장애(Schizotypal Personality Disorder)

사회적으로 고립되어 있으며 기이한 생각이나 행동을 나타내어 사회적 부적응을 초래하는 성격장애이다. 조현성 성격장애와 유사하나 대인관계에 대한 불안감과 더불어 경미한 사고장애 그리고 다소 기괴한 언행을 나타낸다는 점에서 구분된다. 조현형 성격장애인은 머리로 살아가는 유형이다. 아무 생각도 안하고 있는 것 같지만 머릿속에서 활발하게 자신과 이야기하고 있을 때가 많다. 이것이 혼잣말 또는 웃음으로 나오기도 한다. 이들은 상식적 사고에 얽매이지 않고 예리한 직감이나 창의성이 뛰어나 학자나 연구자, 철학자, 종교인 등으로서 탁월한 업적을 쌓기도 한다. 허나 언제나 내면세계에서 살면서 정신세계로의 여행을 하며 지냄으로 좋게 표현하면 높은 정신세계를 지닌 것 같아도 나쁘게 표현하면 비현실적이며 주관에 치우지기 때문에 독선이나 자기중심적인 별난 사람으로 치부된다. 이들에게는 남에게 보이는 외현적인 삶은 그다지 중요하지 않다. 일반인의 약 3%가 조현형 성격장애에 해당된다고 하며 다른 성격장애와 달리 유전적 요인이 비교적 크다고 할 수 있다.

조현형 성격장애를 극복하려면 객관적인 보편성을 갖추도록 주변에서 발생하는 일에 관심을 가져야 한다. 현실감각을 갈고 닦는다는 의미에서 일정 기간 현실적인 직업

을 가지면서 자신의 기발한 발상이 현실에 어떻게 적용되는지 경험하게 하는 것이 중요하다. 때로는 양육이나 가사에 적극 매달리면서 일상의 중요성을 인식해야 하며, 타인의 기분도 살피면서 의사소통하는 태도를 학습하면서 자기중심적인 태도에서 벗어날 필요가 있다. 그리고 조현형 성격장애인과 함께 지내려면 이들에게 압박을 주고 심하게 닦달하면 피해망상이나 공격적으로 발전할 수 있다. 따라서 이들은 현실적인 일, 일상적인 문제 처리가 서투르다. 이에 사회로 이끄는 코디네이터의 역할이 중요하다. 이들이 적재적소에서 창의성을 발휘할 수 있도록 전향적(prospective) 평가를 적용하는 것 역시 좋은 결과를 도출할 수 있다. 또한 이들에게 약물치료와 인지·행동적 치료가 도움이 된다는 보고가 있다.

조현형 성격장애에 대한 DSM-5 진단기준은 다음과 같다.

A. 사회성 및 대인관계 결핍의 광범위한 양상이 인지 또는 지각 왜곡과 행동의 기이함뿐 아니라 친밀한 관계에서의 심각한 불편감 및 감소된 능력으로, 초기 성인기에서 시작되어 다양한 상황에서 다음 9개 중 5가지 이상의 항목으로 조현형 성격장애가 나타난다.

1. 관계망상적 사고: 분명한 관계망상은 제외한다.
2. 행동에 영향을 미치고 소문화권의 기준에 부합되지 않는 기이한 믿음이나 마술적 사고(예: 미신, 천리안에 대한 믿음, 텔레파시나 육감, 아동이나 청소년에게서 보이는 기이한 환상이나 집착)
3. 신체적 착각을 포함한 유별난 지각 경험
4. 기이한 사고와 언어(예: 모호하고 우회적이고 은유적이고 지나치게 자세하게 묘사하거나 혹은 상동증적인 사고와 언어)
5. 의심이나 편집증적인 사고
6. 부적절하거나 메마른 정동
7. 기이하고 엉뚱하거나 특이한 행동이나 외모

8. 직계 가족 외에는 가까운 친구나 마음을 털어놓을 수 있는 사람이 없다.
9. 자신에 대한 부정적인 판단보다는 편집증적인 두려움과 연관되어 있는, 친밀해져도 줄어들지 않는 과도한 사회적 불안.

B. 단, 조현병, 정신병적 양상을 동반한 양극성장애 또는 우울장애, 다른 정신병적 장애 혹은 자폐스펙트럼장애의 경과 중 발생한 것은 여기에 포함시키지 않는다.
- 주의점: 진단기준이 조현병의 발생에 앞서 만족했다면 '병전'을 추가해야 한다. 즉, '조현성 성격장애(병전)'

3) 조현성 성격장애(Schizoid Personality Disorder)

타인과의 친밀한 관계 형성에 관심이 없고 감정 표현이 부족하여 사회적 적응에 현저한 어려움을 나타내는 성격장애로, 성인기 초반부터 생활 전반에 나타나야 한다. 이들은 남과 어울리기보다는 자기 혼자만의 고독한 환경을 좋아하는 특징이 있다. 이성조차 그다지 필요하지 않다. 배우자를 구하기보다 자신의 세계를 지키는 것이 더 중요하게 여긴다. 조용하고 은둔적이며 탈속세적 생활을 좋아하여 때론 노숙인이 되기도 한다. 이들은 타인과 그다지 접촉이 없는 직종에서 자신의 실력 발휘가 가능하며 평소 말수가 적어서 나서서 이야기하지 않기 때문에 의견이 없는 것처럼 보이나 이는 잘못된 생각이다. 이들에게도 나름대로의 의견과 신념이 있으며 완고함이 있다. 이들과 함께 지내려면 이들에게 섣불리 접근하거나 노골적인 친밀감을 나타내면 자신의 세계가 침해당한다고 생각하여 두려워하고 위태로움을 느낀다. 이들에게는 개인적 질문도 자신의 세계를 침입한다는 인식을 줌으로 세심한 주의를 갖고 아주 천천히 조금씩 접근해야 한다. 이들은 천성적으로 거짓말을 하거나 남을 속이지 못하기 때문에 어리석을 정도로 솔직하게 대답하기 때문에 이를 기회로 남이 자신의 세계를 파고들려는 의도가 있는 것으로 여겨 결국 뜻밖의 반응을 나타내기 때문이다. 이들과 친밀하게 지내려고 하면 할수록 이들은 오히려 냉담하게 대한다.

조현성 성격장애를 극복하려면 마음에 맞는 소수의 동호인과 긴밀한 관계를 맺는 것이 중요하다. 세속성은 버거워 오래 견디지 못하여 이들에게 괴로운 것이 된다. 자신의 특성이나 거기에 맞는 생활방법 그리고 직업을 선택해야 일을 즐기면서 할 수 있고 성공하기도 한다. 예를 들어 목축업, 산지기, 임업, 공원관리사무소, 승려, 예술가, 동물사육사 등이다.

조현형 성격장애에 대한 DSM-5 진단기준은 다음과 같다.

A. 다양한 형태의 사회적 유대로부터 반복적으로 유리되고, 대인관계에서 제한된 범위의 감정 표현이 전반적으로 나타나며, 이러한 양상이 성인기 초기에 시작되며 여러 상황에서 나타나고 다음 7개 중 4가지 이상 해당되면 조현성 성격장애라고 할 수 있다.

1. 가족과의 관계를 포함해서 친밀한 관계를 바라지도, 즐기지도 않는다.
2. 항상 혼자서 하는 행위를 선택한다.
3. 다른 사람과의 성적 경험에 대한 관심이 거의 없다.
4. 거의 모든 분야에서 즐거움을 느끼지 않는다.
5. 일차 친족 이외의 친한 친구가 없다.
6. 다른 사람의 칭찬이나 비난에 무관심하다.
7. 감정적 냉담, 유리 혹은 단조로운 정동의 표현을 보인다.

B. 단, 조현병, 정신병적 양상을 동반한 양극성장애 또는 우울장애, 다른 정신병적 장애 혹은 자폐스펙트럼장애의 경과 중 발생한 것은 조현성 성격장애로 진단하지 않으며, 다른 의학적 상태의 생리적 효과로 인한 것이 아니다.

- 주의점: 진단기준이 조현병의 발병에 앞서 만족했다면 "병전"을 추가해야 한다. 즉, 조현성 성격장애(병전).

4) 반사회성 성격장애(Antisocial Personality Disorder)

사회의 규범이나 법을 지키지 않으며 무책임하고 폭력적인 행동을 반복적으로 나타내어 사회적 부적응을 초래하는 성격장애로 타인의 권리를 무시하거나 침해하는 행동양식이 생활 전반에 나타나며, 이러한 특성이 15세부터 시작되어야 한다. 반사회적 성격장애는 18세 이상의 성인에게 진단되며 15세 이전에 품행장애를 나타낸 증거가 존재해야 한다. 타인의 고통을 초래한 자신의 행동에 대해 자책하거나 후회하는 일이 없으며 유사한 불법행동을 반복하는 경향이 있다. 이 장애를 지닌 사람은 스스로 치료하러 오는 경우가 없고, 법원의 명령이나 중요한 사람에 의해 강제 의뢰되어 치료가 이루어진다. 치료자는 중립적이고 수용적인 태도를 유지해야 하며 치료적 관계를 형성하는 것이 중요하다. 구체적인 부적응적 행동을 변화시키는 행동 치료적 접근이 더 효과적이며 문제아동이나 비행청소년에 대한 조기개입과 부모교육을 통해 예방적인 노력을 기울이는 것이 중요하다 할 것이다.

반사회성 성격장애에 대한 DSM-5 진단기준은 다음과 같다.

A. 15세 이후에 시작되고 다음과 같은 다른 사람들의 권리를 무시하는 행동 양상이 있으며, 다음 8개 중 3가지(또는 그 이상)를 충족한다.
   1. 체포의 이유가 되는 행위를 반복하는 것과 같은 법적 행동에 관련된 사회적 규범에 맞추지 못함
   2. 반복적으로 거짓말을 함, 가명 사용, 자신의 이익이나 쾌락을 위해 타인을 속이는 사기성이 있음
   3. 충동적이거나, 미리 계획을 세우지 못함
   4. 신체적 싸움이나 폭력 등이 반복됨으로써 나타나는 불안정성 및 공격성
   5. 자신이나 타인의 안전을 무시하는 무모성
   6. 일정한 직업을 갖지 못하거나 혹은 당연히 해야 할 재정적 의무를 책임감 있

게 다하지 못하는 것 등의 지속적인 무책임성

7. 다른 사람을 해하거나 학대하거나 다른 사람 것을 훔치는 것에 대해 아무렇지도 않게 느끼거나 이를 합리화하는 등 양심의 가책이 결여됨

B. 최소 18세 이상이어야 한다.

C. 15세 이전에 품행장애가 시작된 증거가 있다.

D. 반사회적 행동은 조현병이나 양극성장애의 경과 중에만 발생되지는 않는다.

5) 연극성 성격장애(Histrionic Personality Disorder)

타인의 애정과 관심을 끌기 위한 지나친 노력과 과도한 감정표현이 주된 특징이다. 마치 연극하듯이 자신의 경험과 감정을 과장되고 극적인 형태로 표현한다. 대인 초기에는 매우 매력적으로 느껴질 수 있지만, 관계를 지속하게 되면 지나치게 요구를 하면서 끊임없는 인정을 바라기 때문에 부담스럽게 느껴질 수 있다. 이런 점에서 치료자는 연극성 성격장애자와 진정한 치료적 관계를 형성하기 어렵다. 이런 점을 염두에 두고 변함없는 안정된 자세로 치료적 관계 형성에 주력해야 한다. 대부분의 심리치료는 연극성 성격장애자의 대인관계 문제에 초점을 맞추고 있다. 대인관계에 있어 애정을 얻을 수 있는 적절한 현실적인 방법을 습득시키고 부적응적인 사고를 지적하고 도전한다. 그 밖에 사고를 검증하는 행동 실험, 활동계획 세우기, 문제해결기술 훈련, 자기주장 훈련 등의 기법을 사용하기도 한다.

연극성성격장애에 대한 DSM-5 진단기준은 다음과 같다.

A. 과도한 감정성과주의를 끄는 광범위한 형태로 이는 성인기 초기에 시작되어 여러 상황에서 나타나며, 다음 8개 중 5가지(또는 그 이상)을 충족해야 한다.

1. 자신이 관심의 중심에 있지 않다는 상황을 불편해함
2. 다른 사람과의 관계 행동이 자주 외모나 행동에서 부적절한 성적, 유혹적 내지 자극적인 것으로 특징지어짐

3. 감정이 빠른 속도로 변화하고 피상적으로 표현됨
4. 자신에게 관심을 집중시키기 위해 지속적으로 외모를 사용함
5. 지나치게 인상적이고 자세함이 결여된 형태의 언어 사용
6. 자기극화, 연극성 그리고 과장된 감정의 표현을 보임
7. 피암시적임. 즉 다른 사람이나 상황에 의해 쉽게 영향을 받는다는 뜻
8. 실제보다도 더 가까운 관계로 생각함

6) 자기애적 성격장애(Narcissistic Personality Disorder)

자신에 대한 과장된 평가로 인한 특권의식을 지니고 타인에게 착취적이거나 오만한 행동을 나타내어 사회적인 부적응을 초래한다. 타인이 자신을 칭찬해주고 찬양해주기를 바라며 그렇지 않을 때 우울해지거나 분노를 느끼는 자기애성 성격장애는 외현적 자기애와 내현적 자기애가 나타난다. 외현적 자기애는 제3자가 객관적으로 관찰할 수 있을 정도로 자기애적 속성이 외적으로 드러나는 경우로서 DSM-5에서 제시된 자기애성 성격장애의 진단기준에 잘 부합한다. 한편 내현적 자기애는 겉으로는 잘난 척하거나 거만한 자기애적 행동특성을 잘 나타내진 않지만 내면의 깊숙한 곳에 특별한 존재인 자신을 위해 남이 편의를 제공하고 특별대우를 해야 당연한 것인양 내면에 자기애적 성격장애 특징을 지니고 있는 경우를 말한다. 자기애성 성격장애의 치료는 개인적인 심리치료가 가장 일반적이다. 인지행동치료는 자기애성 성격장애자들이 그들의 삶을 부적응적인 상태로 유도하는 독특한 신념체계와 행동방식을 찾아내고 수정하는데 초점을 두고 있다. 역할 바꾸기나 역할 연기 등을 통해 공감능력을 증진시키며 타인을 대하는 적응적인 방식을 제안하고 논의한다.

자기애성 성격장애에 대한 DSM-5 진단기준은 다음과 같다.

과대성(공상 또는 행동상), 숭배의 요구, 감정이입의 부족이 광범위한 양상으로 여러 상

황에서 나타난다. 주로 청년기에 시작된다. 다음 9개 중 5가지(또는 그 이상)을 충족해야 한다.

1. 자신의 중요성에 대한 과대한 느낌을 가진다(성취와 능력에 대해 과장한다. 적절한 성취 없이 특별대우 받기를 기대한다).
2. 무한한 성공, 권력, 명석함, 아름다움, 이상적 사랑과 같은 공상에 몰두한다.
3. 자신의 문제는 특별하고 특이해서 다른 특별한 높은 지위의 사람(또는 기관)만이 그것을 이해할 수 있고 또는 관련해야 한다는 믿음이 있다.
4. 과도한 숭배를 요구한다.
5. 특별한 자격이 있는 것 같은 느낌을 갖는다(특별히 호의적인 대우를 받기 원하며 자신의 기대에 자동적으로 순응하기를 불합리하게 기대한다).
6. 대인관계에서 착취적이다(자신의 목적 달성을 위해 타인을 이용한다).
7. 감정이입이 결여되어 타인의 느낌이나 요구를 인식하거나 확인하려 하지 않는다.
8. 다른 사람을 자주 부러워하거나 다른 사람이 자신을 시기하고 있다고 믿는다.
9. 오만하고 건방진 행동이나 태도를 보인다.

7) 경계성 성격장애(borderline Personality Disorder)

경계성(borderline) 성격구조는 컨버그(Otto Kernberg)가 이론화하였다(위키피디아 백과사전, 2024). 강렬한 애정과 분노가 교차하는 극단의 불안정한 대인관계를 특징적으로 나타내며 만성적인 공허감을 느낀다. 경계성 성격장애는 최상의 행복감 상태에 있다가도 갑자기 절망감이나 자기혐오로 인해 최악의 감정 상태로 추락하는 극단적 심리상태가 지속 반복되며, 타인으로부터 버림받는 것을 제일 큰 두려움으로 여긴다. 이들은 내면에서 치솟는 격렬한 자기파괴 충동을 제어하지 못하여 자살시도로 타인의 심리를 통제하기도 한다. 이러한 원인은 성장하면서 부모의 질병, 사망, 이혼, 학대, 방임, 가출 등에 어떠한 사정에 의해 받아야 할 적절한 애정이나 양육, 보호가 이루어지지 않았으며 심리 · 정서적으로 부모 품을 순조롭게 떠나지 못하고 부모를 지속적으로 갈구하고 집착하게 되어 어느 시기부터 자기 파괴적 에너지를 다스릴 수 없게 된다. 이들은 주변 사람들의 태도에 따라서 순식간에 기분 변화의 영향을 받는다. 기분이 좋을 때는 주변 사람들이 다 좋은 사람이라고 느꼈다가도 자신이 원하는 대로 그들이 반응해 주지 않으면 갑자기 최악의 상태가 되어 분노와 비난을 퍼붓기 시작한다. 따라서 이들과 잘 지내려면 주변인은 태도의 일관성을 유지해야 하며 관계에서의 한계를 분명히 정해야 한다. 이들은 만성적 공허감 상태에 있기 때문에 주변인이 이들의 애정 결핍을 채워주려고 하면 할수록 더욱 갈구하는 특성이 있기 때문에 동정은 절대 금물이다. 따라서 이들에 대한 치료는 개인 심리치료가 가장 일반적이다. 자아강도가 약한 경우 지지적 또는 표현적 치료가 바람직한 반면, 강한 경우 통찰 지향적 치료를 적용한다. 인지행동치료에서는 치료 초기에 내담자의 기본적 믿음을 변화시키려 하기 보다는 치료적 관계 형성에 주력한다. 정신증적 증상, 자기 파괴적 행동 또는 자살 충동을 나타낼 경우에는 단기적인 입원치료가 필요하거나 항우울제, 항불안제를 사용한 약물치료가 적용되기도 한다.

일반 인구의 약 2% 정도가 경계성 성격장애를 갖고 있다고 추정하고 있다. 전체 성격장애를 진단받은 사람 중 30~60% 정도가 경계성 성격장애에 해당할 만큼 성격장애 중에서 차지하는 비중이 꽤 높으며, 남성보다 여성에서 더 자주 관찰되고, 대부분이 청소년기나 성인기 초기에 어려움이 시작된다. 경계성 성격장애로 인한 개인적 기능 손상과 자살의 위험성은 20대에 가장 커지고 나이가 들면서 이러한 위험성은 약해진다.

경계성인격장애에 대한 DSM-5 진단기준은 다음과 같다.

A. 대인관계, 자기상, 정동에서의 불안정성과 심한 충동성이 광범위하게 나타나며 이러한 특징적 양상은 성인기 초기에 시작하여 여러 가지 상황에서 일어난다. 다음 9개 중 <u>5가지 이상</u>의 항목을 충족해야 한다.

1. 실제적이거나 가상적인 유기를 피하기 위한 필사적인 노력: 5번 기준에서 말

하는 자살 또는 자해 행위는 포함되지 않는다.

2. 극단적인 이상화와 평가절하가 교차하여 반복되는 불안정하고 강렬한 대인관계 양식
3. 정체감 혼란: 심각하게 지속적으로 불안정한 자기상 또는 자기 지각
4. 자신에게 손상을 줄 수 있는 충동성이 적어도 2가지 영역에서 나타남(예: 낭비, 성관계, 물질 남용, 무모한 운전, 폭식)
5. 반복적인 자살 행동, 자살 시늉, 자살하겠다는 위협, 혹은 자해 행동
6. 현저한 기분 변화에 따른 정동의 불안정성(예: 대체로 수 시간 지속되며 드물게는 수일간 지속되기도 하는 간헐적인 심한 불쾌감, 성마름, 불안)
7. 만성적인 공허감
8. 부적절하고 심한 분노, 혹은 분노 조절의 어려움
9. 스트레스에 따른 일시적인 망상적 사고, 혹은 심한 해리 증상

8) 회피성 성격장애(Avoidant Personality Disorder)

다른 사람들과 친밀한 관계를 형성하는 것을 싫어하고 혼자 있는 것이 오히려 마음 편하다는 사람들이 늘어나고 있다. 사람과 사람의 관계 안에서 상처받는 것이 두려워 아예 관계를 형성하는 것을 회피함으로써 적응에 어려움을 나타낸다. 따라서 회피성 성격장애는 개인 심리치료가 효과적이다. 정신역동적 치료에서는 수치심의 기저에 깔려 있는 심리적 원인을 살펴보고 과거 발달과정에서 경험한 일들과의 관련성을 탐색한다. 인지행동치료에서는 회피성 성격장애자가 자신의 불안을 조절하고 회피행동을 극복할 수 있는 구체적 방법을 제시한다. 이를테면 이들이 불안과 긴장을 스스로 조절할 수 있는 긴장이완이나 복식호흡 훈련 등을 실시하고 사회적 상황에 대한 점진적 노출을 시도한다. 그리고 이들이 사회적 상황에서 자연스럽게 대처할 수 있는 대인관계 기술을 훈련시키는 것이다.

회피성 성격장애에 대한 DSM-5 진단기준은 다음과 같다.

A. 사회관계의 억제, 부적절감, 그리고 부정적 평가에 대한 예민함이 광범위한 양상으로 나타나고 이는 청년기에 시작되며 여러 상황에서 다음 7개 중 4가지(또는 그 이상)를 충족해야 한다.

1. 비판이나 거절, 인정받지 못함 등 때문에 대인 접촉이 관련되는 직업적 활동을 회피함
2. 자신을 좋아한다는 확신 없이는 사람들과 관계하는 것을 피함
3. 수치를 당하거나 놀림 받음에 대한 두려움 때문에 친근한 대인관계 이내로 자신을 제한함
4. 사회적 상황에서 비판의 대상이 되거나 거절되는 것에 대해 집착함
5. 부적절감으로 인해 새로운 대인관계 형성이 제한됨
6. 자신을 사회적으로 부적절하게, 개인적으로 매력이 없는, 다른 사람에 비해 열등한 사람으로 바라봄
7. 당황스러움이 드러날까 염려하여 어떤 새로운 일에 관여하는 것, 혹은 개인적인 위험을 감수하는 것을 드물게 마지못해서 함

9) 의존성 성격장애(Dependent Personality Disorder)

의존성 성격장애는 스스로 독립적인 생활을 하지 못하고 다른 사람에게 과도하게 의존하거나 보호받으려는 행동을 특징적으로 나타낸다. 의존성 성격장애의 가장 일반적인 치료는 개인 심리치료이다. 때로는 의존성 성격장애인은 우울증이나 불안장애를 수반하기 때문에 항우울제나 항불안제와 같은 약물이 처방될 수 있으나, 이러한 약물은 성격장애를 변화시키거나 치료하는 것은 아니다. 의존성 성격장애인에 대한 정신역동적 치료의 목표는 그들의 의존적 소망을 좌절시키고 그들이 독립적으로 생각하고 행동할 수 있도록 돕는 것이다. 인지행동치료에서는 의존성 성격장애인에 대한 치료

목표를 독립에 두기보다는 자율에 둔다.

의존성성격장애에 대한 DSM-5 진단기준은 다음과 같다.

A. 돌봄을 받고자 하는 광범위하고 지나친 욕구가 복종적이고 매달리는 행동과 이별 공포를 초래하며, 이는 청년기에 시작되고 여러 상황에서 나타나고 다음 8개 중 5가지(또는 그 이상)을 충족해야 한다.

1. 타인으로부터의 과도히 많은 충고와 보장이 없이는 일상적인 일도 결정을 내리지 못한다.
2. 자기 인생의 매우 중요한 영역까지도 떠맡길 수 있는 타인을 필요로 한다.
3. 지지와 칭찬을 상실하는 것에 대한 두려움 때문에 타인의 의견에 반대의견을 표현하기 어렵다(주의점: 보복에 대한 현실적 공포는 포함하지 않는다).
4. 자신의 일을 혼자 시작하거나 수행하기가 어렵다(동기나 에너지 결핍이라기보다는 판단이나 능력에 있어 자신감의 결여 때문이다).
5. 타인의 보살핌과 지지를 얻기 위해 심지어 불쾌한 일을 자원해서 한다.
6. 혼자 있으면 불안하거나 무기력해지는데, 그 이유는 혼자서는 자신의 일을 감당할 수 없다는 심한 두려움과 절망감을 느끼기 때문이다.
7. 친밀한 관계가 끝나면 자신에게 필요한 지지와 보호를 줄 수 있는 다른 관계를 급하게 찾는다.
8. 스스로를 돌봐야 하는 상황에 혼자 남는 것에 대한 두려움에 비현실적으로 집착한다.

10) 강박성 성격장애(Obsessive-compulsive Personality Disorder)

강박성 성격장애는 지나치게 완벽주의적이고 세부적인 사항에 집착하며 과도한 성취지향성과 인색함을 특징적으로 나타낸다. 강박성 성격장애의 치료를 위해서는 신뢰로운 치료적 관계를 형성하는 것이 중요하다. 강박성 성격장애에서는 인지행동치료가 적용되고 있다. 이들이 호소하는 현재의 문제에 초점을 맞추어 구체적인 목표를 세우고 하나씩 해결해 나가는 것이 바람직하며 이들로 하여금 자신의 부적응적인 신념을 탐색하고 부정적 결과를 확인하며 이해하도록 하고, 이러한 인지적 요인들이 이들의 행동이나 감정을 더 이상 지배하지 못하도록 좀 더 유연하고 현실적인 신념으로 대체하게 하는 것이 유용한다.

강박성성격장애에 대한 DSM-5 진단기준은 다음과 같다.

A. 주로 청년기에 시작되며 다음 8개 중 4개 이상의 항목을 충족시켜야 한다.

1. 사소한 세부사항, 규칙, 목록, 순서, 시간계획이나 형식에 집착하여 일의 큰 흐름을 잃게 된다.
2. 과제를 완수하지 못할 정도로 완벽함에 집착한다.
3. 여가 활동과 친구교제를 마다하고 일이나 성과에 지나치게 열중한다(경제적으로 필요한 것이 명백히 아님).
4. 도덕, 윤리 또는 가치문제에 있어서 지나치게 양심적이나 고지식하며 융통성이 없다(문화나 종교 신앙으로도 설명되지 않는 수준임).
5. 낡고 무가치한 물건을 감상할 가치조차 없는 경우에도 버리지 못한다.
6. 자신이 일하는 방식을 그대로 따르지 않으면 타인에게 일을 맡기거나 같이 일하지 않는다.
7. 자신과 타인 모두에게 구두쇠처럼 돈을 쓰는 데 인색하다(돈은 미래의 재난에 대비하여 저축해 두어야 하는 것으로 생각함).
8. 경직성과 완고함을 보인다.

제 7 장 우울장애(Depressive disorders)

우울장애에는 주요 우울장애, 지속성 우울장애(기분저하증), 월경전불쾌감장애, 파괴적 기분조절 곤란장애 등으로 분류한다(보건복지부 국립정신건강센터 국가정신건강정보포털, 2024; 질병관리청 국가건강정보포털, 2024; 정신질환진단통계편람, 2024).

1. 주요 우울장애(Major depressive disorders)

일반적으로 우울증을 우울장애 또는 주요우울장애라고 한다. 우울감과 무기력, 즐거움 상실, 또는 짜증과 분노의 느낌을 지속해서 유발하는 '장애'이다. 기분, 생각 및 행동 방식에 영향을 미치며 다양한 정서적 · 신체적 고통을 유발할 수 있다. 일상적인 활동을 하는 데 어려움을 겪을 수도 있고 때로는 인생의 가치가 없는 것처럼 느껴질 수도 있다. 기분이 상하는 일이 종종 생기는 것은 인생의 일부이고, 슬프고 화나는 사건은 모두에게 일어나는데 주기적으로, 그리고 자주 기분이 상하거나 희망이 없다면 우울증에 시달릴 수도 있다. 우울증은 개인의 잘못이나 약점이 아니다. 그렇다고 무조건 시간이 흘러간다고 나아지지 않을 수 있다. 우울장애는 개인의 능력과 의욕을 저하시켜 현실적응을 어렵게 만드는 주요한 요인이 된다. 주요 우울증은 치료가 필요할 수 있으며 생각보다 치료 기간이 길 수도 있다. 하지만 우울증을 앓는 대부분의 사람은 약물치료, 상담치료(비약물치료) 또는 둘 다로 고통에서 벗어날 수 있다. 우울장애에 효과적인 비약물치료 방법은 인지치료(cognitive therapy)로 알려져 있다. 인지치료에서는 우울한 내담자의 과거와 현재의 심리·정서적 갈등을 구체적으로 탐색하여 인지적 왜곡을 찾아 교정함으로써 보다 더 현실적이고 긍정적인 인지(=생각)와 신념을 지니도록 유도하는 것이다. 이것은 이들의 심리·정서적 문제에 영향을 주는 생각, 감정, 행동이 서로 밀접한 관련이 있으므로 스스로 생각을 조절하여 문제의 본질을 파악하고 해결하는 훈련을 할 수 있도록 도움을 주는 전문적인 심리치료(psychotherapy) 방법이다. 또한 근거가 있는 우울감의 자가 관리법에는 아로마테라피, 독서요법, 컴퓨터 기반 자가 관리법, 광선요법, 이완 요법, 운동 등이 있다.

우울증의 원인은 정확히 알 수 없다. 하지만 원인으로 여러 가지가 제시되고 있으며, 생물학적, 심리적, 환경적인 요인들이 다양하게 영향을 미칠 수 있다. 우선 생물학적 차이로 우울증에 걸린 사람들은 뇌의 기능적·구조적 변화가 나타난다. 뇌의 화학적인 변화도 나타나는데 뇌 내의 화학 물질인 신경전달물질에 불균형이 생겨서 기분을 조절하는 신경회로의 기능이 저하되는 것이 증상과 연관된다. 현재까지는 세로토닌의 역할이 가장 많이 알려져 있다. 그리고 신체의 호르몬 균형의 변화는 우울증의 원인이 된다. 임신, 출산 및 산후 문제, 갑상샘 문제, 폐경기 또는 여러 가지 다른 상태로 인한 호르몬 변화가 영향을 미칠 수 있다. 그리고 우울증 또는 다른 기분 장애 가족력이 있는 경우 우울증이 발생할 위험이 더 높으며, 어린 시절의 일부 외상(트라우마) 사건은 신체가 두려움과 스트레스 상황에 반응하는 방식에 영향을 미친다. 또한 만성질환, 불면증, 만성 통증 또는 암과 같은 건강상의 특정 상태로 인해서도 우울증이 높아질 수 있으며, 알코올을 지나치게 사용하거나 마약류 물질로 인해 뇌에 악영향을 주는 경우에도 우울증의 원인이 된다. 그 외 원인으로는 낮은 자존감 또는 자기 비판적인 태도, 정신질환의 과거력, 특정 약물, 사랑하는 사람의 상실, 경제적 문제, 이혼과 같은 스트레스가 많은 사건 등이 우울증을 유발할 수 있다.

주요우울증에 대한 DSM-5 진단기준은 다음과 같다.

총 9개 중 5가지 이상의 증상이 거의 매일 연속적으로 2주 이상 나타나야 한다. 이러한 5개 증상 중 적어도 하나는 1항의 지속적인 우울한 기분과 2항에 제시된 흥미나 즐거움의 현저한 저하가 반드시 포함되어야 한다.

1. 하루의 대부분, 그리고 거의 매일 지속되는 우울한 기분이 주관적 보고나 객관적 관찰을 통해 나타났다.
2. 거의 모든 일상 활동에 대한 흥미나 즐거움이 하루의 대부분 또는 거의 매일 같이 뚜렷하게 저하되어 있다.
3. 체중조절을 하고 있지 않은 상태에서 현저한 체중감소나 체중증가가 나타난다. 또는 현저한 식욕감소나 증가가 거의 매일 나타난다.
4. 거의 매일 나타나는 불면이나 과다수면이 나타난다.
5. 거의 매일 나타나는 정신운동성 초조나 지체를 나타낸다. 즉, 좌불안석이거나 처져 있는 느낌이 주관적 보고나 관찰을 통해 나타난다.
6. 거의 매일 피로감이나 활력상실을 나타낸다.
7. 거의 매일 무가치감이나 과도하고 부적절한 죄책감을 느낀다.
8. 거의 매일 사고력이나 집중력의 감소, 또는 우유부단함이 주관적 호소나 관찰에서 나타난다.
9. 죽음에 대한 반복적인 생각이나 특정한 계획 없이 반복적으로 자살에 대한 생각이나 자살 기도를 하거나 자살하기 위한 구체적 계획을 세운다.

2. 지속성 우울장애(기분 저하증)

지속성 우울장애란 2년 이상 지속되는 만성적 우울감이 있으며(증상이 없는 기간은 2개월 미만), 식욕부진이나 과식, 과다수면, 활력 저하 및 피로감, 자존감 저하, 집중력 감소 및 결정 곤란, 절망감 중 '두 가지 이상'의 증상이 나타날 경우를 말한다. 지속적 우울장애가 있으면 주요 우울장애의 위험이 약 5배 증가한다.

3. 월경전 불쾌장애

월경 시작 전 정서적 불안, 분노, 일상생활에 대한 흥미 감소, 무기력, 집중 곤란 등의 증상이 주기적으로 나타난다. 원인은 난소호르몬과 신경전달물질의 상호작용 때문으로 추정된다. 증상은 월경 시작 후 며칠 이내로 감소하고, 월경 후에는 사라지는 것이 특징이다.

4. 파괴적 기분조절부전장애

DSM-5에 청소년 우울장애(depressive disorder) 진단 기준으로 처음 등재되었다. 매우 과민하고 행동적인 통제 불능이 지속적이고 빈번하게 나타나는 '12세 이상' 아동들에게 해당되는 정신장애이다. 10세 이전에 발병하며 6세 이하에는 진단되지 않는다. 여아와 청소년보다는 남아와 학령기 아동에게서 더 많이 나타나며, 성인기에 이르러 증상이 줄어드는 경우가 많다. 이 증상을 보이는 아동·청소년은 이후에 불안장애나 우울장애로 발전할 가능성이 있다. 이들은 만성적으로 짜증나 있거나(irritable) 화가 난(angry) 기분(mood), 상황에 걸맞지 않게 또래들에 비해 심각한 수준의 잦은 분노 폭발(temper outburst)을 하는 것이 특징이다. 언어적이나 행동적으로 심각한 분노발작(temper outburst)이 반복적으로 나타나며, 이러한 분노발작이 화를 내는 이유에 비해서 매우 크고 심각하다. 이러한 분노 발작은 또래 나이에 맞지 않게 심하며, 평균적으로 1주에 3회 이상 나타나기도 하며, 분노 발작이 없을 때에도 부모나 교사, 친구들이 보기에 매일, 하루 종일 과민하거나 화난 상태로 보인다. 이러한 증상들이 1년 이상 지속되고, 어느 한 곳이 아니라 학교, 학원, 집 등 2개 이상의 상황에서 나타나면 '파괴적 기분조절부전장애'라고 할 수 있다(위키피디아 백과사전, 2024).

위험요인으로는 기질적으로 과민한 아동들에게서 많이 나타나며, 가족력도 영향을 미친다. 치료는 파괴적 기분조절부전장애 역시 기분장애이기에 감정을 다루는 약물치료와 인지·행동적 치료가 적용될 수 있다. 약물치료는 과민성이나 분노 발작을 관리하기 위해서 사용될 수 있으며, 의사의 진단하에 적절한 약물을 복용하는 것이 중요하다. 심리치료도 도움이 될 수 있는데, 분노 발작과 과민성과 같은 기분과 관련된 아동·청소년의 생각 그리고 느낌을 다룬다. 그리고 얻고자 하는 것이 좌절될 때 대처하는 기술, 정서조절, 자기주장 훈련 등이 도움이 될 수 있으며, 부모 교육 또한 방법이 될 수 있다.

제 8 장

불안장애(Anxiety disorders)

불안장애의 원인은 하나로만 설명하기 어려우며 생물학적 요인과 심리학적 요인이 상호 작용하여 나타난다고 알려져 있다. 불안장애와 관련된 뇌의 구조로는 편도체, 해마, 전두엽, 기저핵 등이 있으며, 이러한 뇌의 특정 부분이 기능적으로 잘 연결되어 있지 않거나 신경전달물질이 불균형적으로 분비될 때 불안을 일으킬 수 있는 것으로 알려져 있다. 이와 함께 주변 환경을 인지하는 과정에서 개인의 왜곡된 생각, 스트레스 환경에 대한 대처능력 부족 등으로 위험을 실제보다 지나치고 부적절하게 인식하기 때문에 불안장애가 생긴다는 인지심리학적 설명[1]도 있다. 경과 및 예후로 불안장애는 흔히 우울증 등의 기분장애를 동반하는 경우가 많으며, 불안을 줄이기 위해 음주를 자주 하게 되면 알코올 중독과 같은 질환이 생기기도 한다.

대표적인 불안장애인 공황장애는 10~65%에 이르는 환자들이 주요우울장애를 함께 진단받기도 한다. 치료를 잘 받으면 불안의 정도가 감소할 수 있으나, 많은 경우 재발이 잘 되고 만성적인 경과를 보인다.

불안장애는 불안 또는 공포가 나타나는 모습과 대상 등에 따라 1. 특정공포증, 2. 광장공포증, 3. 공황장애, 4. 사회불안장애(사회공포증), 5. 분리불안장애, 6. 선택적 함구

---

1) 잘못된 인지 왜곡의 대표적인 예: ① 닥치지도 않은 위험을 크게 걱정함 ② 위험한 상황에 처했을 때 자신이 처리하지 못할 것이라고 생각함 ③ 최악의 사태만 상상함 ④ 주위에서 도와주지 않거나 도와주더라도 도움이 되지 않을 것이라고 생각함 ⑤ 사소한 것에도 크게 걱정함(보건복지부 국립정신건강센터 국가정신건강정보포털).

증, 7. 범불안장애로 구분한다(보건복지부 국립정신건강센터 국가정신건강정보포털, 2024; 질병관리청 국가건강정보포털, 2024; 정신질환진단통계편람, 2024).

1. 특정공포증(Specific phobia)

특정공포증이란 특정한 생물, 물체, 상황, 환경에 대한 공포증이다. 특징은 어떤 특정 물체나 상황에 노출되었을 때 비합리적인 공포감을 느끼게 된다. 그 결과 공포감을 느끼는 것을 꺼려하며 회피하려는 경향을 나타낸다. 학습이론에서는 타인으로부터 공포반응 행동을 보고 배웠거나 부모가 위험하다고 경고한 것이 학습되어 공포증이 생긴다고 설명되고 있다. 특정공포증의 종류는 공포 대상에 따라 분류된다.

- 동물형: 특정 동물이나 곤충에 대한 공포
- 자연환경형: 높은 장소, 폭풍, 물, 낭떠러지 등에서 느껴지는 공포
- 혈액-주사-손상형: 피를 보거나 주사를 맞는 것에 대한 공포
- 상황형: 대중교통이나 터널, 다리, 엘리베이터 등에 대한 공포
- 기타형: 질식, 구토, 큰소리, 캐릭터 분장 등에 대해 느끼는 공포 등

특정공포증에 대한 DSM-5 진단기준은 다음과 같다.

A. 특정 대상이나 상황에 대해서 극심한 공포나 불안이 유발된다(예: 비행기 타기, 고공, 동물, 주사 맞기, 피를 보는 것).

- 주의점: 아이들의 경우 공포나 불안은 울기, 발작, 얼어붙거나 매달리는 것으로 표현될 수 있다.

B. 공포대상이나 상황은 대부분의 경우 즉각적인 공포나 불안을 유발한다.

C. 공포대상이나 상황을 회피하거나 아주 극심한 공포나 불안을 지닌 채 참아낸다.

D. 공포나 불안이 특정 대상이나 상황이 줄 수 있는 실제 위험에 대한 것보다 극심

하여 사회문화적 맥락에서 통상적으로 받아들어지는 것보다 심하다.

E. 공포, 불안, 회피 반응은 전형적으로 6개월 이상 지속된다.

F. 공포, 불안, 회피는 사회적, 직업적, 또는 다른 중요한 기능 영역에서 임상적으로 현저한 고통이나 손상을 초래한다.

G. 장애가 다른 정신질환으로 더 잘 설명되지 않는다.

2. 광장공포증(Agoraphobia)

'Agora'는 그리스어로 광장이란 의미이며 사람들이 많이 모이는 공공장소를 뜻한다. 광장공포증은 광장과 같은 넓은 장소, 급히 빠져나갈 수 없는 장소, 도움을 받기 어려운 장소나 상황에 혼자 있는 것을 두려워하는 질환이다. 광장공포증이라는 명칭이 원래 넓은 장소에 있을 때 갑자기 매우 불안해지는 증상에서 유래되었지만 넓다는 것이 핵심이 아니다. 혼자 외출하거나, 줄을 서야 하는 경우, 사람이 많은 거리나 상점에 가야 하는 경우, 터널 안에 있거나, 다리 위에 있거나, 엘리베이터과 같은 밀폐된 공간을 이용하는 경우, 그리고 도중에 내리기 어려운 지하철, 버스, 기차 등과 같은 대중교통을 이용하는 경우 상당한 불안을 느낀다. 광장공포증의 원인으로는 흔히 공황 발작 경험을 동반하기 때문이다. 집 밖에서 공황발작을 경험한 환자는 혼자서 밖에 있을 때 다시 공황 발작이 올까 걱정되어 혼자 외출하기를 꺼리게 되며, 심하면 광장공포증이 생기게 된다. 결과 광장공포증 환자의 3분의 4 정도는 공황장애가 있다. 공황장애를 동반한 광장공포증은 공황 장애가 호전되면 함께 좋아지는 경우가 많다. 하지만 공황장애의 과거력이 없는 광장공포증은 예후가 좋지 않다. 광장공포증이 만성화되는 경우가 많으며, 우울증, 알코올 의존 등의 합병증이 동반되기도 한다.

광장공포증에 대한 DSM-5 진단기준은 다음과 같다.

A. 다음 5가지 상황 중 2가지 이상의 경우에서 극심한 공포와 불안을 느낀다.
   1. 대중교통을 이용하는 것(예: 자동차, 버스, 기차, 배, 비행기)
   2. 열린 공간에 있는 것(예: 주차장, 시장, 다리)
   3. 밀폐된 공간에 있는 것(예: 상점, 공연장, 영화관)
   4. 줄을 서 있거나 군중 속에 있는 것
   5. 집 밖에 혼자 있는 것

B. 공황 유사 증상이나 무능력하거나 당혹스럽게 만드는 증상(예: 노인에게서 낙상에 대한 공포, 실금에 대한 공포)이 발생했을 때 도움을 받기 어렵거나 그 상황에서 벗어나 어려울 것이라는 생각 때문에 그런 상황을 두려워하고 피한다.

C. 광장공포증 상황은 거의 대부분 공포와 불안을 야기한다.

D. 광장공포증 상황을 피하거나, 동반자를 필요로 하거나, 극도의 공포와 불안 속에서 견딘다.

E. 광장공포증 상황과 그것의 사회문화적 배경을 고려할 때 실제로 주어지는 위험에 비해 공포와 불안의 정도가 극심하다.

F. 공포, 불안, 회피 반응은 전형적으로 6개월 이상 지속된다.

G. 공포, 불안, 회피가 사회적, 직업적, 또는 다른 중요한 기능 영역에서 임상적으로 현저한 고통이나 손상을 초래한다.

H. 만약 다른 의학적 상태(예: 염증성 장 질환, 파킨슨 병)가 동반된다면 공포, 불안, 회피반응이 명백히 과도해야만 한다.

I. 공포, 불안, 회피가 다른 정신질환으로 더 잘 설명되지 않는다.
   - 주의점: 광장공포증은 공황장애 유무와 관계 없이 진단된다. 공황장애와 광장공포증의 진단기준을 모두 만족한다면 2가지 진단이 모두 내려져야 한다.

3. 공황장애(Panic disorder)

공황장애는 특별한 이유 없이 예상치 못하게 나타나는 극단적인 불안 증상, 즉 공황발작(panic attack)이 주요한 특징이다. 공황발작은 극도의 공포심이 느껴지면서 심장이 터지도록 빨리 뛰면서 가슴이 답답하고 숨이 차며 손발이 저리거나 식은땀이 나는 등 신체증상이 동반된 죽음에 이를 것 같은 극도의 불안 증상을 말한다. 공황장애는 광장공포증(agoraphobia)이 동반되는 경우가 흔히 있는데 광장공포증은 사람이 많이 드나드는 공공장소에 혼자 놓여 있게 되는 것을 두려워한다. 광장공포증을 가지 사람은 혼잡한 거리, 혼잡한 공공장소, 줄을 서야 하는 장소, 밀폐된 공간(터널, 다리, 승강기), 밀폐된 차량(지하철, 버스, 비행기)을 이용하러 갈 때에는 반드시 친구나 가족을 동반하려고 한다. 심한 경우엔 아예 집을 나가려고 하지도 않는다. 공황장애를 경험한 많은 사람들이 증상 발생 전 스트레스 상황을 경험하는 것으로 알려져 있다.

공황장애의 원인은 정신분석적 요인, 행동주의적 요인, 유전적 요인의 세 가지를 들 수 있다.

① 정신분석적 요인

우리 마음속에 받아들이기 힘든 생각이나 소망, 충동들은 억압되어 무의식에 머물러 있다. 만일 억압이 무너지면 무의식적인 내용들이 의식 속으로 터져 나오게 되는데 이럴 때 불안과 공황발작이 발생한다. 어릴 때 부모를 잃었거나 부모와 헤어졌던 분리불안의 경험은 나중에 공황발작이 나타나는데 중요한 역할을 한다고 알려져 있다. 실제로 많은 환자들이 공황발작이 처음으로 나타나기 전에 가까운 사람과 헤어지는 경험을 하거나 심각한 정신적 스트레스를 겪는 경우가 많다.

② 행동주의적 요인

불안은 부모의 행동을 학습한 결과로서 혹은 전형적인 조건화반응을 통해 나타날 수 있다. 예를 들어 사람이 붐비는 지하철 속에서 처음으로 공황발작을 경험한 환자는 그 다음부터는 지하철만 타면 이전에 겪었던 공황발작을 떠올리게 되어 쉽게 불안해진다. 또한 공황장애 환자들은 사소한 신체감각의 변화에도 지극히 민감한 반응을 보여서 최악의 상황을 걱정한다. 예를 들어 불안의 한 신체증상으로 심장박동이 빨라지고 흉부불편감이 있으면 이것을 심장마비 증상으로 오해하는 경우를 말한다.

③ **유전적 요인**

비록 공황장애의 유전적 원인론과 관련된 연구는 많지 않지만 이 질환이 유전적인 요인이 있는 것으로 알려져 있다. 예를 들어 공황장애 환자의 가까운 친척 중에서는 다른 정신과적 질환을 가진 환자의 가까운 친척들에 비해 공황장애의 발생률이 4~8배 정도 더 높으며 일반인구에 비해서는 10배 정도 더 높은 것으로 알려져 있다.

공황장애에 대한 DSM-5 진단기준은 다음과 같다.

A. 반복적으로 예상하지 못한 공황발작(Panic attack)이 있다. 공황발작은 극심한 공포와 고통이 갑작스럽게 발생하여 수분 이내에 최고조에 이르러야 하며 그 시간 동안 다음 13개 중 4가지 이상의 증상이 나타난다.

1. 심장박동이 빨라지고 강렬하거나 심장박동수가 점점 더 빨라짐
2. 진땀을 흘림
3. 몸이나 손발이 떨림
4. 숨이 가쁘거나 막히는 느낌
5. 질식할 것 같은 느낌
6. 가슴의 통증이나 답답함
7. 구토감이나 복부통증
8. 어지럽고 몽롱하며 기절할 것 같은 느낌
9. 한기를 느끼거나 열감을 느낌
10. 감각이상증(마비감이나 찌릿찌릿한 감각)

11. 비현실감이나 자기 자신과 분리된 듯한 이인감
12. 자기통제를 상실하거나 미칠 것 같은 두려움
13. 죽을 것 같은 두려움

- 주의점: 문화 특이적 증상(예: 이명, 목의 따끔거림, 두통, 통제할 수 없는 소리 지름이나 울음)도 보일 수 있다. 이러한 증상들은 위 진단에서 필요한 4가지 증상에는 포함되지 않는다.

B. 적어도 1회 이상의 발작 이후에 1개월 이상 다음 중 1개 이상의 조건을 충족해야 한다.

1. 추가적 공황발작이나 그에 대한 결과(예: 통제를 잃음, 심장발작을 일으킴, 미치는 것)에 대한 지속적 걱정
2. 발작 관련된 행동으로 현저하게 부적응적인 변화가 일어난다(예: 공황발작을 회피하기 위한 행동으로 운동이나 익숙하지 않은 환경을 피하는 것 등).

C. 장애는 물질(예: 남용약물, 치료약물)의 생리적 효과나 다른 의학적 상태(예: 갑상선기능항진증, 심폐질환)에 의한 것이 아니다.

D. 장애가 다른 정신질환으로 더 잘 설명되지 않는다.

4. 사회공포증(Social phobia)[2]

사람들과 어울리거나 대화할 때 얼굴이 빨개지는 것이 두려워지거나, 발표할 때 심하게 긴장되어 식은땀을 흘리거나 눈꺼풀이나 입술이 떨리는 등의 경우에 사회불안장애를 의심해 볼 수 있다. 타인이 사회적 상황에서 자신을 관찰할 수 있는 상황에 대해서 심각한 수준의 두려움과 불안을 느끼는 것을 사회불안장애라고 말한다. 이러한 증상은 아동・청소년이 어른들과 상호작용할 때뿐만 아니라 또래와 상호작용할 때도 이

2) 사회공포증은 사회불안장애(Social Anxiety Disorders)와 동일명임.

러한 불안이 나타나는데 이는 자신이 사람들에게 부정적으로 평가받을 수 있는 행동이나 불안 증상(땀을 흘리거나 손을 떨거나 당혹스러워하는 등)을 보일까 봐 두려워서 사회적 상황을 회피하게 한다. 설사 사회적인 상황을 회피하지 않더라도 상당한 수준의 불안을 안은 채 버티게 되며, 이러한 불안과 두려움은 사회적인 상황에서 존재하는 실제 위협 수준보다 훨씬 더 심각하게 나타난다. 이러한 증상이 6개월 이상 지속되고, 다른 장애나 의학적 상태에 의한 것이 아니며, 중요한 기능의 고통과 손상을 초래할 때 사회불안장애가 있다고 할 수 있다.

사회불안장애에 대한 DSM-5 진단기준은 다음과 같다.

A. 타인에게 면밀하게 관찰될 수 있는 하나 이상의 사회적 상황에 노출되는 것을 극도로 두려워하거나 불안해한다. 그러나 상황의 예로 사회적 관계(예: 대화를 하거나 낯선 사람을 만나는 것), 관찰되는 것(예: 음식을 먹거나 마시는 자리), 다른 사람들 앞에서 수행하는 것(예: 연설)을 들 수 있다.
- 주의점: 아동의 경우 공포와 불안은 성인과의 관계뿐만 아니라 또래 집단에서도 발생해야 한다.

B. 다른 사람들에게 부정적으로 평가되는 방향(수치스럽거나 당황한 것을 보임, 다른 사람을 거부하거나 공격하는 것으로 보임)으로 행동하거나 불안 증상을 보일까 봐 두려워한다.

C. 이러한 사회적 상황이 거의 항상 공포나 불안을 일으킨다.
- 주의점: 아동의 경우 공포와 불안은 울음, 분노발작, 얼어붙은, 매달리기, 움츠러듦, 사회적 상황에서 말을 하지 못하는 것으로 표현될 수 있다.

D. 이러한 사회적 상황을 회피하거나 극심한 공포와 불안 속에 견딘다.

E. 이러한 불안과 공토는 실제 사회 상황이나 사회문화적 맥락에서 볼 때 실제 위험에 비해 비정상적으로 극심하다.

F. 공포, 불안, 회피는 전형적으로 6개월 이상 지속되어야 한다.

G. 공포, 불안, 회피는 사회적, 직업적, 또는 다른 중요한 기능 영역에서 임상적으로

현저한 고통이나 손상을 초래한다.

H. 공포, 불안, 회피는 물질(예: 남용약물, 치료약물)의 생리적 효과나 다른 의학적 상태로 인한 것이 아니다.

I. 공포, 불안, 회피는 공황장애, 신체이형장애, 자폐스펙트럼장애와 같은 다른 정신 질환으로 더 잘 설명되지 않는다.

J. 만약 다른 의학적 상태(예: 파킨슨병, 비만, 화상이나 손상에 의한 신체 훼손)가 있다면, 공포, 불안, 회피는 이와 무관하거나 혹은 지나칠 정도다.

5. 분리불안장애(Separation anxiety disorder)

분리불안장애는 애착 대상으로부터 분리될 때 혹은 분리될 것으로 예상될 때 느끼는 불안의 정도가 일상생활을 위협할 정도로 심하고 지속적인 경우를 말한다. 부모, 특히 어머니가 옆에 있어야 안심하고 헤어져 있을 때는 어머니나 자신에게 나쁜 일이 생겨서 서로 보지 못하게 될까 불안해한다. 그래서 자꾸 전화를 걸어서 어머니의 존재를 확인하게 된다. 혼자 집에 있지 못하고, 잠을 잘 때 어머니가 옆에 있어야 안심하며, 꿈은 어머니와 헤어지거나, 어머니나 자신에게 사고가 나는 등의 분리를 주제로 한 꿈을 많이 꾼다. 그 외에도 복통, 구토호소, 두통 등 잦은 신체 증상을 보여 무의식적으로 어머니의 관심과 사랑을 구하기도 한다.

분리불안장애의 원인으로는 지나치게 밀착된 가족, 부모의 과보호적인 양육 태도, 의존적인 성향의 아이에게서 많이 나타날 수 있으며, 부모가 무의식적으로 아이와 떨어지는 것을 두려워하거나 불안 장애가 있을 때도 위험도가 높다.

흔한 발병 계기에는 생활스트레스(부모의 질병, 동생 출산, 어머니의 직장 출근, 이사, 전학, 부모의 다툼이나 이혼 등)나 상실(애완동물의 죽음, 부모의 죽음, 친인척의 죽음 등)을 경험하게 되면서 발생하는 경우가 흔하다. 또한 부모의 과보호와 간섭도 분리불안과 연관된다. 분리불안장애가 있는 아동의 일부는 후에 우울장애로 진단되기도 한다(서울아산병원 소아청소년정신건강의학과, 2023).

분리불안장애에 대한 DSM-5 진단기준은 다음과 같다.

A. 애착 대상과 분리되는 것에 대한 공포나 불안이 발달 수준에 비해 부적절하고 지나친 정도로 발생한다. 다음 8개 중 3가지 이상이 충족되어야 한다.
   1. 집 또는 애착 대상과 떨어져야 할 때 과도한 고통을 반복적으로 경험한다.
   2. 주요 애착 대상을 잃어버리거나 질병, 상해, 재앙 혹은 죽음과 같은 해로운 일이 애착 대상에게 일어날까봐 지속적으로 과도하게 걱정한다.
   3. 곤란한 일(예: 길을 잃어버리거나, 납치를 당하거나, 사고를 당하거나, 아프게 되는 것)이 발생하여 주요 애착 대상과 떨어지게 될 것이라고 지속적으로 걱정한다.
   4. 분리에 대한 공포 때문에 집을 떠나 학교, 직장, 혹은 다른 장소로 외출하는 것을 지속적으로 거부하거나 거절한다.
   5. 집이나 다른 장소에서 주요 애착 대상 없이 혼자 있는 것에 대해 지속적으로 과도하게 거부하거나 거절한다.
   6. 집을 떠나 잠을 자는 것이나 주요 애착 대상이 없는 곳에서 자는 것을 과도하게 거부하거나 거절한다.
   7. 분리 주제와 연관된 악몽을 반복적으로 꿈을 꾼다.
   8. 주요 애착 대상과 분리될 때 두통, 복통, 구토와 같은 신체증상을 반복적으로 호소한다.

B. 공포, 불안, 회피 반응이 아동·청소년에게서는 최소 4주 이상, 성인은 전형적으로 6개월 이상 지속된다.

C. 장애가 사회적, 직업적 또는 다른 중요한 기능 영역에서 임상적으로 유의한 고통이나 손상을 초래한다.

D. 장애가 다른 정신질환으로 더 잘 설명되지 않는다(예: 자폐증에서 변화에 대한 저항으로

인해 집 밖으로 나가는 것을 회피하는 것, 정신병적 장애에서 분리에 대한 망상이나 환각이 있는 경우, 광장공포증으로 인해 믿을 만한 동반자 없이는 밖에 나가기를 거부하는 경우, 범불안장에서 건강 문제나 다른 해로운 일이 중요한 대상에게 생길까 봐 걱정하는 것, 질병불안장애에서 질병이 발생할까 봐 걱정하는 것)(보건복지부 국가정신건강정보포털, 2024).

6. 선택적 함구증(Selective mutism)

선택적 함구증은 뇌 신경계나 발성 기관에는 전혀 문제가 없지만 심리적인 이유로 인해 언어를 구사하지 못하는 정신질환의 일종이다. 언어를 구사하는 것은 가능하고 실제로도 언어 구사와 관련한 기능장애가 전혀 없음에도 불구하고 정신적인 문제로 말을 꺼내지 못하는 것이기에 정신적인 문제로 판단하고 있다. 선택적 함구증 원인이 정확하게 밝혀지지 않았지만, 불안 증세와 관련이 가장 높은 것으로 보고되고 있다. 또 다른 이유로는 감각 통합 기능장애로 인해서 감각 정보를 듣는 데 어려움을 겪을 수도 있다.

선택적 함구증에 대한 DSM-5 진단기준은 다음과 같다.

A. 다른 상황에서 말을 할 수 있음에도 불구하고 말을 해야 하는 특정 사회적 상황(예: 학교)에서 일관되게 말을 하지 않는다.

B. 장애가 학습이나 직업상의 성취 혹은 사회적 소통을 방해한다.

C. 이러한 증상이 최소 1개월 이상 지속된다(학교생활의 첫 1개월만 국한되지 않는 경우).

D. 사회적 상황에서 필요한 말에 대한 지식이 부족하거나, 언어가 익숙하지 않은 것으로 인해 말을 하지 않는 것이 아니다.

E. 장애가 의사소통장애(예: 아동기 발병 유창성 장애)로 잘 설명되지 않아야 하고, 자폐스펙트럼장애, 조현병, 또는 다른 정신병적 장애의 경과 중에서만 발생되지는 않는다.

7. 범불안장애(Generalized Anxiety Disorder, GAD)

흔한 일상과 상황들에 대해 과도하게 걱정하는 정신질환을 범불안장애라고 한다. 최소한 6개월 이상 지속된다. 범불안장애로 인해 내담자는 불안을 스스로 조절하지 못하고 근육 긴장, 가슴 두근거림과 같은 신체적 반응과 초조감, 수면장애 등 정신적 반응이 지속하고 이로 인해 일상생활에 큰 어려움을 겪게 된다. 주로 생물학적 요인과 심리학적 요인이 함께 작용하여 나타나는 질병이다. 생물학적 요인에는 감정과 행동을 조절하는 전두엽, 변연계, 기저핵, 후두엽의 과활성화 또는 저활성화와 연관이 있다. 또한 감정과 기분을 조절하는 세로토닌, 노르에피네프린, 감마 아미노낙산과 같은 신경전달물질의 불균형도 영향을 미친다. 따라서 세로토닌, 노르에피네프린, 감마 아미노낙산을 대상으로 약물치료를 시행하게 된다. 심리 · 사회학적 측면에서는 환경의 부정적 요인에 대한 왜곡된 선택, 정보처리 과정의 왜곡, 자신의 대응 능력에 대한 부정적 시각, 환경에 대한 부정확한 인식 등과 같은 인지적 관점이 있다. 또한, 주변의 환경 자극에 대한 불안 반응이 잘못 학습되어 발생한다는 행동주의적 관점도 있다. 범불안장애 내담자는 직장, 학교, 일상에서의 활동을 포함한 많은 곳에서 눈에 띄는 문제를 일으킬 정도로 심각한 영향을 받으며 과도한 불안과 걱정, 근육통, 집중력 저하, 짜증, 불면, 초조함, 피로를 호소한다(보건복지부 국가정신건강정보포털, 2024).

범불안장애에 대한 DSM-5 진단기준은 다음과 같다.

A. 일상 활동에 대한 과도한 불안과 걱정(염려)이 최소한 6개월 이상 지속

B. 불안과 걱정을 조절하기가 어려움

C. 불안과 걱정은 다음 <u>6개 증상 중 적어도 3가지 이상</u>의 증상과 관련이 있음

1. 안절부절못하거나 긴장, 초조하고 신경이 곤두선 느낌
2. 쉽게 피로해짐
3. 집중하기가 어렵고 멍한 느낌

4. 짜증이 잘남
5. 근육의 긴장
6. 수면장애(잠들기 어렵거나 유지가 어렵고, 밤새 뒤척이며 불만족한 수면 상태)

D. 불안이나 걱정, 혹은 신체증상이 사회적, 직업적, 또는 다른 중요한 기능 영역에서 임상적으로 현저한 고통이나 손상을 초래한다.

E. 장애가 물질(예: 남용약물, 치료약물)의 생리적 효과나 다른 의학적 상태(예: 갑상선 기능항진증)로 인한 것이 아니다.

F. 장애가 다른 정신질환으로 더 잘 설명되지 않는다(예: 공황장애에서 공황발작을 일으키는 것, 사회불안 장애에서 부정적 평가, 강박장애에서 오염이나 다른 강박사고, 분리불안장애에서 애착 대상과의 분리, 외상 후 스트레스장애에서 외상 사건을 상기시키는 것, 신경성 식욕부진증에서 체중증가, 신체증상장애에서 신체적 불편, 신체이형장애에서 지각된 신체적 결점, 질병불안장애에서 심각한 질병, 조현병이나 망상장애에서 망상적 믿음의 내용에 대해 불안해하거나 걱정하는 것)

제 9 장

조현병 스펙트럼 및 기타 정신병적 장애 (Schizophrenia spectrum and other psychoticd isorders)[1)]

1. 조현병(Schizophrenia)

'조현'은 현악기의 줄을 고른다는 뜻이다. 뇌의 신경계 혹은 마음의 조율이 제대로 되지 않아 뇌의 기능에 문제가 생기지만 치료를 통해 신경계와 마음의 균형을 맞출 수 있다는 의미를 포함한다. 조현병은 청소년기 또는 청년기에 발병이 시작되는 질환이다. 전 세계 인구의 0.5~1%가 조현병을 앓고 있으며, 우리나라에도 25만에서 50만 명이 앓고 있을 것으로 추정되는 흔한 질병이다. 그럼에도 일상에서 조현병을 앓고 있는 사람을 만날 일은 거의 없다. 이유는 오해를 살까봐 병을 앓고 있는지 드러내지 않는 사람도 있고, 진료를 받지 않고 지내는 사람도 있을 것이다. 하지만 가장 큰 이유는 이들이 조용히 집에서 지내는 경우가 많기 때문이다. 일반적인 편견과 달리 조현병 환자들은 대인관계를 피하고 말수가 적고 외부 활동을 잘 안 하려는 증상을 가지고 있다. 이러한 증상을 음성증상이라고 부른다. 반면 겉으로 드러나는 양성증상도 있으며 가장 대표적인 증상이 환청과 망상이다. 특히 자신을 비난하거나 욕하는 환청, 누군가가 자신을 해코지할 것으로 믿는 피해망상이 가장 흔하다. 이러한 부정적인 환청이나 망상을 경험하면 불안하고 무서울 것이기에 조현병 증상은 환자에게 매우 고통

1) '조현병 스펙트럼 및 기타 정신병적 장애'는 조현병, 조현정동장애, 조현양상장애, 단기 정신병적 장애, 망상장애, 조현형장애(분열형성격장애)로 구분된다. 본 장에서는 '조현병'과 '망상장애'를 중심으로 다룬다. 조현형장애(분열형성격장애)는 본 장의 성격장애에서 다루었다.

스럽다는 것을 이해할 필요가 있다. 따라서 치료가 늦어지거나 중단되면 증상이 더욱 악화될 수 있기 때문에 치료를 가능한 빨리, 그리고 지속적으로 받아야 한다. 조현병 치료에 제일 중요한 것은 약물치료이다. 또한 인지행동치료를 비롯한 정신치료와 가족치료가 조현병 회복에 도움이 된다. 일상생활과 사회생활을 돕는 재활치료가 만성화를 예방하는 데 도움이 되며 다양한 치료방법을 통해 조현병은 호전될 수 있다(질병관리본부 국가건강정보포털, 2024).

1) 조현병의 원인

의학적으로는 도파민, 세로토닌, 글루타메이트 등 다양한 신경전달물질의 활성 변화가 조현병의 증상과 관련이 있다. 최근의 연구에서 조현병 환자의 뇌연결망 이상은 뇌백질 경로의 이상, 비정상적인 신경연결 발달과 관련 있는 것으로 나타났다. 조현병 발병의 위험성을 높이는 요인으로 출산 전후의 감염, 고령의 아버지, 임신 시 영양결핍 등이 있는데 이러한 생물학적 취약성에 환경적 원인이 가중되면 조현병이 발병가능성이 높아진다. 환경적 요인으로는 대마초 흡연, 아동기 학대경험, 이민, 사회적 고립, 대도시 거주 등이 조현병의 발병 위험성을 높이는 요인이 된다. 또한 살면서 겪는 극심한 스트레스는 조현병 재발의 가능성을 높이며, 부모의 양육태도는 조현병 발병에 영향을 주는 것은 아니지만 조현병이 발병한 환자와 의사소통을 하면서 감정 표현을 거칠게 하면 재발 위험성이 높아질 수 있다(질병관리본부 국가건강정보포털, 2024).

2) 조현병의 일반적인 경과

조현병의 일반적인 경과는 다음과 같다.

전구기	명백한 정신병적 증상이 나타나기 전 단계이다. 환자의 일상생활 기능이 변화하는 시점부터 명백한 정신병이 발병하기 전까지의 기간에 해당한다. 전구기는 며칠에서 몇 년까지 다양한 기간 동안 나타날 수 있다. 전구기에서 나타나는 증상과 징후는 매우 다양하다. 불안, 짜증, 분노, 우울감, 감정기복 등 정서적인 증상, 의욕 저하, 공허함, 피곤, 집중력 저하, 모호한 신체 통증, 불면 등 다른 정신질환에서 보일 수 있는 증상이 나타나 처음에는 다른 질환과 감별하기 어렵다. 또한 사회적 위축, 대인관계 예민함, 충동성 등의 행동 변화도 나타날 수 있다.
급성기	전구기를 지나 망상, 환각, 와해된 행동 및 언어 등 급성 정신병적 증상이 나타나는 시기이다.
잔류기, 안정기	치료를 통해 양성증상이 호전된 후 약한 증상이 남아있거나 음성증상과 인지기능의 장애가 주된 문제가 되는 시기이다.

조현병은 인구 100명당 1명꼴로 발생하는 흔한 질병이다. 현대의학에서 조현병 치료의 기본은 약물이다. 과거에는 조현병 치료를 위해 피를 뽑고 새 피를 수혈해 뇌의 열을 식혀야 한다고도 했고, 전두엽 절제술로 조현병을 치료해 보겠다고 두뇌를 열고 외과수술을 하기도 했다. 그 결과는 처참했다. 오랫동안 불치병으로 인식됐던 조현병은 신약개발로 치료 가능한 병이 됐다. 항정신병약물(Antipsychotics)을 복용한 조현병 환자 중 70%가 개선된다. 조현병은 치료할 수 있는 병이 되었다. 그럼에도 조현병의 완치란 없다. 완화만 있을 뿐이다(질병관리본부 국가건강정보포털, 2024, http://health.cdc.go.kr).

조현병에 대한 DSM-5 진단기준은 다음과 같다.

A. 다음 5개 증상 중 둘(혹은 이상)이 1개월의 기간 동안의 상당 부분의 시간에 존재하고, 이들 중 하나는 망상, 환각 또는 와해된 언어 증상이어야 한다.

1. 망상
2. 환각
3. 와해된 언어(예: 지리멸렬, 횡설수설)
4. 극도로 와해된 또는 긴장성 행동

5. 음성증상(예: 제한된 정동, 무의욕증)

B. 장애의 발병 이래 상당 부분의 시간 동안 일, 대인관계 혹은 자기관리 같은 주요 영역의 한 가지 이상에서 기능 수준이 발병 전 성취된 수준 이하로 현저하게 저하된다(혹은 아동기 또는 청소년기에 발병하는 경우, 기대 수준의 대인관계, 학문, 직업적 기능을 성취하지 못함).

C. 장애의 지속적 징후가 최소 6개월 동안 계속된다. 이러한 6개월의 기간은 진단 기준 A에 해당하는 증상(예: 활성기 증상)이 있는 최소 1개월(성공적으로 치료되면 그 이하)을 포함해야 하고, 전구 증상이나 잔류 증상의 기간을 포함할 수 있다. 이러한 전구기나 잔류기 동안 장애의 징후는 단지 음성 증상으로 나타나거나, 진단 기준 A에 열거된 증상의 2가지 이상이 약화된 형태(예: 이상한 믿음, 흔치 않은 지각 경험)로 나타날 수 있다.

D. 조현정동장애와 정신병적 양상을 동반한 우울 또는 양극성 장애는 배제된다. 왜냐하면 1) 주요우울 또는 조증 삽화가 활성기 증상과 동시에 일어나지 않기 때문이거나, 2) 기분 삽화가 활성기 증상 동안 일어난다고 해도 병의 활성기 및 잔류기 전체 지속 기간의 일부에만 존재하기 때문이다.

E. 장애가 물질의 생리적 효과나 다른 의학적 상태로 인한 것이 아니다.

F. 자폐스펙트럼장애나 아동기 발병 의사소통장애의 병력이 있는 경우, 조현병의 추가 진단은 조현병의 다른 필요 증상에 더하여 뚜렷한 망상이나 환각이 최소 1개월(성공적으로 치료되면 그 이하)동안 있을 때만 내려진다.

2. 망상장애(Delusional disorder)

망상은 외부 현실에 대한 부정확한 근거에 추정한 잘못된 신념을 뜻한다. 망상을 가진 본인을 제외한 타인들은 망상을 사실이 아니라고 생각하고 사실이 아닌 명백한 증거를 제시해도 고집스럽게 망상에 몰두하게 된다. 망상장애 환자의 망상은 잘 구조화되어 있으며 체계적인 경우가 많고 망상 체계 밖에서는 정상적인 사고를 보이며 사고 과정의 장애는 보이지 않는다. 망상장애는 DMS-5 진단기준으로 망상의 주제에 따라 몇 가지 아형으로 분류한다.

1) 피해형

가장 흔한 아형이다. 자신 또는 가까운 사람이 악의적으로 대우받고 있거나 피해를 받고 있다는 망상을 가진다. 음모, 미행, 염탐, 비방 등을 당한다는 믿음을 가진다. 법적 다툼이 잦을 경우도 있으며 고통을 주고 있다고 믿는 대상에게 분노하거나 공격 및 폭력적 행동을 저지르는 경우도 있다.

2) 질투형

일반적으로 의처증 또는 의부증으로 불리며 배우자 혹은 연인이 외도한다는 망상에 몰두한다. 의심을 할 만한 합리적 근거가 없음에도 반복적으로 외도를 의심하고 상대방의 일상적인 다양한 언행을 외도와 관련짓는다. 상대방의 위치를 추적하거나 핸드폰이나 이메일을 감시하기도 하며 상대방에게 공격적안 행동을 할 수도 있다.

3) 색정형

일반적으로 스토커로 나타나는 경우가 흔하다. 유명인 혹은 지위가 높은 사람이 자신을 사랑하고 있다고 믿는다. 자신보다 상대방이 자신을 먼저 사랑했다고 주장하며 상대방이 부인하여도 이를 믿지 않고 사회적 지위 때문에 부인한다고 합리화한다. 색정 망상의 대상과 접촉하려는 노력이 흔히 존재한다.

4) 신체형

망상의 주요 내용이 건강염려, 몸의 감각 혹은 기능과 관련되어 있다. 자신의 몸에서 악취가 난다는 것이 흔한 형태이며 몸에 벌레나 기생충이 산다는 믿음, 몸이 기형이거나 흉하게 생겼다는 믿음이 나타나기도 한다. 피부과를 비롯한 여러 병원을 전전하며 검사를 받거나 성형수술을 반복적으로 하는 형태로 나타날 수 있다.

5) 과대형

본인이 비합리적인 능력, 재능을 지녔다고 믿거나 혁명적인 발명이나 발견을 했다고 믿는 경우이다. 과대망상이 종교적 내용을 가질 수도 있다.

6) 혼합형

두 가지 이상의 망상이 함께 나타나는 경우이다.

7) 명시되지 않는 유형

어느 한 부류에 속하지 않는 망상이 주된 형태로 나타나는 경우이다(보건복지부 국가정신건강정보포털, 2024).

망상장애에 대한 DSM-5 진단기준은 다음과 같다.

A. 1개월 이상의 지속 기간을 가진 한 가지(혹은 그 이상) 망상이 존재한다.

B. 조현병의 진단기준 A.에 맞지 않는다.

- 주의점: 환각이 있다면 뚜렷하지 않고, 망상의 주제와 연관된다(예: 벌레가 우글거린

다는 망상과 연관된 벌레가 꼬이는 감각).

C. 망상의 영향이나 파생 결과를 제외하면 기능이 현저하게 손상되지 않고 행동이 명백하게 기이하거나 이상하지 않다.

D. 조증이거나 주요우울 삽화가 일어나는 경우, 이들은 망상기의 지속기간에 비해 상대적으로 짧다.

E. 장애가 물질의 생리적 효과나 다른 의학적 상태로 인한 것이 아니고, 신체이형장애나 강박장애와 같은 다른 정신질환으로 더 잘 설명되지 않는다.

제 10 장

신경발달장애 (Neurodevelopmental disorders)

1. 지적장애(Intellectual disability)

지적장애는 청년기(18세) 이전에 시작되는 발달 장애로, 지능을 포함한 지적 및 인지 능력과 심리적, 사회적 적응 능력이 부족하여 독립적인 일상생활이 어려운 상태를 말한다. 지능 검사에서 IQ70 이하로 유의하게 저조하며, 의사소통, 사회 활동 참여 및 가정생활, 학교 장면, 직업 장면, 직업 사회 장면 등 일상생활에서 독립적이고 책임 있는 역할 수행 등에 어려움을 겪는다. 지적장애의 치료는 지적장애를 자체를 치료하는 것이 아니라, 2차적인 정신질환과 후유증 및 사회적응에 대한 치료이다. 충동조절의 문제를 보일 시에 약물치료와 행동요법을 시행해서 환자의 행동문제를 조절한다. 그리고 가족치료, 정신치료를 통해 사회적응력을 키우게 된다(보건복지부 국가정신건강정보포털. 2024).

지적장애에 대한 DSM-5 진단기준은 다음과 같다.

지적장애는 발달시기에 시작되며, 개념, 사회, 실행 영역에서 지적기능과 적응기능 모두에 결함이 있는 상태를 말한다. 다음 3가지 진단기준을 충족해야 한다.

A. 임상적 평가와 개별적으로 실시된 표준화된 지능검사로 확인된 지적 기능(추론, 문제해결, 계획, 추상적 사고, 판단, 학업, 경험학습)의 결함이 있다.

B. 적응기능의 결함으로 인해 독립성과 사회적 책임 의식에 필요한 발달학적, 사회문화적 표준을 충족하지 못한다. 지속적인 지원 없이는 적응결함으로 인해 다양한 환경(가정, 학교, 일터, 공동체)에서 한 가지 이상의 일상 활동(의사소통, 사회적 참여, 독립적 생활) 기능에 제한을 받는다.

C. 지적 결함과 적응능력의 결함은 발달시기 동안에 시작된다.

- 주의점: 지적장애라는 진단명은 ICD-11의 지적발달장애와 동일하다.

2. 의사소통장애

의사소통장애는 크게 1) 언어장애, 2) 말소리장애, 3) 유년기 발생 유창성 장애(말더듬증), 4) 화용론적 의사소통장애로 분류된다(서울시정신건강복지센터, 2021; 홍강의, 2014; 네이버두산백과, 2024; 보건복지부, 2024; 권준수 외 옮김, 2015).

1) 언어장애

언어발달은 정상아동보다 습득하는 시기가 지연된 부분이 대부분이며 사용하는 어휘가 제한적이고 문장의 구조 역시 두세 단어의 구로 연결된 단문 형태이며, 동음이의어와 다중적인 의미를 지닌 단어를 잘 못 알아듣는 경우가 많다.

언어장애에 대한 DSM-5 진단기준은 다음과 같다.

A. 이해 또는 표현하려는 기능의 결핍에 의해 여러 방식(즉, 구어, 문어, 수화 또는 다른 방식)에서 언어의 획득과 사용에 지속적인 어려움이 있는 것으로 다음을 포함한다.

1. 감소된 어휘(단어 지식 및 활용)
2. 제한된 문장 구조(문법과 형태의 규칙에 따라 문장을 형성하기 위해 단어를 넣을 수 있는 능력)

3. 대화의 장애(어휘를 사용하고 문장을 연결하여 어떤 주제나 이벤트를 설명하거나 묘사, 대화를 하는 능력)

B. 언어능력이 상당히 그리고 특정 가능할 정도로 나이에 비하여 낮으며, 이로 인해 효과적인 의사소통, 사회참여, 학문적 성취, 또는 직업적 수행 중 단일 또는 여러 기능상의 제한을 나타낸다.

C. 증상은 발달의 초기 단계부터 발현된다.

D. 이러한 어려움은 청각 또는 다른 감각의 장애, 운동 기능장애, 다른 의학적 또는 신경학적 문제에 의한 것이 아니며, 지적장애(지적발달장애)나 전반적 발달 지연으로 더 잘 설명되지 않는다.

2) 말소리장애

일반적으로 언어지연을 보이는 아동의 대다수가 말소리 장애를 보일 가능성이 높다. 받침을 생략하거나 특정소리를 다른 소리로 대치하는 경우, 우리말에는 없는 소리를 내거나 불필요한 소리를 첨가하며, 음절의 마지막 자음을 생략하는 경우가 흔하다. 이 장애의 경우 연령에 따른 발달 정도를 고려해서 파악해야 한다.

말소리장애에 대한 DSM-5 진단기준은 다음과 같다.

A. 말소리를 만드는데 지속적인 장애로 인하여 명료한 음성이나 메시지의 언어적 소통을 방해하는 것이다.

B. 이 장애는 효과적인 의사소통을 제한하며, 이로 인해 사회참여, 학문적 성취 또는 직업적 수행 중 단일 또는 여러 기능상의 제한을 나타낸다.

C. 증상은 발달의 초기 단계부터 발현된다.

D. 이러한 어려움은 뇌성마비, 구개열, 귀머거리 또는 청각 상실, 외상성 뇌손상, 다른 의학적 또는 신경학적인 선천적, 후천적인 상태에 의하지 않는다.

3) 유년기 발생 유창성 장애(말더듬증)

말 더듬은 같은 소리나 음절의 반복, 길게 늘여서 말하는 경우, 다른 소리를 웅얼거려 말이 끊기는 경우, 다른 단어로 대치하거나 넌지시 돌려서 말하는 경우 등이 있으며, 이는 일상 대화를 나누는 상황에서 불안과 스트레스, 심리적인 위축이나 열등감을 느끼면서 말을 기피하는 회피행동이 생길 수 있다.

유년기 발생 유창성 장애에 대한 DSM-5 진단기준은 다음과 같다.

A. 개인의 나이나 언어 숙련도에 부적절한 정상적인 말의 유창성과 말하는 시간 양상에서의 장애로서 오랜 기간 지속되고 다음 가운데 한 가지 또는 그 이상이 빈번하고 뚜렷하게 나타나는 것이 특징이다.
   1. 말과 음절의 반복
   2. 모음뿐만 아니라 자음의 소리의 연장
   3. 단어의 분절(예: 한 단어 내에서 머뭇거림)
   4. 들을 수 있거나 조용한 상태에서의 말 머뭇거림(힘이 주어지거나 힘이 주어지지 않는 말의 멈춤)
   5. 넌지시 돌려 말하기(문제 있는 단어를 피하기 위한 단어 대치)
   6. 과도하게 신체적 긴장이 있는 단어
   7. 단음절의 단어 반복(예: "난-난-난-난-난 그를 본다.")

B. 이 장애는 말하기에 대한 불안을 일으키거나 효과적인 의사소통, 사회참여, 또는 학업적 또는 직업적 수행 중 단일 또는 여러 기능상의 제한을 나타낸다.

C. 증상은 발달의 초기 단계부터 발현된다. (주: 후기 발명 사례는 성인기 발병 유창성장애로 진단된다.)

D. 이 장애는 구음-운동 또는 감각장애, 신경학적 손상(예: 뇌졸중, 종양, 외상)과 관련된 비유창성, 또는 다른 의학적 상태에 의하지 않으며, 다른 정신장애로 더 잘 설명되지 않는다.

4) 사회적(화용론적) 의사소통장애

새롭게 DSM-5에 추가된 '사회적 화용론적 의사소통장애(social(pragmatic) communication disorder)'은 사회적으로 적합한 언어적 · 비언어적 의사소통 사용의 지속적인 결함을 가진 대상자들에게 적용하기 위하여 새로이 추가되었다. 사회적 내용에 적절한 방법으로 사회적 목적의 대화를 지속하지 못하거나 상황과 대상자에 따라 대화방식을 변화시키지 못하고, 대화의 순서나 언어적, 비언어적 신호를 잘 사용하지 못하며, 유추, 유머, 이중 의미 등을 잘 이해하지 못하는 경우에 사용하고 있다. 일반적으로 4~5세 경이 되면 문제가 드러나기는 하지만, 언어 사용이 복잡해지는 청소년기 초기에 밝혀지기도 한다.

사회(화용) 의사소통장애에 대한 DSM-5 진단기준은 다음과 같다.

A. 언어적 · 비언어적 의사소통의 사회적인 사용에 있어서 지속적인 어려움이 있고, 다음과 같은 양상이 모두 나타난다.
   1. 사회적 맥락에서 적절한 방식으로 인사 나누기나 정보공유 같은 사회적 목적의 의사소통을 하는 데 있어서의 결함
   2. 교실수업과 놀이터에서 각기 다른 방식으로 말하기, 아동과 성인에게 각기 다른 방식으로 말하기, 그리고 매우 형식적인 언어 사용을 피하는 것과 같이 맥락이나 듣는 사람의 요구에 맞추어 의사소통 방법을 바꾸는 능력에 있어서의 손상
   3. 자기 순서에 대화하기, 알아듣지 못했을 때 좀 더 쉬운 말로 바꾸어 말하기, 상호작용을 조절하기 위해 언어적 비언어적 신호를 사용하기와 같이 대화를 주고받는 규칙을 따르는 데 있어서의 어려움
   4. 무엇이 명시적 기술인지 아닌지(예: 추측하기), 언어의 비문자적 또는 애매모호한 의미(예: 관용구, 유머, 은유, 해석 시 문맥에 따른 다중적 의미)가 무엇인지를 이해하는 데

있어서의 어려움

B. 개별적으로나 복합적으로 결함이 효과적인 의사소통, 사회적 참여, 사회적 관계, 학업적 성취 또는 직업적 수행의 기능적 제한을 야기한다.

C. 증상의 발병은 초기 발달 시기에 나타난다(그러나 결함은 사회적 의사소통 요구가 제한된 능력을 넘어설 때까지는 완전히 나타나지 않을 수 있다).

D. 증상은 다른 의학적 또는 신경학적 상태나 부족한 단어 구조 영역과 문법 능력에 기인한 것이 아니며, 자폐 스펙트럼장애, 지적장애(지적발달장애), 전반적 발달지연, 또는 다른 정신질환으로 더 잘 설명되지 않는다.

3. 자폐스펙트럼 장애

자폐스펙트럼 장애는 초기 아동기부터 상호 교환적인 사회적 의사소통과 사회적 상호작용에 지속적인 손상을 보이는 한편 행동 패턴, 관심사 및 활동의 범위가 한정되고 반복적인 것이 특징인 신경발달장애의 한 범주이다. DSM-IV와 ICD-10에서는 광범위성 발달장애 범주 하에 자폐성 장애, 아스퍼거 장애, 레트장애, 소아기 붕괴성 장애, 달리 분류되지 않은 광범위성 발달장애 등으로 구분했다. 하지만 DSM-5에서는 이들을 각기 독립된 장애가 아닌 동일한 연속선상에서 자폐 상태의 심각도나 지능 및 심리사회적 발달의 정도에 따라 발현되는 임상 양상에 차이가 있다고 인정하여 자폐 스펙트럼 장애로 개정했다. 자폐스펙트럼 장애의 원인은 뇌의 발달이나 성장장애를 일컫는 신경발달 장애의 한 종류이며, 현재로서는 유전적 원인(유전자의 결함 또는 변이, 가족력), 신경생물학적 원인, 사회성 뇌의 결함, 대뇌 연결성의 문제 등 다양한 원인이 복합적으로 작용할 것이라 생각하고 있다. 자폐스펙트럼 장애 DSM-5 진단기준에 따라 다음의 A, B, C, D 기준을 모두 충족해야 자폐스펙트럼 장애로 진단된다.

자폐스펙트럼 장애에 대한 DSM-5 진단기준은 다음과 같다.

A. 다양한 맥락에 걸친 사회적 의사소통과 사회적 상호교류의 지속적인 장애로, 현재 또는 발달력상에서 다음 모든 양상이 나타난다(예로 든 것은 실제 예를 보여주기 위함이며, 해당되는 예를 모두 망라한 것은 아니다).

1. 사회, 정서적으로 상호교환성의 결핍: 비정상적 사회적 접근 및 주고받는 대화를 나누기 어려운 것(관심사, 감정, 정서의 상호 교환과 반응이 적은 것 등에 의함)부터 사회적 상호작용을 전혀 시작하지 못하는 것까지의 범위에 걸쳐 있다.
2. 사회적 상호작용에 사용되는 비언어적 의사소통 행동의 결핍: 잘 적응되지 않는 언어성, 비언어성 의사소통(눈맞춤이나 신체 언어의 이상, 또는 비언어적 의사소통을 이해 사용하는 능력결핍)부터 얼굴표정이나 제스처가 전혀 없는 것까지 이에 해당한다.
3. 부모 이외의 사람과 발달연령에 맞는 적절한 관계를 형성하고 유지하지 못함: 서로 다른 사회적 상황에 맞게 행동을 조절하기 어려운 것(상징놀이를 공유하기 어렵거나 친구를 만들기 힘든 것으로 나타남)부터 타인에 대한 관심이 없는 것까지 포함한다.

B. 행동, 관심 및 활동이 한정되고, 반복적이고 상동적인 양상으로, 현재 또는 발달력상에서 다음 중 두 가지 이상의 양상이 나타난다(예로든 것은 실제 예를 보여주기 위함이며, 해당되는 예를 모두 망라한 것은 아니다).

1. 상동화되고 반복적인 움직임, 사물의 사용, 또는 말(예: 단순한 운동 상동증, 장난감을 줄 세우기, 사물을 튕기는 행동, 반향어, 또는 개인 특유의 어구 사용 등)
2. 같은 상태를 고집함, 일상적으로 반복되는 것에 대한 융통성 없는 집착, 또는 틀에 박힌 언어적, 비언어적 행동(예: 사소한 변화에 대한 극심한 불편감, 하나에서 다른 것으로의 전환을 어려워함, 융통성 없는 사고 패턴, 인사하는 행동이 틀에 박혀있음, 똑같은 일상 규칙을 반복해야 하는 것, 매일 같은 음식을 먹음)
3. 매우 제한적이고 고정된 관심을 갖고 있으며, 그 강도나 집중의 대상이 비정상적(예: 유별난 사물에 매우 강하게 애착이 되거나 몰두함, 관심사가 매우 한정적이거나 집요함)
4. 감각적인 자극에 대한 지나치게 높거나 낮은 반응성, 또는 환경의 감각적 측

면에 대해 유별난 관심(예: 통증, 열감, 차가운 감각에 대한 무반응이 분명히 있음, 특정한 소리나 질감에 대해 특이한 반응을 보임, 지나치게 사물의 냄새를 맡거나 만져봄, 불빛이나 빙글빙글 도는 물체에 대해 시각적으로 매료됨)

C. 증상은 어린 시절부터 나타나야 한다. 하지만 사회적인 요구가 제한된 능력을 상회할 때까지는 완전히 드러나지 않을 수 있다.

D. 증상은 함께 매일의 기능을 제한하고 장해를 유발해야 한다. 진단은 전문의의 직접적인 관찰이 있으며, 다른 발달성 장애와의 감별진단으로 인한 추가 검사가 있을 수 있다.

4. 주의력결핍 및 과잉행동장애(ADHD)

주의력결핍 및 과잉행동장애는 소아의 5% 정도에서 나타나고, 남아에서 더 흔하게 발병한다. 발병 시기는 보통 3~6세로 7세 이전에 발병한다. 이 장애의 아동은 유아기부터 자극에 지나치게 민감하며 소음, 빛, 온도 등의 환경변화에 과민반응을 보이고, 잠들기가 어려우며 자주 운다. 걸음마기 이후에는 활동이 부산하고 위험한 행동을 서슴없이 한다. 유치원이나 학교에 가서는 가만히 앉아 있지 못하고, 자리에 앉아도 지나치게 많이 움직이며 손발을 꼼지락거리고, 업 중에 교사의 지시를 따르지 않으며, 주의가 산만하여 자주 지적을 받게 된다. 사소한 자극에도 폭발하며, 정서가 불안정하고, 충동성 때문에 참을성이 없거나 실수가 잦아서 자주 사고를 낸다. 학습장애나 언어장애가 동반되는 경우가 많으며, 이차적으로 정서장애와 행동장애가 흔하게 동반된다(보건복지부 국가정신건강정보포털, 2024).

주의력결핍 및 과잉행동장애에 대한 DSM-5 진단기준은 다음과 같다.

주의력결핍 및 과잉행동장애 진단을 위해서는 가정이나 학교에서의 아동 모습들을 자세히 조사하고, 부모와 아동과 면담하고, 객관적인 지능검사 및 심리검사 등을 통해서 진단할 수 있다. 진단기준에 따르면, 다음의 주의력결핍 또는 과잉행동/충동성 증상 9가지 중 6가지 이상의 증상이 학교생활과 가정생활 등의 2개 이상의 장소에서 6개월 이상 지속되면 ADHD를 의심할 수 있다(권준수 외 옮김, 2015).

(1) 주의력결핍

① 일의 자세한 내용에 대한 주의가 부족하거나, 공부, 일 또는 다른 활동에 있어 부주의한 실수를 많이 한다.
② 공부를 포함하여 어떤 일이나 놀이할 때 주의집중을 하지 못한다.
③ 다른 사람이 직접 이야기하는 데도 경청하지 않는다.
④ 정당한 지시에 대하여도 따르지 못하는 경향이 있으며, 학교 숙제, 일상 가정의 일, 또는 작업실에서의 의무 등을 적절히 마치지 못한다.
⑤ 일이나 활동을 조직화하고 체계화하는 데 문제가 있다.
⑥ 학교공부, 숙제 등 지속적으로 정신적인 노력이 필요한 일이나 활동을 피하거나 싫어하거나 혹은 하기를 꺼려한다.
⑦ 일이나 활동에 필요한 물건들을 쉽게 잃어버린다.
⑧ 외부의 자극에 대하여 쉽게 산만해진다.
⑨ 일상생활의 활동을 흔히 잊어버린다.

(2) 과잉행동

① 침착하지 못하게 손이나 발을 움직이거나, 자리에 가만히 앉아 있지 못한다.
② 학교 등 한 자리에 가만히 앉아 있어야 할 상황에서 이곳저곳 돌아다닌다.
③ 상황에 부적절하게 이곳저곳 뛰어다니거나 지나치게 높은 곳으로 기어오른다.

④ 놀이에 어려움이 있거나 조용히 놀지 못한다.
⑤ 항상 부산하고 바쁘며, 마치 모터가 달린 듯이 끊임없이 움직인다.
⑥ 말을 너무 많이 한다.

(3) 충동성

① 질문이 끝나기도 전에 불쑥 대답한다.
② 순서를 잘 지키지 못한다.
③ 흔히 다른 사람들의 일을 방해하거나 다른 사람들 일에 끼어든다.

1) ADHD의 치료

(1) 약물치료

ADHD의 치료방법 중 약물치료가 가장 효과적인 것으로 알려져 있다. 중추신경자극제인 '염산 메틸 페니데이트'가 치료에 우수한 효과를 보이는데, ADHD 환자의 70~85%에서 과잉행동이 감소하고, 주의집중력이 증가하여 학업을 개선시키는 등의 효과가 있다. 부작용으로 불면증이 나타날 수 있으므로 저녁 이후에는 투여하지 않는 것이 바람직하며, 이외에도 식욕감퇴, 두통, 위통, 오심 등의 부작용이 나타날 수 있다.

(2) 심리·사회적 치료

약물치료만으로 효과가 충분치 않을 경우, 인지행동치료가 주요 보조치료법으로 효과적이다. 경우에 따라 지지적 개인 정신치료와 부모 및 교사의 상담이나 환경조정이 필요하다.

5. 특정학습장애

특정학습장애란 개인의 생활연령, 측정된 지능, 연령에 알맞은 교육에 따라 기대하게 되는 수준보다 상당히 낮은 학문적 기능을 수행하는 상태를 말한다. 읽기, 쓰기, 추론, 산수 계산 등의 능력과 획득 및 사용상의 심각한 곤란을 주 증상으로 하는, 다양한 원인을 배경으로 하는 이질적인 장애군을 총칭하는 용어다. 특히 지능과 연령을 근거로 기대되는 능력의 50% 미만의 성취도를 보일 때 학습장애라 정의한다. 학습장애는 중추신경계, 특히 대뇌의 특정 영역의 발달적인 기능 장애로 인한 것으로 보고되고 있으며, 뚜렷한 가족력이 있는 경우도 있어 유전적인 요인이 있는 것으로 판단된다. 학습장애가 지속되면 이차적인 우울증, 시험 불안증이 동반되는 경우가 많고, 청소년기에 이르면 학업 탈락에 대한 반응으로 분노조절의 어려움 반항성의 증가가 나타날 수 있다.

특정학습장애에 대한 DSM-5 진단기준은 다음과 같다.

A. 기초학습을 배우고 사용하는 것이 어렵다. 개선을 위한 직접적인 개입을 제공했음에도 다음에 열거된 증상 중 하나 이상이 적어도 6개월 이상 지속된다.

1. 부정확하거나 느리고 힘겨운 단어 읽기(예: 부정확하거나 느리고 더듬거리는 개별 단어 읽기, 잦은 추측 읽기, 단어를 구성하는 소리를 모두 발음하지 못함)
2. 읽은 것의 의미 이해가 어려움(예: 정확하게 읽긴 하지만 읽은 글의 순서, 관계를 모르며 추론, 심층적 이해를 하지 못함)
3. 철자의 문제(예: 자음이나 모음을 추가, 생략, 대치)
4. 작문의 어려움(예: 한 문장 안에서 구두법과 문법 실수가 잦음, 단락의 구성이 엉성함, 표현하려는 생각이 명료하지 않음)
5. 수감각, 단순 연산값 암기, 연산절차 수행의 문제(예: 숫자의 의미, 수의 크기나 관계를 잘 이해하지 못함, 한 자릿수 덧셈에서 또래처럼 기억력을 이용하지 않고 손가락을 사용함, 연산을 하

다가 진행이 안 되거나 거꾸로 진행하기도 함)

6. 수학적 추론의 어려움(예: 문장제 문제를 풀기 위해 필요한 수학적 개념, 연산구구, 수식을 적용하는데 어려움이 있음)

B. 해당 기초학습기술은 개인의 생활연령에 비해 현저하게 낮은 수준이며 학업, 직업 수행 및 일상생활을 현저하게 방해한다는 것이 일대일로 실시된 표준화 성취도 검사와 종합임상평가를 통해 확인되어야 한다. 17세 이상인 경우 학습 곤란의 병력이 표준화된 검사를 대신할 수 있다.

C. 학습의 어려움은 보통 학령기에 시작하나 해당 학습기술을 요구하는 정도가 개인의 능력을 넘어서는 시기가 되어서야 분명히 드러날 수도 있다(예: 시험기간의 부족, 길고 복잡한 리포트를 짧은 마감기한 안에 쓰기, 과중한 학업부담).

D. 학습의 어려움은 지적장애, 교정되지 않은 시력 및 청력문제, 다른 정신과 · 신경과 장애, 정신사회적 불행, 교사가 사용하는 언어에 능숙하지 못함, 불충분한 교육적 지도에 의해 더 잘 설명되는 것은 아니어야 한다.

6. 운동장애(Movement disorder 또는 Motor abnormality)

운동장애에는 1) 발달성 협응장애, 2) 상동증적 운동장애, 3) 틱장애로 구분한다. DSM-IV에서는 틱장애가 따로 구분되어 있었지만, DSM-5에서는 운동장애의 하위 유형으로 들어갔다는 차이가 있다(국가건강정보포털, 2024; 권준수 외 옮김, 2015).

1) 발달성 협응장애(developmental coordination disorder)

A. 협응된 운동의 습득과 수행이 개인의 생활연령과 기술 습득 및 사용의 기회에 기대되는 수준보다 현저하게 낮다. 장애는 운동기술 수행(물건 잡기, 가위나 식기 사용,

글씨쓰기, 자전거 타기 또는 스포츠 참여)의 지연과 부정확성뿐만 아니라 서투른 동작(물건 떨어뜨리기 또는 물건에 부딪치기)로도 나타난다.

B. 기준 A항의 운동기술 결함이 생활연령에 걸맞은 일상생활 활동(예: 자기관리 및 유지)에 현저하고 지속적인 방해가 되며, 학교·학업 생활의 생산성, 직업 활동, 여가, 놀이에 영향을 미친다.

C. 증상은 초기 발달시기에 시작된다.

D. 운동기술 결함이 지적장애나 시각손상으로 더 잘 설명되지 않으며, 운동에 영향을 미치는 신경학적 상태(예: 뇌성마비, 근육퇴행위축, 퇴행성질환)에 기인한 것이 아니다.

2) 상동증적 운동장애(stereotypic movement disorder)

A. 반복적이고 억제할 수 없는 것처럼 보이고 목적이 없는 것 같은 운동행동(손 흔들기, 손장난하기, 몸 흔들기, 손가락을 무의미하게 움직이기, 머리 부딪치기, 자기 신체 물어 뜯기 또는 꼬집기, 자기 얼굴이나 몸을 때리기, 자기 눈을 찌르기도 함)

B. 반복적인 운동행동이 사회적, 학업적, 또는 기타 활동을 방해하고 자해의 원인이 될 수 있음

C. 초기 발달 시기에 발병함. 3세 이전에 시작되는 경향이 있음

D. 물질의 생리적 효과가 신경학적 상태로 인한 것이 아니며, 다른 신경발달장애나 정신질환(발모광, 강박장애)으로 더 잘 설명되지 않음

3) 틱장애(tic disorders)

틱이란 운동장애의 하위 질환으로 갑작스럽고 빠르며 반복적이고 비율동적인 동작이나 음성 증상으로서 몸의 어느 부위나 생길 수 있다. 틱은 모든 수의근육(의식적으로 움직일 수 있는 근육)에서 나타날 수 있으며, 특정한 틱이 나타났다가 사라지고 한동안 중

단되었다고 다시 나타나기도 한다. 틱은 나타나는 근육 양상에 따라서 '단순틱'과 '복합틱'으로 구분된다. 단순틱은 순간적인 눈 깜박임, 목 경련, 얼굴 찡그림이나 어깨 으쓱임 등으로 나타난다. 복합틱은 단순 운동 틱과 달리 한 군데 이상의 근육을 침범한 얼굴 표정, 만지기, 냄새를 맡거나 뛰기, 발 구르기 혹은 욕설 행동증과 같은 좀 더 통합적이고 마치 목적을 가지고 하는 행동과 같은 양상을 나타낸다. 음성틱은 코와 목구멍을 통하여 흐르는 공기에 의해 생기며 헛기침, 꿀꿀하는 소리, 코로 킁킁 거리기, 코웃음 치기와 동물이 짖는 소리 같은 단순 음성틱이나 단어, 구 혹은 문맥을 벗어나는 문장, 외설증(Coprolalia: 사회적으로 용납되지 않는 단어들, 주로 외설스런 욕을 사용), 동어 반복증, 반향 언어증 등 복합성 음성틱으로 나타날 수 있다.

틱장애에 대한 DSM-5 진단기준은 다음과 같다.

(1) 뚜렛장애

A. 여러 가지 운동성 틱과 한 가지 또는 그 이상의 음성 틱이 질병 경과 중 일부 기간 동안 나타난다. 2가지 틱이 반드시 동시에 나타날 필요는 없다.
B. 틱증상은 자주 악화와 완화를 반복하지만 처음 틱이 나타난 시점으로부터 1년 이상 지속된다.
C. 18세 이전에 발병한다.
D. 장애는 물질(예: 코카인)의 생리적 효과나 다른 의학적 상태(예: 헌팅턴병, 바이러스성 뇌염)로 인한 것이 아니다.

(2) 지속성(만성) 운동 또는 음성 틱장애

A. 한 가지 또는 여러 가지의 운동 틱 또는 음성 틱이 장애의 경과 중 일부 기간 동안 존재하지만 운동 틱과 음성 틱이 모두 나타나지는 않는다.
B. 틱증상은 자주 악화와 완화를 반복하지만 처음 틱이 나타난 시점으로부터 1년

이상 지속된다.

C. 18세 이전에 발병한다.

D. 장애는 물질(예: 코카인)의 생리적 효과나 다른 의학적 상태(예: 헌팅턴병, 바이러스성 뇌염)로 인한 것이 아니다.

E. 뚜렛장애의 진단기준에 맞지 않아야 한다.

(3) 잠정적 틱장애

A. 한 가지 또는 다수의 운동 틱 또는 음성 틱이 존재한다.

B. 틱은 처음 틱이 나타난 시점으로부터 1년 미만으로 나타난다.

C. 18세 이전에 발생한다.

D. 장애는 물질(예: 코카인)의 생리적 효과나 다른 의학적 상태(예: 헌팅턴병, 바이러스성 뇌염)로 인한 것이 아니다.

E. 뚜렛장애나 지속성(만성) 운동 또는 음성 틱장애의 진단기준에 맞지 않아야 한다.

제 11 장

양극성 및 관련 장애 (Bipolar and related disorders)

1. 제1형 양극성 장애(Bipolar I disorder)

조울병, 양극성장애는 우울증과 같은 질병으로 인식되기도 하는데 이는 조울병의 특성상 조울병으로 진단받기 전 우울증이 선행하는 경우가 많기 때문이기도 하다. 조울병은 우울증과 같이 기분장애에 속하는 질환이다. 정신건강의학과에서는 비정상적인 기분이 지속되는 양상을 '삽화(episode)'라고 한다. 조울병은 1번 이상의 경조증삽화 또는 조증삽화를 경험하는 경우 양극성장애로 진단한다. 이때 조증삽화를 경험한 경우를 제1형 양극성장애라고 진단하고, 경조증삽화를 경험한 경우에는 제2형 양극성장애로 구분한다(보건복지부, 2024; 권준수 외 옮김, 2015).

제1형 양극성장애는 먼저 우울삽화를 1번 이상 경험하고 수개월에서 수년이 경과한 후 조증삽화를 경험한 뒤 양극성장애로 진단되는 경우가 흔하다. 연구에 따르면 청소년기 첫 우울증을 경험한 환자의 20~32%, 초기 성인기에 첫 우울증을 경험한 환자의 5~15%가 추후 양극성장애로 진단되는 것으로 나타났다. 하지만, 사람에 따라 조증삽화만을 경험하는 경우 등 다양한 양상으로 나타날 수 있다. 환자가 조증삽화를 경험하는 경우 스스로 고양된 기분을 알아채기 힘들며, 먼저 가족들이나 주변 사람들이 이전과 비교하여 달라진 환자의 모습에 대해 걱정하고 염려하게 된다. 전형적인 조증삽화의 경우 초기에 행복감, 자신감에 심취하게 되며 이후 과민한 양상으로 변하게 된다.

환자는 머릿속에서 생각들이 쉴 새 없이 떠오르고 모든 일들이 다 잘될 것이라는 생각에 빠져 무리한 계획들을 세우고 이를 진행하기 위해 주변 사람들과 심각한 갈등을 유발하기도 한다. 간혹 주변의 만류에 환자 스스로 자신을 통제하는 경우도 있지만 시간이 지날수록 증상이 악화되어 결국에는 정신건강의학과 치료를 필요로 하게 된다.

양극성장애에서 기분증상과 더불어 인지증상이 동반되는데 때때로 생각이 느려지고 집중력도 떨어지고 머리가 멍해진다. 때로는 생각의 속도가 빨라지고, 생각이 꼬리에 꼬리를 물고 연상되기도 하고, 머리가 잘 돌아가는 것처럼 느껴지고 아이디어도 잘 떠오르게 된다. 때로는 부정적인 생각들이 서로 연상되어 극단적인 생각에 이르기도 하고, 때로는 지나치게 긍정적인 생각에 근거 없이 자신감에 차기도 한다. 이러한 생각의 변화에 따라 말수가 늘어나기도 하고, 글을 많이 적기도 한다. 드물게 강박적인 생각이 늘어나기도 한다. 때로는 생각이 지나쳐서 나와 상관없는 일들을 나와 연관지어 생각하는 '관계사고'가 생기기도 하고, 심한 경우 망상에 이르는 경우도 있다. 흔한 망상의 내용으로는 "내가 다른 사람들에게 피해를 준다.", "다른 사람들이 나를 알아보는 것 같다. 누군가 신호를 보내는 것 같다.", "내가 중요한 사람이 된 것 같다.", "사람들이 나를 감시한다.", "사람들이 내 생각을 아는 것 같다."는 등의 있다. 망상이 심한 경우, 특히 기분장애의 처음 발병 시기에 망상이나 환청을 동반하는 경우 조현병과 구분이 매우 어려울 수 있다(보건복지부 국립정신건강센터 국가정신건강정보센터, 2024; 분당서울대병원 기분장애클리닉 지식정보, 2024).

조증삽화에 대한 DSM-5의 진단 기준은 다음과 같다.

A. 비정상적이면서 지속적으로 상승된, 팽창된 또는 과민한 기분과 비정상적이면서 지속적으로 증가된 목표 지향적 활동 또는 에너지가 1주 이상, 거의 매일, 하루 중 대부분에 나타나는 뚜렷한 기간이 있다.

B. 기분장애 및 증가된 에너지와 활동을 보이는 기간 중 다음 7개 증상 중 3가지 또는 그 이상이 지속되고(기분이 단지 과민하기만 하다면 4가지 이상), 평소 모습에 비해

변화가 뚜렷하며, 심각한 정도로 나타난다.

1. 과장된 자존심 또는 과대성
2. 수면욕구 감소
3. 평소보다 말이 많아지거나 계속 말을 함
4. 사고의 비약 또는 사고가 질주하는 듯한 주관적인 경험
5. 주관적으로 느끼거나 객관적으로 관찰되는 주의산만
6. 목표 지향적 활동의 증가 또는 정신운동성 초조
7. 고통스러운 결과를 초래할 가능성이 높은 활동에 지나치게 몰두

C. 기분장애가 사회적, 직업적 기능의 뚜렷한 손상을 초래할 정도로 심각하거나, 자신이나 타인에게 해를 입히는 것을 예방하기 위해 입원이 필요한 경우이거나 정신병적 양상이 동반되어 있다.

D. 삽화가 물질의 생리적 작용의 결과나 다른 의학적 상태에 의한 것이 아니다.

2. 제2형 양극성 장애(Bipolar II disorder)

제2형 양극성장애는 우울삽화와 경조증삽화를 경험했을 때 진단되는데, 만약 조증삽화를 한번이라도 경험했다면 경조증 삽화가 있었더라도 제1형 양극성장애로 진단된다. 경조증삽화란 평소 상태와는 달리 기분이 고양되거나 활력이 증가하나 심각도가 심하지 않는 경우를 말한다. 증상이 심하지 않으므로 경조증을 경험한 환자들은 스스로 불편감을 느끼지 못하고 오히려 활력이 증가된 것을 긍정적으로 받아들이는 경우도 있다. 하지만 제2형 양극성장애로 진단되는 경우 경조증삽화가 반복되는 경우가 많고, 우울삽화가 발생할 경우 우울증에서보다 더 심각한 정도로 나타나기 때문에 개인, 사회 기능의 현저한 손상을 일으켜 치료를 요한다. 주요 증상들이 개인 활동, 사회활동, 대인관계 전반에 걸쳐 나타나며 이로 인해 어느 정도의 기능손상이 있으나 조증

삽화에 비해 두드러지지 않으며 그 기간이 짧다. 2형 양극성장애는 단지 경조증삽화만 발생하기보다는 우울삽화, 혼재성 양상이 자주 동반된다. 남성보다는 여성에게서 잘 나타나는 것으로 알려져 있다(보건복지부 국립정신건강센터 국가정신건강정보센터, 2024; 분당서울대병원 기분장애클리닉 지식정보, 2024).

경조증삽화에 대한 DSM-5의 진단 기준은 다음과 같다.

A. 비정상적이면서 지속적으로 상승된, 팽창된 또는 과민한 기분과 비정상적이면서 지속적으로 증가된 목표 지향적 활동 또는 에너지가 4일 이상, 거의 매일, 하루 중 대부분에 나타나는 뚜렷한 기간이 있다.

B. 기분 장해 및 증가된 에너지와 활동을 보이는 기간 중 다음 7개 증상 중 3 가지 또는 그 이상이 보이며(기분이 단지 과민하기만 하다면 4가지 이상), 평소 모습에 비해 변화가 뚜렷하고 심각한 정도로 나타난다.

1. 과장된 자존심 또는 과대성
2. 수면욕구 감소(예 : 단 3시간만 자도 충분하다고 느낌)
3. 평소보다 말이 많아지거나 계속 말을 함
4. 사고의 비약 또는 사고가 질주하는 듯한 주관적인 경험
5. 주관적으로 느끼거나 객관적으로 관찰되는 주의산만
6. 목표 지향적 활동의 증가 또는 정신운동 초조
7. 고통스런 결과를 초래할 가능성이 높은 활동에 지나친 몰두

C. 삽화는 증상이 없을 때의 모습과는 다른, 명백한 기능 변화를 동반한다.

D. 기분의 장해와 기능의 변화가 타인에 의해 관찰될 정도이다.

E. 삽화가 사회적, 직업적 기능의 뚜렷한 손상을 일으키거나 입원이 필요할 정도로 충분히 심각하지 않다. 만약 정신병적 양상이 있다면 이는 조증 삽화로 정의한다.

F. 삽화가 물질(예 : 남용하는 물질, 치료약물, 또는 기타 치료)의 생리적 작용의 결과가 아니다.

3. 순환성 장애(Cyclothymic disorder)

양극성 범주장애의 한가지이다. 지속적인 기분의 불안정. 가벼운 우울증과 가벼운 기분고양의 기간이 자주 나타난다. 기분이 들쑥날쑥하여 변덕스러운 성격, 쉽게 상처받는 성격, 감정기복의 폭이 큰 사람으로 오인 받을 수 있다. 이 유형은 정신건강전문의라고 하더라도 기분장애를 전문의가 아니면 놓치기 쉬운 질병이다. 이 병은 주로 우울증상으로 나타나기 때문에 조울병의 가능성에 대해 자세한 평가를 하지 않으면 단순한 우울증으로 오인하기 쉽기 때문이다. 청소년기나 20대에 발생한 우울증 즉, 일찍 발병한 우울증이나 반복되는 우울증, 기분의 기복이 심한 우울증의 경우에는 단순한 우울증으로 생각하기보다 양극성 우울증의 가능성을 반드시 의심해봐야 한다(보건복지부, 2024; 분당서울대병원, 2024).

제 12 장

외상과 스트레스 관련 장애 (Trauma and Stressor Related Disorders)

1. 외상 후 스트레스 장애(Post-Traumatic Stress Disorder, PTSD)

외상 후 스트레스 장애는 처음에 군인이나 사고 후에 일어나는 독특한 정신 증상을 설명하기 위한 진단명이었다(국가트라우마센터, 2024; 권준수 외 옮김, 2015; 보건복지부, 2024). 과거에는 전투피로증, 총체적 스트레스 반응, 신경증적 반응, 상황반응 등 다양한 용어로 설명했으나, 1980년대 이후 외상 후 스트레스 장애로 진단하고 있다. 외상 후 스트레스 장애의 DSM-5 진단기준은 다음과 같다. 7세 이상 아동부터 적용 가능하다. 6세 이하는 별도의 진단기준으로 적용한다. 자세한 진단 기준은 시대별로 다르고, 미국정신의학회와 세계보건기구의 기준도 다르다.

1) 외상 후 스트레스 장애의 진단

일반적으로 다음과 같은 내용을 포함하고 1개월 이상 증상이 지속되면 외상 후 스트레스 장애로 진단된다.

A. 실제 죽음이나 죽음에 대한 위협, 심각한 부상 또는 성폭력에 다음 1가지 이상의 방식으로 노출됨

1. 외상성 사건을 직접 경험

2. 타인에게 일어난 사건을 직접 목격
3. 가까운 가족 혹은 가까운 친구에게 사건이 일어난 것을 알게 됨(가족이나 친구가 실제로 사망하거나 이에 준하는 상황을 경험한 경우, 사건은 반드시 폭력적이거나 갑작스럽게 일어난 일이어야 함)
4. 외상성 사건의 혐오스러운 세세한 내용에 대한 반복적이거나 심한 정도로 노출을 경험함(예: 사체를 수습하는 긴급구조대원들, 아동 학대의 자세한 내용에 반복적으로 노출된 경찰관)

• 주의: 4) 항목은 그 노출이 직업과 관련되지 않으며 전자 매체, 텔레비전, 영화 혹은 사진을 통한 노출에는 적용되지 않음

B. 외상성 사건과 관련된 다음의 침습적 증상들이 사건 이후 <u>1가지 이상</u> 나타남
1. 반복적, 불수의적 그리고 침습적이고 괴로운 외상 기억
2. 내용이나 정동이 외상성 사건과 관련된 반복적인 괴로운 꿈
3. 외상성 사건이 다시 일어나는 듯이 느끼거나 행동하는 해리 반응(예: 플래시백)이 나타남(이런 반응은 다양하게 나타나며 심한 경우에는 현재 상황을 전혀 인식 못할 수 있음)
4. 외상성 사건의 일부와 유사하거나 상징하는 내적 혹은 외적 자극에 노출되었을 때 나타나는 강력하거나 지속적인 심리적 고통
5. 외상성 사건의 일부와 유사하거나 상징하는 내적 혹은 외적 자극에 노출되었을 때 나타나는 현저한 생리적 작용

C. 외상성 사건과 관련된 자극에 대한 지속적인 회피가 사건이 일어난 뒤 시작되고, 다음의 <u>1가지 혹은 2가지 증상이 나타남</u>
1. 외상성 사건이나 이와 밀접하게 관련된 고통스러운 기억, 생각 혹은 감정을 회피하거나 회피하려고 노력함
2. 외상성 사건이나 이와 밀접하게 관련된 고통스러운 기억, 생각 혹은 감정을 회상시키는 외부 요인들(예: 사람 장소, 대화, 활동, 물건, 상황)을 회피하거나 회피하려고 노력함

D. 외상성 사건이 일어난 뒤에 시작되거나 악화되는 사건과 관련된 인지와 기분의 부정적인 변화가 다음 중 2가지 이상 나타남
   1. 외상성 사건의 중요한 측면을 기억할 수 없음
      - 전형적으로 해리성 기억상실 때문이고
      - 두부 손상, 알코올 혹은 약물과 같은 다른 요소들은 제외
   2. 자신과 타인 또는 세상에 대한 지속적이고 지나친 부정적 믿음이나 기대
      - 예: "나는 나쁘다", "누구도 믿을 수 없다", "세상은 모든 것이 위험하다", "나의 모든 신경계가 완전히 망가졌다."
   3. 외상성 사건의 원인이나 결과에 대한 자신이나 타인을 비난하게 되는 지속적이고 왜곡된 인지
   4. 지속적인 부정적 감정(예: 두려움, 공포, 분노, 죄책감 혹은 수치심)
   5. 의미 있는 활동에 흥미를 갖거나 참여하는 것이 심하게 감소함
   6. 타인들로부터 고립되었거나 소외된 느낌
   7. 긍정적인 감정을 지속적으로 경험할 수 없음(예: 행복, 만족감 혹은 사랑하는 감정을 경험할 수 없음)

E. 외상성 사건과 관련된 각성과 반응의 심한 변화가 다음에서 2가지 이상 사건이 일어난 뒤에 시작되거나 악화됨
   1. 전형적으로 타인이나 물체에 대한 언어적 또는 신체적 공격으로 표현되는 과민한 행동과 분노 폭발(유발 인자가 거의 혹은 전혀 없음)
   2. 무모하거나 자기 파괴적인 행동
   3. 과각성
   4. 과도한 놀람 반응
   5. 집중의 어려움
   6. 수면장애(예: 잠들기 어렵거나 잠을 계속 자기 어렵거나 편히 잠을 못 잠)

F. 증상(진단 기준 B, C, D, E)의 기간이 1개월 이상임

G. 증상이 임상적으로 심각한 고통이나 사회적, 직업적, 다른 중요한 기능 영역에서 장해를 초래함

H. 증상이 물질(예: 약물, 알코올)의 생리적인 반응이나 또 다른 의학적 상태에 기인한 것이 아님. 세분화 여부: * 해리성 증상 동반: 개인의 증상이 외상 후 스트레스 장애의 진단 기준을 충족하면서 다음 중 하나 이상의 지속적이거나 재발적인 증상을 경험.

1. 이인증: 자신 스스로의 정신 활동이나 신체에서 분리되거나 바깥에서 관찰자가 된 것 같은 느낌을 지속적이거나 반복적으로 경험(예: 마치 꿈속에 있는 듯한 느낌, 자신이나 신체의 비현실감을 느끼거나 시간이 천천히 흐르는 듯한 느낌)
2. 비현실감: 주위 환경을 비현실적으로 느끼는 지속적이거나 반복적인 경험(예: 개인을 둘러싼 세상을 비현실적으로, 꿈과 같이, 멀리 떨어져 있는 듯이, 왜곡되게 경험).

- 주의: 이러한 아형을 사용하기 위해, 해리성 증상은 반드시 물질의 생리적 효과(예: 알코올성 일과성 기억상실)이나 또 다른 의학적 상태(예: 복합 부분 발작)로 인한 것이 아니어야 함
- 세분화할 것: 지연성 표현: 사건 발생 후 최소 6개월이 지날 때까지 진단 기준을 완전히 충족하지 못할 때(일부 증상의 시작이나 표현이 즉각적으로 나타날 수 있다)

2) PTSD의 진단에 필요한 증상군

PTSD의 진단에 필요한 증상군은 크게 침습, 회피, 인지와 기분 변화, 과각성의 네 가지로 분류된다.

(1) 침습 증상

침습 증상은 PTSD의 가장 특징적인 반응으로 우울장애와 가장 구별이 되는 증상이다. 침습은 우울장애에서 나타나는 반추(rumination)나 인지적 기억과는 다른 현재의 감

각적인 기억이다. 다시 말하면, 침습은 감각적이고 현재적인 증상이며 반추는 지속적인 증상으로 인지적 회피 전략이라고 볼 수 있다. 반복적인 꿈, 외상과 관련된 꿈도 포함되며, 주로 반복적인 괴로운 기억, 악몽, 해리반응(눈 앞에 경험한 사건이 생생하게 떠오르는 플래시 백 등), 비슷한 상황에서 느끼는 심리적 고통과 생리적 반응을 말한다.

(2) 회피 증상

외상에 대한 기억과 생각, 감정을 회피하려고 하거나 이를 회상시키는 상황을 피하려고 노력(예: 사람 장소, 대화, 활동, 물건, 상황)한다.

(3) 부정적인 인지/감정의 변화

외상 사건의 원인이나 결과에 대한 자신이나 타인을 비난하게 되는 지속적이고 왜곡된 인지를 말한다. 이는 증상의 만성화, 심각도, 기능 손상의 정도를 예측할 수 있는 중요한 인자라고 할 수 있다. 주로 외상 사건에 대한 기억상실, 혹은 세상에 대한 부정적인 믿음("나는 다 틀렸다", "세상은 믿을 수 없는 것을 가득하다", "나는 낫지 않을 것이다." 등), 자신이나 타인에 대한 지속적인 비난, 의미 있는 활동에 참여하지 못한다. 고립되거나 소외된 느낌, 긍정적 정서(사랑, 행복, 만족 등)를 느낄 수 없는 등으로 나타난다.

(4) 과각성

지속적인 각성과 반응, 무모하거나 자기 파괴적인 행동 등을 말한다. 이는 공격성, 위험한 행동, 자살 사고와 깊은 관련이 있다. 주로 타인을 때리거나 화를 내고, 걸핏하면 짜증을 부리는 등의 양상, 무모한 행동, 자기 파괴적 행동, 지나친 예민함, 작은 일에 쉽게 놀라고 집중하지 못하는 증상, 불면증 등으로 나타난다.

2. 적응장애

모든 변화에는 적응기간이 필요하다. 때때로 그 변화의 폭이 너무 크거나 준비되지 않은 변화, 예측하지 못한 상황의 발생 등으로 심리적, 신체적인 대응이 안 되는 상황을 정신건강의학영역에서 적응장애로 명명한다. 예를 들어 군입대, 실직, 파산, 이혼, 가까운 사람의 죽음, 사고나 질병으로 인한 신체적 문제 등 살아가면서 경험할 수 있는 다양한 어려움들이 원인 될 수 있으며 결혼, 출산, 유학, 승진 등 좋은 일이라 하더라도 동반되는 여러 가지 생활의 변화들이 스트레스로 느껴지게 되면 때에 따라서는 적응의 문제를 일으키기도 한다. 흔하게는 불면, 불안 등의 증상으로 시작되고 소화불량이나 두통 등의 신체증상이 동반되기도 한다. 이러한 증상들은 스트레스 유발 사건이 발생한 이후 시작되어 사건이 종료되거나 적응이 되고 나면 6개월 이내에 사라지게 된다. 스트레스는 우울장애, 불안장애와 같은 다른 정신장애를 일으킬 수도 있다. 하지만 스트레스의 원인이 분명하게 있고 3개월 이내의 적응과정에서 스스로 많은 어려움을 느끼는 경우 적응장애로 진단하게 된다. 만약 증상이 더욱 심각하고 만성적으로 진행하게 되는 경우는 '외상 후 스트레스 장애'로 진단되어 보다 전문적인 치료를 필요로 하게 된다.

적응장애에 대한 DSM-5 진단기준은 다음과 같다.

A. 정서상 또는 행동상의 증상이 확인 가능한 스트레스에 대한 반응으로 나타나며, 스트레스가 나타나기 시작한 지 3개월 이내에 발생함

B. 증상이나 행동이 임상적으로 심각하며, 다음 중 1가지로 입증됨

1. 증상의 심각도나 양상에 영향을 주는 외부 상황이나 문화적 요인을 고려하더라도 스트레스의 심각도나 강도에 비해 훨씬 심한 고통
2. 사회적 · 직업적 기능이나 다른 중요한 영역에서 심각한 손상

C. 스트레스와 관련되는 장애는 다른 정신장애 진단 기준을 만족하지 않으며 단순

히 이전에 존재하던 정신장애가 악화된 것이 아님

D. 증상이 사별에 의해 나타나는 것이 아님

E. 일단 스트레스 요인(또는 스트레스 결과)이 종결되면, 증상은 종결 후 6개월 이상 지속되지 않음

3. 반응성 애착장애(Reactive Attachment Disorder, RAD)

영유아기(0세~3세)에 주 양육자의 방임적 양육태도나 양육자의 빈번한 교체 등이 주요 요인으로 인식되고 있다. 특히 사회적 관계를 형성하는 데서 크게 문제를 보인다. 양육자를 통해 정서적 안락과 좋은 자극, 애정 등의 기본적인 감정적 요구가 지속적으로 결핍되어 사회적 방임 또는 박탈의 경험을 하게 되었을 때 유아는 트라우마를 경험하게 된다. 양육 결핍과 방임이라는 공통 원인을 통해 반응성 애착장애와 탈억제성 사회적 유대감 장애가 발생될 수 있다. 반응성 애착장애 아동은 초기에 원만한 발달을 위한 애착 기회가 없어 선택적 애착행동을 보이지 못하는 것으로 발달적으로 부적절한 애착 행동 양식이 특징적이다. 정신적인 고통이 있을 때 보호자로부터 안락, 지지, 보호나 돌봄을 얻기 위하여 애착 대상에 의지하려는 노력을 하지 않고, 심리적 고통이 있을 때 보호자가 달래주어도 반응을 거의 보이지 않고 눈맞춤을 피하고, 유사 자폐증상과 감정조절에 어려움을 보이게 된다. 만 6세 이전에 애착형성을 위한 적극적인 치료적 개입이 있어야 증상이 호전될 수 있다. 반응성 애착장애는 우울증상과 위축된 행동의 내재화된 장애로 표현된다.

반응성 애착장애에 대한 DSM-5 진단기준은 다음과 같다.

A. 성인 보호자에 대한 억제되고 감정적으로 위축된 행동의 일관된 양식이 다음의 2가지 모두로 나타난다.

1. 아동은 정신적 고통을 받을 때 거의 안락을 찾지 않거나 최소한의 정도로만 안락을 찾음
2. 아동은 정신적 고통을 받을 때 거의 안락에 대한 반응이 없거나 최소한의 정도로만 안락에 대해 반응함

B. 지속적인 사회적 · 감정적 장애가 다음 중 최소 2가지 이상으로 나타난다.

1. 타인에 대한 최소한의 사회적 · 감정적 반응성
2. 제한된 긍정적 정동
3. 성인 보호자와 비위협적인 상호작용을 하는 동안에도 설명되지 않는 과민성, 슬픔 또는 무서움의 삽화

C. 아동이 불충분한 양육의 극단적인 양식을 경험했다는 것이 다음 중 최소 1가지 이상에서 분명하게 드러난다.

1. 성인 보호자에 의해 충족되는 안락과 자극, 애정 등의 기본적인 감정적 요구에 대한 지속적인 결핍이 사회적 방임 또는 박탈의 형태로 나타남
2. 안정된 애착을 형성하는 기회를 제한하는 주 보호자의 반복적인 교체(예: 위탁 보육에서의 잦은 교체)
3. 선택적 애착을 형성하는 기회를 고도로(심각하게) 제한하는 독특한 구조의 양육(예: 아동이 많고 보호자가 적은 기관)

D. 진단기준 C의 양육이 진단기준 A의 장애 행동에 대한 원인이 되는 것으로 추정된다(예: 진단기준 A의 장애는 진단기준 C의 적절한 양육 결핍 후에 시작했다).

E. 진단기준이 자폐스펙트럼장애를 만족하지 않는다.

F. 장애가 5세 이전에 시작된 것이 명백하다.

G. 아동의 발달 연령이 최소 9개월 이상이어야 한다.

4. 탈억제성 사회적 유대감 장애
(Disinhibited Social Engagement Disorder, DSED)

탈억제성 사회적 유대감 장애는 사회적 방임으로 인해 발생되는 또 다른 장애이다. 반응성 애착장애가 아동이 보이는 공포 및 회피와는 달리, 탈억제성 사회적 유대감 장애가 있는 아동은 상대적으로 낯선 사람에 대해 과도한 친밀감과 문화적으로 부적절한 행동을 보인다. 친숙하지 않은 성인 또는 상황에 대해 전형적인 과묵 대신에 탈억제성 사회적 유대감 장애가 있는 유아 및 취학 전 아동은 양육자를 찾지 않고 모험을 감행한다. 학령기 아동은 낯선 사람에게 침해적이고 과도하게 친밀한 행동을 보이는데, 지나치게 사적인 질문을 하거나, 사적인 공간 침범하기, 주저하지 않고 신체적 접촉 시도하기 같은 행동을 보인다. 이런 행동은 위험할 수 있는데 특히 아동이 낯선 사람을 무방비 상태로 따라갈 때 위험에 노출된다. 이러한 행동은 주의력결핍 과잉행동장애(ADHD)와 같은 충동성에 제한되는 것이 아니라, 사회적으로 탈억제된 행동이 포함되어야 한다.

반응성 애착장애와 유사하게 탈억제성 사회적 유대감 장애가 있는 아동은 친하지 않은 성인에 대한 탈억제성 패턴을 하게 만들었다고 추정되는 극도의 불충분한 돌봄을 경험한 것일 수 있다. 탈억제 장애는 외현화된 행동이 현저하다. 즉, 탈억제 장애는 전혀 모르는 낯선 사람에 대해 문화적으로 부적절하고 과도하게 친숙한 행동을 보인다. 낯선 성인에게 접근하고 소통하는 데 전혀 거리낌 없이 나이에 맞지 않는 수준의 과도하게 친숙한 언어적 또는 신체적 행동(예: 무릎에 앉거나 쉽게 안기기)을 하게 되어 납치되거나 성적으로 이용당할 위험이 높아질 수 있다(권준수 외 옮김, 2015; 보건복지부 국가정신건강정보센터, 2024; 위키백과사전, 2024).

탈억제성 사회적 유대감 장애에 대한 DSM-5 진단기준은 다음과 같다.

A. 아동이 낯선 성인에게 능동적으로 접근하면서 상호작용하는 행동 패턴이 있고

다음 중에서 최소한 2개를 보인다.

1. 낯선 성인에게 접근하고 상호작용하는 데에서 과묵하지 않다.
2. 지나치게 친숙한 언어적 또는 신체적 행동을 보인다(문화적으로 인정되고 나이에 적절하다는 사회적 경계선에 맞지 않음).
3. 낯선 장면에서조차도 떨어져서 모험을 한 후에 성인 양육자가 있는지를 점검하는 것이 줄어들거나 없다.
4. 주저함이 없거나 최소로, 낯선 성인을 기꺼이 따라간다.

B. 진단 준거 (A)의 행동은 충동성(주의력결핍/과잉행동장애에서처럼)에 국한하지 않고, 사회적으로 탈억제된 행동에 포함한다.

C. 아동은 다음 중에서 최소 1개가 명백하게 있는 불충분 돌봄의 극단적인 패턴을 겪고 있다.

1. 성인 양육자에 의해 충족되는 편안함, 자극, 애정에 대한 기본 정서적 요구가 지속적으로 결핍되는 형태에서 사회적 방임 또는 박탈이 있다.
2. 안정 애착을 형성하는 기회를 제한시키는 일차 양육자의 교체가 반복된다(예: 위탁 관리에서의 빈번한 교체).
3. 선택적 애착을 형성하는 기회를 심각하게 제한하는 특이한 장면에서 양육된다(예를 들면, 아동 대 양육자의 비율이 높은 시설에 있음).
4. 준거 C.에서의 염려는 준거 A.에서 혼란된 행동에 대한 반응으로 추정된다(예: 준거 A.에서의 방해는 준거 C.의 적절한 돌봄이 결여되어서 시작됨).
5. 아동은 발달연령이 최소 9개월 이상이어야 한다.

5. 급성스트레스장애(Acute stress disorder)

급성스트레스장애에 대한 DSM-5 진단기준은 다음과 같다.

A. 실제적이거나 위협적인 죽음, 심각한 부상, 또는 성폭력에의 노출이 다음과 같은 방식 가운데 한 가지(또는 그 이상)에서 나타난다.

1. 외상성 사건(들)에 대한 직접적인 경험
2. 그 사건(들)이 다른 사람에게 일어난 것을 생생하게 목격함
3. 외상성 사건(들)이 가족, 가까운 친척 또는 친한 친구에게 일어난 것을 알게 됨

• 주의점: 가족, 친척, 또는 친구에게 생긴 실제적이거나 위협적인 죽음의 경우에는 그 사건(들)이 폭력적이거나 돌발적으로 발생한 것이어야만 한다.

4. 외상성 사건(들)의 혐오스러운 세부 사항에 대한 반복적이거나 지나친 노출의 경험(예: 변사체 처리의 최초 대처자, 아동 학대의 세부사항에 반복적으로 노출된 경찰관)

B. 외상성 사건이 일어난 후에 시작되거나 악화된 침습, 부정적 기분, 해리, 회피와 각성의 5개의 범주 중에서 어디서라도 다음 증상 중 9가지(또는 그 이상)에서 존재한다.

a. 악화된 침습증상: 1. 외상성 사건(들)의 반복적, 불수의적이고, 침습적인 고통스러운 기억. • 주의점: 아동에서는 외상성 사건(들)의 주제 또는 양상이 표현되는 반복적인 놀이가 나타날수 있다. 2. 꿈의 내용과 정동이 외상성 사건(들)과 관련되는 반복적으로 나타나는 고통스러운 꿈. • 주의점: 아동에서는 내용을 알 수 없는 악몽으로 나타나기도 한다. 3. 외상성 사건(들)이 재생되는 것처럼 그 개인이 느끼고 행동하게 되는 해리성 반응(예: 플래시백) (그러한 반응은 연속선상에서 나타나며, 가장 극한 표현은 현재 주변 상황에 대한 인식의 완전한 소실일 수 있음). • 주의점: 아동에서는 외상의 특정한 재현이 놀이로 나타날 수 있다. 4. 외상성 사건(들)을 상징하거나 닮은 내부 또는 외부의 단서에 노출되었을 때 나타나는 극심하거나 장기적인 심리적 고통 또는 현저한 생리적 반응

b. 부정적 기분: 5.긍정적 감정을 경험할 수 없는 지속적인 무능력(예: 행복, 만족 또는 사랑의 느낌을 경험할 수 없는 무능력)

c. 해리 증상: 6. 주위 환경 또는 자기 자신에의 현실에 대한 변화된 감각(예: 스스로를 다른 사람의 시각에서 관찰, 혼란스러운 상태에 있는 것, 시간이 느리게 가는 것) 7. 외상성 사건(들)의 중요한 부분을 기억하는 데의 장애(두부 외상, 알코올 또는 약물 등의 이유가 아니며 전형적으로 해리성 기억상실에 기인)

d. 회피 증상: 8. 외상성 사건(들)에 대한 또는 밀접한 관련이 있는 고통스러운 기억, 생각 또는 감정을 회피하려는 노력 9. 외상성 사건(들)에 대한 또는 밀접한 관련이 있는 고통스러운 기억, 생각 또는 감정을 불러일으키는 외부적 암시(사람, 장소, 대화, 행동, 사물, 상황)를 회피하려는 노력

e. 각성 증상: 10. 수면교란(수면을 취하거나 유지하는데 어려움 또는 불안한 수면) 11. 전형적으로 사람 또는 사물에 대한 언어적 또는 신체적 공격성으로 표현되는 민감한 행동과 분노폭발(자극이 거의 없거나 아예 없이) 12. 과각성 13. 집중력의 문제 14 과장된 놀람 반응

C. 장애(진단기준B의 증상)의 기간은 외상 노출 후 3일에서 1개월까지다. • 주의점: 증상은 전형적으로 외상 후 즉시 시작하지만, 장애 기준을 만족하려면 최소 3일에서 1개월까지 증상이 지속되어야 한다.

D. 장애가 사회적, 직업적. 또는 다른 중요한 기능 영역에서 임상적으로 현저한 고통이나 손상을 초래한다.

E. 장애가 물질(예: 치료약물이나 알코올)의 생리적 효과나 다른 의학적 상태(예: 경도 외상성 뇌손상)로 인한 것이 아니며 단기 정신병적 장애로 더 잘 설명되지 않는다.

급성스트레스장애(Acute Stress Disorder)의 주요증상에서 나타나는 해리장애의 증상은 대체로 이인감이나 현실감상실 장애, 인식의 저해, 기억장애나 쇼크를 동반한다. 또한 PTSD의 많은 증상이 동일하게 나타난다.

6. 지속적 비탄장애(Prolonged grief disorder)

지속적 비탄장애는 기존 DSM-5에서는 '지속적 애도 장애'로 명명되었으나, 〈DSM-5-TR(2023)〉로 수정 개편되면서 외상 후 스트레스 장애에 속하는 정신건강질환으로 코드가 추가되었다. 어린이와 청소년 중 약 5~10%는 상실 후 우울증이나 PTSD, 장기간의 비탄장애를 경험한다고 한다. 지속적 비탄장애 진단을 위해서는 사랑하는 대상의 상실이 성인의 경우 최소 1년 이전에, 어린이 및 청소년의 경우에는 최소 6개월 전에 발생되어야 한다. 또한 슬픔에 잠긴 사람은 이 진단을 받기 이전에 **적어도 1달 동안 거의 매일 다음의 증상들 중 최소 3개를 경험**해야 한다.

1. 자신의 일부가 죽은 것 같은 느낌이 드는 정체성의 붕괴
2. 대상의 죽음에 대한 뚜렷한 불신감
3. 대상이 죽었다는 사실을 떠올리는 것을 회피함
4. 죽음과 관련된 강렬한 감정적 고통을 느낌(예: 분노, 쓰라림, 슬픔 등)
5. 재통합의 어려움(예: 친구와의 관계문제, 관심사추구, 미래에 대한 계획 등)
6. 정서적 경험이 부재하거나 현저히 감소되는 정서적 무감각
7. 인생이 무의미하다는 느낌
8. 극심한 외로움. 다른 사람으로부터 분리된 느낌
9. 개인의 사별은 사회문화적 또는 종교적 규범에 따라 예상되는 것보다 오래 지속됨

노인이나 우울증 또는 양극성 장애 병력이 있는 사람의 경우 지속적 비탄장애가 발생할 위험이 더 클 수 있다. 그리고 간병인, 특히 가족을 돌보고 있거나 상실 이전에 우울증을 경험한 경우에도 위험이 더 크다. 사랑하는 대상의 죽음이 매우 갑작스럽거나 충격적인 상황에서 발생하면 슬픔이 더 길어질 위험이 있다. 지속적 비탄장애는 종종 PTSD, 불안, 우울증, 수면문제와 같은 다른 정신장애와 함께 발생하기도 한다(권준수 외 옮김, 2023).

제 13 장

급식 및 섭식장애(Feeding and eating disorders), 배설장애(Elimination disorders)

1. 이식증(Allotriophagy, Pica)

이식증은 섭식장애의 한 유형으로, 소화할 수 없거나 영양분이 없는 물질을 먹는 것으로, 주로 어린 아동과 임신한 여성에게서 보고된다. 먹을 수 있는 목록은 때로는 놀랄 정도로 많고 다양하다(예: 흙, 분필, 회반죽, 비누, 종이, 드물게는 배설물 등) 아기가 성장하면서 어느 연령대가 되면 손에 잡히는 어떤 물건이라도 일단 입에 넣으려고 시도하는 시점이 있다. 이렇게 입으로 새로운 자극을 감지하며 세상을 경험하려는 본능은 발달면에서 정상적인 모습이다. 다만 자신이 입으로 접촉한 물질이 먹을 수 있는가를 스스로 판단할 수 있게 된다면 자연스럽게 음식만을 잘 섭취할 수 있을 것이다. '이식증'은 아이와 성인 모두에게서 나타난다. 또한 자폐스펙트럼장애(자폐증)나 지적장애를 가진 사람에게 이식증이 나타날 확률이 좀 더 높다. 다만 어떤 문화권에서는 음식 이외의 물질(예: 흙)을 섭취하는 행위가 관습적으로 용인되는 경우도 있기 때문에 진단을 내릴 때는 비영양 물질을 섭취하는 행동이 해당 문화권에서 정상적이라고 인정되는 행동인지 파악해야 한다.

이식증에 대한 DSM-5 진단기준은 다음과 같다.

A. 적어도 1개월 동안 비영양성, 비음식 물질을 계속 먹는다.

B. 비영양성, 비음식 물질을 먹는 것이 발달 수준에 비춰볼 때 부적절하다.
C. 먹는 행동이 사회적 관습, 혹은 문화적 지지를 받지 못한다.
D. 만약 먹는 행동이 다른 정신질환(예: 지적장애, 자폐스펙트럼장애, 조현병)이나 의학적 상태(임신 포함) 기간 중에만 나타난다면, 이 행동이 별도의 임상적 관심을 받아야 할 만큼 심각한 것이어야 한다.

2. 되새김 장애(반추장애)(Rumination disorder)

되새김 장애의 핵심 증상은 최소 1개월 동안 섭식, 혹은 급식 후 나타나는 음식의 반복적인 역류이다. 이렇게 역류된 음식은 되씹거나, 되삼키거나, 뱉어낼 수 있으나, 되새김을 하는 사람들은 대부분 음식을 되씹어 먹는다. 그러나 지적 기능이 발달되지 않은 일부 사람들(영유아, 지적장애가 있는 사람)은 입 밖으로 음식을 뱉어버려서 영양 섭취에 심각한 문제가 되곤 한다.

되새김 장애에 대한 DSM-5 진단기준은 다음과 같다.

A. 적어도 1개월 동안 음식물의 반복적인 역류가 있다. 역류된 음식은 되씹거나, 되삼키거나, 뱉어낼 수 있다.
B. 반복되는 역류는 동반되는 위장 상태 또는 기타 의학적 상태(예: 식도 역류, 유문협착증)로 인한 것이 아니다.
C. 신경성 식욕부진증, 신경성 폭식증, 폭식장애 혹은 회피적/제한적 음식섭취장애의 경과 중에만 발생되지는 않는다.
D. 만약 증상이 다른 정신질환(예: 지적장애[지적발달장애]나 다른 신경발달장애)과 관련하여 발생한다면 이 증상은 별도로 임상적 관심을 받아야 할 만큼 심각한 것이어야 한다.
다음의 경우 명시할 것 관해 상태: 이전에 되새김장애의 모든 진단기준을 만족한 후, 일정기간 동안 진단기준을 만족시키지 않을 경우(바른상담실이야기, 2024; 신민섭 외 옮김, 2022).

3. 회피적 · 제한적 음식섭취장애 (Avoidant/Restrictive food intake disorder)

주요 증상은 말 그대로 음식을 섭취하는 행위를 거부하거나 제한하는 행위이다. 사실 사람마다 음식에 대한 선호도는 차이가 있다. 때문에 특정 음식의 모양, 색, 냄새, 식감, 온도, 맛과 같은 특징에 대해 지나치게 민감해하며 거부감을 느끼게 되면 해당 음식을 피할 수도 있다(예: 오이가 가진 특유의 냄새나 식감을 매우 싫어하는 사람도 있는 것처럼). 이렇게 개인에게 일부 싫어하는 음식이 있다는 것 자체가 비정상은 아니다. 다만 '회피적/제한적 음식섭취장애'를 가진 경우에는 정상적 신체 활동, 혹은 성장을 저해할 만큼 극도로 '까다로운 섭식'을 하거나 빈번하게 '음식을 거부'하게 된다.

회피적 · 제한적 음식섭취장애에 대한 DSM-5 진단기준은 다음과 같다.

A. 적절한 영양 그리고 에너지의 필요가 지속적으로 좌절되는 섭식 또는 급식 장애(예: 음식 섭취에 대한 명백한 흥미 결여, 음식의 감각적 특성에 근거한 회피, 섭식의 부정적 결과에 대한 걱정이며, 다음 중 1가지 이상의 증상을 나타낸다.)

1. 심각한 체중 감소(혹은 아동에서 기대되는 체중에 미치지 못하거나 더딘 성장)
2. 심각한 영양 결핍
3. 위장관 급식 혹은 경구 영양 보충제에 의존
4. 심리사회적 기능에 현저한 방해

B. 장해는 구할 수 있는 음식이 없거나 문화적으로 허용되는 관습에 의해 더 잘 설명되지 않는다.

C. 신경성 식욕부진증이나 신경성 폭식증의 경과 중 나타나는 것이 아니고, 사람의 체중이나 체형에 관한 장해의 증거가 없어야 한다.

D. 의학적 상태로 인한 것이 아니고, 다른 정신질환으로 더 잘 설명되지 않는다. 만약 이 섭식장해가 다른 상태나 질환과 관련하여 발생한다면, 섭식장해의 심각도는 일반적으로 나타나는 것보다 심해야 하거나 별도로 임상적 관심을 받아야 할 만큼 심각한 것이어야 한다.

• 다음의 경우 명시할 것: 관해 상태: 이전에 회피적/제한적 음식섭취장애의 모든 진단기준을 만족한 후 일정 기간 동안 진단기준을 만족시키지 않을 경우(바른상담실이야기, 2024; 권준수 외 옮김, 2015).

4. 신경성 식욕부진증(Anorexia)

신경성 식욕부진증(서울시정신건강복지센터, 2024; 네이버 지식백과, 2024; 보건복지부, 2024; 바른상담실이야기, 2024)은 섭식장애(Eating disorder)로서 거식증이라고도 한다. 먹는 양을 극도로 제한하며 음식을 거부하거나, 폭식을 한 뒤 구토를 유발하고 약물(하제, 이뇨제, 관장제 등)을 오용하는 등의 식이행동에 심각한 문제를 발생시키는 거식증이다. 거식증은 살이 찌는 것이 두렵고 무서워 식이에 대한 욕구가 있지만 음식을 거부하고, 정상 체중의 최소 또는 그 이상의 체중이 되는 것을 거부하며, 저체중 상태를 유지하고 있지만 체중이 증가될 것에 대해 강한 공포를 느낀다. 또한 스스로의 체중 및 몸매에 대해 왜곡된 평가를 하며 심각성을 부정한다. 이들은 현저하게 체중이 줄어들 만큼 음식 섭취를 제한함 이런 행동을 하면서도 비만이나 체중 증가에 대해 지나치게 걱정함 "자신은 뚱뚱하다(과체중이다)"라는 왜곡된 지각을 한다. 이러한 양상을 보이며 계속 음식을 거부하면 단기간 내에 생명이 위험해질 수도 있다. 이런 이유로 '신경성 식욕부진증'은 정신건강치료 장면에서 대체로 응급 질환에 해당된다.

신경성 식욕부진증에 대한 DSM-5 진단기준은 다음과 같다.

A. 필요한 양에 비해 지나친 음식물 섭취 제한으로 연령, 성별, 발달 과정 및 신체적인 건강 수준에 비해 현저하게 저체중을 유발하게 된다. 현저한 저체중은 최소한의 정상 수준보다 체중이 덜 나가는 것으로 정의되며, 아동과 청소년의 경우, 해당 발달 단계에서 기대되는 최소한의 체중보다 체중이 적게 나가는 것을 의미한다.

B. 체중이 증가하거나 비만이 되는 것에 대한 극심한 두려움, 혹은 체중 증가를 막기 위한 지속적인 행동. 이러한 행동은 지나친 저체중일 때도 이어진다.

C. 기대되는 개인의 체중이나 체형을 경험하는 방식에 장애, 자기평가에서 체중과 체형에 대한 지나친 압박, 혹은 현재의 저체중에 대한 심각성 인식의 지속적 결여가 있다.

5. 신경성 폭식증(Bulimia nervosa)

신경성 폭식증에 대한 DSM-5 진단기준은 다음과 같다.

A. 반복되는 폭식삽화. 폭식 삽화는 다음 2가지로 특징지어진다.
   1. 일정 시간 동안(예: 2시간 이내) 대부분의 사람이 유사한 상황에서 동일한 시간 동안 먹는 것보다 분명하게 많은 양의 음식을 먹음
   2. 삽화 중에 먹는 것에 대한 조절 능력의 상실감을 느낌(예: 먹는 것을 멈출 수 없거나, 무엇을 혹은 얼마나 많이 먹어야 할 것인지를 조절할 수 없는 느낌)

B. 체중이 증가하는 것을 막기 위한 반복적이고 부적절한 보상 행동, 예를 들면 스스로 유도한 구토, 이뇨제, 관장약, 다른 치료약물의 남용, 금식 혹은 과도한 운동 등이 나타난다.

C. 폭식과 부적절한 보상 행동이 둘 다, 평균적으로 적어도 3개월 동안 일주일에 1회 이상 일어난다.

D. 체형과 체중이 자기평가에 과도하게 영향을 미친다.
E. 이 장애가 신경성 식욕부진증의 삽화 기간 동안에만 발생하지 않는다.

6. 폭식장애(Binge-eating disorder)

폭식장애는 말 그대로 일정 시간 동안 지나치게 폭식하는 행동이 문제인 정신질환이다. 위와 같은 이유로 너무 먹는 걸 참다 보니, 폭식장애 환자들은 먹는 것에 대한 자제력을 잃는다. 그 결과로 일정한 시간 동안 정상적으로 예상되는 양보다 훨씬 많은 음식을 먹게 된다. 또한 폭식하는 과정에서 너무 빠르게 먹고, 너무 많이 먹는 탓에 실제로 배고픔을 느끼지는 못한다. 이들은 너무 배가 불러서 고통스러울 때까지 먹는다. 다만 '폭식장애'에 해당하는 사람은 '신경성 폭식증'과는 다르게 폭식을 만회하기 위해 보상행동(예: 구토, 과도한 운동 등)을 하지는 않는다. '폭식장애' 또한 '신경성 식욕부진증'이나 '신경성 폭식증'처럼 먹는 행위를 스스로 조절하지 못하는 상태라는 점에서 공통점이 있다(바른상담실이야기, 폭식장애, 2024. https://jumsim.tistory.com/42; 서울시정신건강복지센터 전문정보 폭식장애, 2024; 네이버 지식백과, '상식으로 보는 세상의 법칙: 심리편, 폭식장애', 2024).

폭식장애에 대한 DSM-5 진단기준은 다음과 같다.

A. 반복되는 폭식 삽화. 폭식 삽화는 다음과 같이 특징지어진다.
  1. 일정 시간 동안(예: 2시간 이내) 대부분의 사람이 유사한 상황에서 동일한 시간 동안 먹는 것보다 분명하게 많은 양의 음식을 먹음
  2. 삽화 중에 먹는 것에 대한 조절 능력의 상실을 느낌(예: 먹는 것을 멈출 수 없거나, 무엇을 혹은 얼마나 많이 먹어야 할 것인지를 조절할 수 없는 느낌)

B. 폭식 삽화는 다음 중 3가지(혹은 그 이상)와 연관된다.
  1. 평소보다 많은 양을 급하게 먹음

2. 불편하게 배가 부를 때까지 먹음
3. 신체적으로 배고프지 않은 데도 많은 양의 음식을 먹음
4. 얼마나 많이 먹는지에 대한 부끄러운 느낌 때문에 혼자서 먹음
5. 폭식 후 스스로에 대한 역겨운 느낌, 우울감 혹은 큰 죄책감을 느낌

C. 폭식으로 인해 현저한 고통이 있다고 여겨진다.

D. 폭식은 평균적으로 최소 3개월 동안 일주일에 1회 이상 발생한다.

E. 폭식은 신경성 폭식증에서 관찰되는 것과 같은 부적절한 보상 행동과 연관되어 있지 않으며 신경성 폭식증 혹은 신경성 식욕부진증의 기간동안에만 발생하지 않는다.

7. 유뇨증 · 유분증(Enuresis · Encopresis)

소변을 가리는 기능은 일반적으로 늦어도 4세경까지는 습득한다. 하지만 신체적인 이상이 없고 발달적으로 소변을 가릴 나이인 5세가 지났음에도 옷이나 침대에 반복적으로 소변을 보는 행동이 나타난다면 유뇨증을 의심해야 한다.

흔히 유뇨증과 야뇨증을 혼용해 사용하고 있지만 유뇨증은 적절하지 않은 장소에서 소변을 보는 것을 말하고, 야뇨증은 잠에서 깨지 않은 상태에서 잠자리에 소변을 보는 것을 말해서 엄밀히는 다르다. 일차성 유뇨증은 5세가 되도록 소변을 가리는 기능이 습득되지 않는 경우이며, 이차성 유뇨증은 소변을 잘 가리던 아동이 다시 소변을 가리지 못하는 경우를 뜻한다.

대변 가리기는 일반적으로 3세경까지 습득한다. 대변을 못 가릴 수 있는 신체적인 이상이 없고 발달학적으로 대변을 가릴 나이인 4세가 지났음에도 적절치 못한 장소나 옷에 반복적으로 대변을 보거나 지리는 행동이 나타난다면 유분증을 의심할 수 있다. 일차성 유분증은 4세 이후가 되도록 대변을 가리는 능력이 습득되지 않았을 경우, 이차성 유분증은 대변을 잘 가리던 아동이 다시 대변을 가리지 못하는 경우를 뜻한다.

유뇨증의 경우 소변을 조절하는 기능은 뇌와 방광의 배뇨근 등의 복잡한 시스템을 통해 조절된다. 따라서 유뇨증의 원인은 다양한 요인들이 관여한다. 우선 유전적으로 유뇨증이 있는 아동의 절반 이상은 가족력이 있다. 부모가 유뇨증이 있었던 경우 자녀의 발병 위험성이 높아진다. 애착 대상의 무관심, 이사, 입원, 갑작스러운 사고, 동생의 출산, 가족의 죽음 등과 같은 트라우마도 유뇨증을 유발할 수 있다. 기능성 방광 용적의 감소, 요로감염과 같은 비뇨기과적 문제, 편도선 비대, 당뇨, 요붕증, 만성 변비 등과 같은 질병이 있을 때 유뇨증이 증가한다(보건복지부, 2024).

유뇨증에 대한 DSM-5 진단기준은 다음과 같다.

A. 침구 또는 옷에 의도적이든 불수의적이든 반복적으로 소변을 본다.
B. 적어도 3개월 이상을 지속적으로 주 2회 이상 나타나고, 이로 인해 사회적, 직업적 또는 학습적 기능을 포함한 중요한 영역에서 심각한 장애를 보이는 경우
C. 생활연령이 최소 5세 이상이다(혹은 이와 비슷한 발달 상태에 있다).
D. 이러한 장애가 이뇨제 등 약물에 의한 것은 아니어야 하며, 당뇨병, 척수이분증, 또는 경련성 질환 같은 의학적 상태의 직접적인 생리적 효과로 인한 것이 아니어야 한다.

유분증에 대한 DSM-5 진단기준은 다음과 같다.

유분증의 90%는 해부학적인 이상이 없는 기능성 장애로 알려져 있다. 배변훈련 초기에 유분증이 나타날 수 있으며 대변을 잘 가리던 아동이 대변을 다시 못 가리면 스트레스 요인으로 인한 2차성 유분증을 고려한다. 흔한 스트레스 요인으로는 애착 대상의 무관심, 이사, 입원, 갑작스러운 사고, 동생의 출산, 가족의 죽음 등이 있다. 생리적으로 항문 근육의 수축과 활성도가 비정상적일 때 유분증이 나타날 수 있다.

A. 옷 또는 마루 등과 부적절한 곳에 불수의적이든 의도적이든 반복적으로 대변을 본다.

B. 이러한 상황이 적어도 3개월 동안에 월 1회 이상 나타나야 한다.

C. 생활 연령이 최소 4세 이상이다(혹은 이와 비슷한 발달 상태에 있다).

D. 이러한 장애가 약물(예: 완화제) 등에 의하거나 변비를 일으키는 의학적 상태 등에 의한 직접적·생리적 효과로 인한 것이 아니어야 한다.

제 14 장 파괴적 · 충동조절 및 품행장애 (Disruptive, impulse-control, and conduct disorders)[1)]

1. 적대적 반항장애(반항성 장애: Oppositional Defiant Disorder, ODD)

적대적 반항장애는 도전적 행동, 반항, 짜증과 과도한 분노, 사소한 규칙 등을 쉽게 어기거나 자신의 잘못을 인정하지 않는 태도, 지나친 핑계, 말꼬리를 잡거나 책임을 떠넘기는 행동 등이 최소 6개월 이상 지속되며 이로 인해 사회적 관계나 학업, 또래관계에서 문제 발생빈도가 높은 것이 특징이다. 주로 8세 전에 발생해 14~15세에 발현하는 반항장애인데 아직 마음으로 성숙을 이루지 못한 아이들에게는 한번쯤 자신의 감정을 컨트롤하지 못하여 혼란스러운 상태인 사춘기가 찾아오게 되는데 단지 짜증을 내거나 울음이 늘어나는 등의 모습을 보이는 것에서 그치지 않고 공격적으로 짜증이나 울분을 표현하는 모습을 종종 보인다면 적대적 반항장애인지 빠른 판단과 치료가 필요하다. 반항장애는 부모의 일관성 없는 양육태도, 자신의 기분에 따라 아이를 훈육하는 방식, 가정폭력, 부모의 무책임한 모습, 심리적 보호자인 엄마의 정서적 불안정성, 그밖에도 과잉보호 등으로 시작된다. 그리고 반항장애아는 도전적 태도를 보이고 고집이 세고 행동이 거칠다. 쉽게 화를 낸다거나 자신의 실수를 다른 사람의 탓으로 돌리며 짜증을 내고 타인에게 원한을 품는 모습도 보인다. 문제행동을 바로잡기 위해 자신과 마주하는 부모님은 물론 학교 선생님이나 정신건강전문가 등 권위적인 사람을

---

1) 반사회적 성격장애가 포함되나 본 교재 3부 제6장 성격장애의 이해에서 다루었다.

거부하고 적대적인 행동을 보인다. 아동기의 반항장애가 청소년기 품행장애로 발전하기도 하는데, 반항장애 아동의 약 25%가 품행장애로 연결되는 만큼 조기에 치료를 진행하지 않으면 성장하며 점차 정신건강에 있어 심각한 문제를 일으키는 것으로 알려져 있다. 또한 ADHD 아동 중 35~70%는 반항장애로 발전하고 반항장애의 30~50%는 다시 품행장애로 발전하는데 품행장애(conduct disorder)는 반사회적, 공격적, 도전적 행위를 반복적, 지속적으로 행하여 사회, 학업, 작업 기능에 중대한 지장을 초래하는 장애로서, 단순히 반항적 모습을 보이거나 짜증을 내는 것이 지속되던 반항장애와 달리 품행장애는 사회적 규범을 위반하거나 죄책감 없는 범법행위, 타인의 권리를 침해하는 등의 특징을 보인다. 따라서 아이가 반항장애의 특징을 보인다면 품행장애로 발전하지 않도록 빨리 치료를 받는 것이 무엇보다 중요하다. 반항장애의 치료법에는 부모훈련, 분노대처훈련, 약물치료 등의 방법이 있으며 가족치료의 경우 문제의 원인이 주로 가족관계 스트레스에 있기에 가족구성원 전체가 참여하여 서로 어떻게 대화를 나누는가 하는 소통방식을 확인하는 것이 우선된다(수원시행복정신건강복지센터, 2021).

적대적 반항장애에 대한 DSM-5 진단기준은 다음과 같다.

A. 분노/과민한 기분, 논쟁적/반항적 행동 또는 보복적인 양상이 적어도 6개월 이상 지속되고, 다음 중 적어도 4가지 이상의 증상이 존재한다. 이러한 증상은 형제나 자매가 아닌 적어도 1명 이상의 다른 사람과의 상호작용에서 나타나야 한다.

a. 분노/과민한 기분
- 자주 욱하고 화를 냄
- 자주 과민하고 쉽게 짜증을 냄
- 자주 화를 내고 크게 분개함

b. 논쟁적/반항적 행동
- 권위자와의 잦은 논쟁, 아동이나 청소년의 경우는 성인과 논쟁함
- 자주 적극적으로 권위자의 요구나 규칙을 무시하거나 거절함

- 자주 고의적으로 타인을 귀찮게 함
- 자주 자신의 실수나 잘못된 행동을 남의 탓으로 돌림

c. 보복적 특성: 지난 6개월 안에 적어도 두 차례 이상 악의에 차 있거나 앙심을 품음

• 주의점: 진단에 부합하는 행동의 지속성 및 빈도는 정상 범위 내에 있는 행동과 구별되어야 한다. 다른 언급이 없다면, 5세 이하 아동인 경우에는 최소한 6개월 동안 거의 매일 상기 행동이 나타나야 한다. 5세 이상 아동인 경우에는 6개월 동안 일주일에 최소한 1회 이상 상기 행동이 나타나야 한다. 이런 빈도에 대한 기준은 증상을 기술하기 위한 최소 기준을 제공한 것일 뿐이며, 반항적 행동이 동일한 발달 수준에 있고 성별이나 문화적 배경이 같은 다른 사람들에게서 전형적으로 관찰되는 것보다 더 빈번하고 강도가 높은지와 같은 다른 요인들도 고려해야 한다.

B. 행동장애가 개인 자신에게, 또는 자신에게 직접적으로 관련 있는 사회적 맥락 내에 있는 상대방에게 고통을 주며, 그 결과 사회적, 학업적, 직업적 또는 다른 중요한 기능 영역에서 부정적인 영향을 준다.

C. 행동은 정신병적 장애, 물질사용장애, 우울장애 또는 양극성장애의 결과 중에만 국한에서 나타나지 않는다. 또한 파괴적 기분조절부전장애의 진단기준을 충족하지 않아야 한다.

D. 증상이 한 가지 상황(집, 학교, 직장, 또래 집단)에서만 나타나는 경우 경도, 적어도 2가지 상황에서 나타나는 경우 중등도, 3가지 이상의 상황에서 나타나는 경우 고도로 판정한다.

2. 품행장애(Conduct disorder)

품행장애는 지나친 공격성, 타인을 해치는 행위, 자기 물건이나 남의 물건을 파괴하는 행동, 사기와 도둑질, 그 나이에 지켜야 할 규칙들을 빈번히 어기는 것 등을 특징으로 한다. 중요한 특징은 공격성과 타인의 권리를 침해하는 것, 규칙을 지키지 않는 것으로 정의할 수 있다. 주의력결핍과잉행동장애, 우울증, 학습장애가 동반되기도 하며 지나치게 엄한 부모의 훈육, 편부모와 같은 좋지 않은 가족환경, 부모의 훈육이나 지도가 너무 없는 경우, 사회경제적으로 어려운 환경에 처해있는 것과 같은 사회 · 심리적 요소도 중요한 원인 중 하나이다. 품행장애는 결코 아이 혼자만의 문제가 아닌 부모와 사회환경이 함께 해결해야 할 문제이다. 도덕관념과 사회의무에 대한 올바른 가치를 심어주며 비난이나 체벌보다 긍정적 자아를 형성할 수 있도록 하는 지도가 필요하다. 아이들의 이런 문제적 행동의 원인을 한 가지로 설명할 수는 없다. 생물학적, 환경적, 이전의 경험들이 모두 복합적으로 얽혀서 품행장애가 일어나기 때문이다. 품행장애의 문제행동은 어느 날 갑자기 나타나기 시작하는 것이 아니라 조금씩 그 강도가 강해지게 된다. 남자아이가 여자아이보다 증상을 먼저 보이기 시작해서 남자아이는 10~12살 사이, 여자아이는 12~14살 사이에 보통 처음 진단된다(보건복지부 국가정신건강정보포털, 2024).

품행장애에 대한 DSM-5 진단기준은 다음과 같다.

A. 다른 사람의 기본적인 권리를 침해하고 나이에 맞는 사회 규범 및 규칙을 위반하는 행동을 반복적이고 지속적으로 보인다. 이는 지난 12개월 동안 다음의 15개의 기준 중 적어도 3가지 이상을 충족하고, 지난 6개월 동안에 적어도 1가지 이상의 기준을 충족해야 한다.

〈* 사람과 동물에 대한 공격성〉

1. 자주 다른 사람을 괴롭히거나, 협박하거나 겁을 준다.

2. 자주 육체적인 싸움을 도발한다.
3. 다른 사람에게 심각한 신체적 상해를 입히기 위해서 무기(예: 방망이, 벽돌, 깨진 병, 칼, 총)를 사용하곤 한다.
4. 사람에게 신체적으로 잔인한 행동을 한다.
5. 동물에게 신체적으로 잔인한 행동을 한다.
6. 피해자와 대면한 상태에서 물건을 훔친다(예: 강도, 날치기, 강탈, 무장 강도).
7. 다른 사람에게 성적인 행위를 강요한다.

〈** 재산의 파괴〉

8. 심각한 손상을 끼칠 의도를 가지고 고의로 방화에 관여한다.
9. 타인의 재산을 고의로 파괴한다(불을 지르는 방법에 의하지 않고).

〈*** 속이기 또는 훔치기〉

10. 타인의 집, 건물, 그리고 차에 무단 침입한다.
11. 자주 재화나 호의를 얻기 위해서 또는 의무를 피하고자 거짓말을 한다(타인에게 사기를 친다).
12. 피해자를 대면하지 않고 중요한 가치를 가진 물건을 훔친다(무단침입을 하지 않은 들치기, 위조).

〈**** 심각한 규칙의 위반〉

13. 13세 이전부터 부모의 금지에도 불구하고 자주 외박을 한다.
14. 보호자와 같이 사는 동안에 적어도 2회 이상 가출을 하거나 1회 이상 긴 기간 동안 가출을 한다.
15. 13세 이전부터 자주 무단결석을 한다.

B. 이러한 행동 장애는 사회적, 학업적, 직업적 기능에 임상적으로 중대한 장애를 초래한다.

C. 18세 이상인 경우에 진단 기준이 반사회적 성격장애의 기준에 맞지 않는다.

* 유형:

- 아동기 발병형: 10세 이전에 적어도 한 가지 증상을 보이는 경우
- 청소년기 발병형: 10세 이전에 위의 증상이 보이지 않는 경우
- 특정되지 않은 발병형: 품행장애의 진단기준에 맞으나 첫 증상이 나타난 시기가 10세 전후인지 충분한 정보가 없는 경우

3. 간헐적 폭발장애(Intermittent Explosive Disorder, IED)

간헐적 폭발장애는 공격적인 충동을 통제하지 못해서 보이는 반복적인 행동폭발로 공격성의 정도가 정신사회적 스트레스 요인에 의해 촉발되거나 유발되는 정도를 심하게 넘어선 것이다(박지훈정신건강의학과 블로그, 2024; 권준수 외 옮김, 2015).

간헐적 폭발장애에 대한 DSM-5 진단기준은 다음과 같다.

A. 공격적인 충동을 통제하지 못해서 보이는 반복적인 행동폭발로, 다음 항목 중 하나를 특징적으로 보인다.
  a. 일주일 동안 2회 이상, 최소 3개월 동안, 언어적 공격성(분노발작, 비난, 언어적 싸움) 또는 타인, 재산, 동물에 대해 신체적 공격성이 발생. 신체적 공격의 재산파괴, 동물이나 타인에 대한 상해까지는 이어지지 않음
  b. 1년 동안 재산파괴, 동물이나 타인에게 상해를 입힐 수 있는 신체적 폭행을 포함하는 폭발적 행동을 3회 이상 보임

B. 반복적인 공격적 행동폭발 동안 공격성의 정도는 정신사회적 스트레스 요인에 의해 촉발되거나 유발되는 정도를 심각하게 벗어남

C. 반복적인 공격적 행동폭발은 사전에 계획된 것이 아니며, 돈, 권력, 친밀감 등의 유형적인 대상에게만 한정된 것이 아님

D. 반복적인 공격적 행동폭발로 자신에게 현저한 심리적 고통을 유발하거나, 직업적, 대인관계 기능에 손상을 주거나 경제적 또는 법적 문제를 초래함
E. 생활연령은 적어도 6세 이상의 발단단계 수준 이상이어야 함
F. 반복적인 공격적 행동폭발이 다른 정신질환으로 잘 설명할 수 없으며, 두부외상, 치매 등의 다른 의학적 장애나 약물남용 등의 생리적 효과로 인한 것이 아니어야 함

4. 도벽증(Kleptomania)

도벽증은 충동조절 장애의 일종으로 필요하거나 금전적 가치가 없음에도 물건을 훔치고 싶은 충동이 반복적이고 억제되지 못하여 훔치는 행위를 반복하는 질환이다(한국도박문제예방치유원 홈페이지, 2024). 도벽은 훔친 물건을 살만한 돈을 가지고 있음에도 물건을 충동적으로 훔치며, 미리 계획된 행동이 아니라 충동적 행동이며, 훔친 물건을 버리거나 다시 제 자리에 몰래 갖다 놓기도 한다. 마음속으로는 훔치다 붙잡혀서 사회적 체면이 손상되지 않을까 우려하여 우울, 불안, 죄책감에 시달리기도 한다. 도벽증은 치료를 받지 않을 경우 만성적이고 반복적인 경과를 보이게 된다. 주요치료법으로는 인지행동치료, 충동조절훈련, 그리고 약물치료(선택적 세로토닌 재흡수 억제제인 SSRI)가 포함된다. SSRI는 우울증, 불안장애, 강박장애 또 몇 가지 인격 장애를 치료하는 데 쓰이는 항우울제의 일종이다. 도벽증에 대한 치료적 조기 개입은 삶의 질 향상과 법적 문제 예방에 중요한 역할을 한다.

도벽증에 대한 DSM-5 진단기준은 다음과 같다.

(1) 반복적인 절도 충동: 필요나 금전적 이득과 무관하게 물건을 훔치고자 하는 반복적 충동이 있어야 한다.

(2) 절도 후의 만족감: 물건을 훔친 후 쾌감, 만족감, 또는 긴장 해소를 경험한다.
(3) 다른 이유 배제: 절도가 분노나 복수심, 또는 환각에 의해 발생한 것이 아니어야 한다.
(4) 다른 장애 배제: 절도가 품행장애, 조울증, 또는 기타 정신질환의 일부가 아니어야 한다.

도벽증의 심각도는 절도 행동의 빈도와 그로 인한 결과에 따라 구분된다.

(1) 경도(mild): 절도가 드물게 발생하며 사회적 또는 법적 문제가 적다.
(2) 중등도(moderate): 절도 빈도가 증가하며 대인관계나 직업적 기능에 영향을 미친다.
(3) 중증(severe): 반복적이고 통제 불능하여 절도로 인해 법적문제나 심각한 대인관계문제가 발생한다.

5. 방화증(Pyromania)

방화증은 반복적으로 의도적이고 목적없는 방화를 저지르는 충동 조절 장애의 일종이다. 이 장애를 가진 사람은 불을 지르기 전 긴장감이나 흥분을 느끼며, 방황을 통해, 쾌감, 만족감, 긴장해소를 경험한다. 방화증은 방치할 경우 증상이 지속될 가능성이 높다. 조기 개입과 치료는 예후를 개선하는데 중요하다. 치료 방법으로는 인지행동치료, 충동조절 훈련, 그리고 가족 상담이 포함된다. 약물치료는 보조적인 역할을 할 수 있다(위키백과사전, 2024; 권준수 옮김, 2015).

방화증에 대한 DSM-5 진단기준은 다음과 같다.

(1) 반복적인 방화: 여러 차례의 의도적인 방화가 있어야 한다.
(2) 정서적 긴장: 방화를 저지르기 전 긴장감 또는 정서적 각성이 나타난다.

(3) 방화로 인한 만족감: 방화를 저지르거나 불을 보면서 쾌감, 만족감 또는 긴장해소가 된다.
(4) 다른 이유 배제: 방화가 금전적 이득, 정치적 동기, 복수, 또는 범죄은폐를 위한 것이 아니어야 한다.
(5) 다른 장애 배제: 방화가 품행장애, 양극성 장애, 또는 조현병 등과 같은 기타 정신질환에 의한 것이 아니어야 한다.

방화의 심각도 수준은 방화 행동의 빈도와 그로 인하 피해수준에 따라 구분된다.

(1) 경도(mild): 방화가 드물게 발생하며 재산이나 생명에 큰 피해를 주지 않음
(2) 중등도(moderate): 방화 빈도가 증가하며, 재산 피해가 발행
(3) 중증(severe): 방화가 자주 발생하며 생명과 재산에 심각한 피해를 초래

방화증 발생의 위험요인(risk factors)은 다음과 같다.

(1) 개인적 요인은 충동성, 불안, 낮은 자존감
(2) 사회적 요인으로는 사회적 고립, 비정상적 대상관계
(3) 가족력으로는 정신질환이나 충동조절문제

제 15 장

신경인지장애 (Neurocognitive disorders)

1. 섬망(Delirium)

섬망은 일시적으로 의식의 혼동이 발생하는 상태를 말한다. 특히 신체적으로 허약한 노인에게 발열, 수술, 골절과 같은 의학적인 문제가 있을 때 발생하기 쉽다. 노인에게 섬망이 생기는 경우는, 집에서 잘 생활할 때보다는 병원에 입원하였을 때가 대부분이다(대한노인정신의학회 홈페이지, 2024) 섬망의 초기 증상은 대화에 집중을 하지 못하거나 잠을 제대로 이루지 못하는 증상인데 내과 및 외과 치료에 집중하다보면 초기 증상은 잘 알아차리지 못한다. 그러다가 수 시간에서 수 일 이내에 사람을 알아보지 못하거나 환각(주로 환시)이 생기거나 횡설수설 정신없는 행동을 하면서 밤새 잠을 못 이루고 주변 사람들을 힘들게 한다. 이때 갑자기 치매가 생긴 것처럼 보이기 때문에 가족이 당황하게 된다. 섬망과 치매의 차이는 1) 치매는 수개월에서 수년 사이에 발생하므로 섬망과는 발생 시간에 차이가 있다. 2) 섬망은 주의집중력에 주로 영향을 받고 증상이 심해지면 모든 인지기능에 영향을 받는다. 반면 치매는 기억력 장애가 초기에 주로 많이 나타난다. 3) 섬망은 신체 상태의 치료가 되고 안정이 되면 대부분 섬망이 발생하기 이전 상태로 회복된다. 짧은 시간 안에 발생하고 일시적인 상태아다. 그러나 치매의 경우는 거의 대부분 회복하지 못하고 점차적으로 악화되는 경과를 밟는 것도 차이점이다. 4) 그러나 일부 노인들은 섬망이 완전히 회복하지 못 하고 치매로 진행되는 경우도 있다. 섬망이 발생하면 의사는 행동문제를 조절하기 위해 약물 처방을 할 수 있으며, 섬망 환자는 매우 불안정하기 때문에 주변 조명, 시각 및 청각 자극을 유지해 주면서 친숙한 사람이 돌보는 것이 좋다.

섬망에 대한 DSM-5 진단기준은 다음과 같다.

A. 주의력 장애(주의를 돌리고, 집중하고, 유지하고, 이동하는 능력의 감퇴)와 인식 장해(환경을 파악하는 능력의 감퇴)

B. 장해가 단기간 동안(대개 몇 시간에서 며칠) 발전되고, 기준 시점의 주의력과 의식으로부터의 변화가 있으며, 하루 중에도 증상의 심한 정도가 변화하는 경향이 있다.

C. 추가적 인지 장해(예: 기억력 장해, 지남력 장해, 언어장해, 시공간 장해, 또는 지각 장해)

D. 진단기준 A와 C의 장해가 다른 이전의, 확정되거나 발생된 신경인지 장애로 더 잘 설명되지 않으며 각성 수준의 심각한 감퇴(예: 혼수) 상태에서 발생되지 않아야 한다.

E. 장해가 다른 의학적 상태, 물질 중독, 또는 금단(예: 약물남용 또는 처방약물에 의한), 또는 독성의 노출, 또는 여러 원인들에 의한 직접적 생리적 결과라는 병력, 신체 검사 또는 검사실 소견과 같은 증거가 있다.

2. 주요 및 경도 신경인지장애(치매) (Major neurocognitive disorder & Mild neurocognitive disorders)

1) 주요 신경인지장애(Major neurocognitive disorder)

주요 신경인지장애는 다음과 같다(보건복지부 국가정신건강정보포털, 2024).

(1) 치매

치매는 여러 분야의 인지영역에서 확인되는 기능의 감퇴가 나타나 이로 인해 일상생활에 장해가 발생한 상태로 주요 신경인지장애라고도 불린다. 이때 이러한 증상은 섬망이나 다른 정신질환에 의한 증상이 아니어야 한다. 인지란 관련된 정보를 지각하고 이해하고 기억하며 평가하는 정신적 과정을 뜻하는 말이다. 인지는 여러 영역으로 나뉘어 평가될 수 있다. 치매는 단지 기억력이 떨어지는 것이 아니라 여러 분야의 인지 기능이 떨어지는 상황을 폭넓게 이르는 말이다. 치매에서 감퇴되는 인지 기능 영역은 주의를 집중하고 나눌 수 있는 복합주의력, 계획을 세우고 결과에 따라 오류를 수정하며 집행을 하는 집행기능, 학습하고 기억하는 기능, 말하고 듣고 읽고 쓰는 언어기능, 눈으로 본 내용을 알아보고 운동하는 지각-운동, 감정을 인식하는 사회적 인지 등이 있다. 치매가 이렇게 광범위한 증상을 보이는 이유는 치매가 하나의 원인에 의한 질병이 아니기 때문이다. 여러 원인에 의한 여러 가지 질병이 유사한 증상을 보일 때, 그 여러 가지 질병들을 하나로 묶어 증후군 혹은 증상군이라고 일컫는다. 치매는 대표적인 증후군 중의 하나이다. 따라서 치매는 인지 기능이 떨어진다는 점에서는 동일한 모습을 보이지만, 각각의 원인에 따라 어떠한 영역의 인지 기능이 떨어지는지 어떤 순서로 이러한 일들이 일어나는지 등이 아주 다양하게 나타날 수 있다. 치매는 수십 가지 이상의 원인에 의해 나타날 수 있다. 알츠하이머병은 치매를 일으키는 많은 원인들 중의 하나로 가장 흔한 원인으로 알려져 있다. 그렇기 때문에 많은 사람들이 치매라고 하면 알츠하이머 치매를 가장 먼저 떠올리게 되는 것이다.

(2) 알츠하이머 치매의 원인

알츠하이머병은 1906년 독일 정신과 의사인 알로이스 알츠하이머(Alois Alzheimer)에 의해 처음으로 보고되었다. 51세 여자 환자 오거스트 디(August D)는 다른 환자들과 달리 기억 장애, 언어 장애 및 행동 이상이 빠르게 진행하였다. 알츠하이머는 이 환자의 뇌조직에서 노인판과 신경섬유농축체를 발견하였고, 이후 이러한 뇌병변을 보이는 질환은 알츠하이머병이라는 이름으로 불리기 시작했다. 이렇게 알츠하이머병이 발생하여, 인지 기능의 감퇴가 나타나 치매가 발생한 상황을 알츠하이머 치매라고 부른다.

알츠하이머병의 정확한 발병 기전과 원인에 대해서는 아직 정확히 알려져 있지는 않다. 하지만 유전적 원인과 그 외의 여러 가지 요인들에 의해 아밀로이드 베타(Aβ)라는 단백질이 과도하게 만들어지게 되어 뇌에 쌓이게 되고, 이에 의한 뇌세포의 손상이 일어나는 것이 중요한 원인 중의 하나로 알려져 있다. 또 그 외에도 뇌세포의 골격 유지에 꼭 필요한 타우 단백질의 과인산화나 신경염증 반응, 산화 스트레스에 의한 뇌 손상 등도 알츠하이머병이 발생하는데 영향을 줄 것이라는 연구들도 진행되고 있다. 이러한 발병 기전 가설들에 기반을 두고 여러 가지 치료 방법들이 연구되고 있다.

알츠하이머병은 뇌의 조직병리학적 증거에 의해 최종 진단이 가능하기 때문에, 사망 이후 부검을 시행해야 최종 진단이 가능하다. 하지만 조기 진단과 치료를 위해 여러 학회나 연구 그룹들에서는 환자의 임상 양상이나 여러 가지 검사 결과들을 통해 알츠하이머병을 진단하는 방법들을 제안하고 있다.

치매(주요신경인지장애)에 대한 DSM-5 진단기준은 다음과 같다.

A. 다음에 근거하여 이전 수행수준으로부터 하나 또는 그 이상의 인지영역(복잡한 주의력, 실행기능, 학습과 기억, 언어, 지각-운동 또는 사회인지)에서 심각한 인지 저하의 증거가 있음

1. 심각한 인지저하가 있다고 본인, 정보제공자 또는 임상의사가 걱정
2. 표준화된 신경심리검사상 이를 뒷받침하는 상당한 손상 소견을 보임(이러한 검사가 없으면 다른 정량화된 임상 평가도 가능)

B. 인지결손이 독립적인 일상생활 활동을 저해함(즉, 적어도 돈을 지불하거나 약을 관리하는 복잡한 도구적 일상 기능 수행에 도움이 필요해야 함)

C. 인지결손이 섬망의 경과 중에만 나타나지 않음

D. 인지결손이 다른 정신장애(예: 주요우울장애, 조현병)로 더 잘 설명되지 않음

2) 경도 신경인지장애(Mild neurocognitive disorders)

대한치매학회에 따르면 경도 신경인지장애는 다음과 같다(대한치매학회 홈페이지, 2024).

(1) 기억장애의 새로운 범주

기억장애를 연구하는 신경 과학자들에 의해서 만들어진 용어로, 정상적인 나이가 듦에 따라 발생하는 생리적 건망증과 알츠하이머병에 의한 기억장애 사이의 중간 상태를 이야기하는 새로운 단어이다. 과학자들은 나이에 비해 건망증이 심하나, 알츠하이머병의 치매증상은 가지고 있지 않은 환자들을 따로 분류하였다. 여기에 해당하는 환자들이 보여주는 기억장애에 대한 용어가 경도 인지장애이다.

(2) 경도인지장애는 치매가 되기 바로 전 단계를 말한다.

인지장애의 초기에는 주로 자신만 인지장애를 느끼고 주위 사람들은 눈치채지 못하다가, 증상이 좀 더 진행되어 가족이나 가까운 사람들이 알아차릴 수 있을 정도로 진행된다. 경도인지장애일 때에는 함께 사는 배우자에게는 환자의 인지장애가 드러나기도 하지만 일상생활에는 별다른 문제가 없어 따로 사는 가족들은 전혀 알아채지 못하는 경우가 많으며, 아직은 치매라고 볼 수 없는 단계이다.

(3) 경도인지장애에 속하는 환자는 매년 10~15%의 비율로 치매, 특히 알츠하이머병으로 이행된다.

경도인지장애 상태는 알츠하이머병을 가장 이른 시기에 발견할 수 있는 단계이며 치료 효과를 극대화시킬 수 있다는 점에서 임상적으로 중요하다.

경도 신경인지장애에 대한 DSM-5 진단기준은 다음과 같다.

A. 하나 또는 그 이상의 인지영역(복합적 주의, 집행기능, 학습과 기억, 언어, 지각-운동 또는 사회인

지)에서 이전의 수행수준에 비해 인지 저하가 경미하게 있다는 증거는 다음에 근거한다.

1. 환자, 환자를 잘 아는 정보 제공자 또는 임상의가 경도 인지 기능 저하를 염려하는 경우
2. 인지 수행의 경미한 손상이 가급적이면 표준화된 신경심리 검사에 의해 또는 그것이 없다면 다른 정량적인 임상평가에 의해 입증된 경우

B. 인지결손이 일상 활동에서 독립적 능력을 방해하지 않는다(예: 계산서 지불이나 치료약물 관리와 같은 일상생활의 복잡한 도구적 활동은 보존되지만 더 많은 노력, 보상 전략 및 조정이 필요할 수 있다).

C. 인지결손이 오직 섬망이 있는 상황에서만 발생하는 것이 아닌 경우

D. 인지결손이 다른 정신질환(예: 주요 우울장애, 조현병)으로 더 잘 설명되지 않는 경우

제 16 장

물질관련 및 중독장애(Substance related and addictive disorders)

물질관련 장애에는 알코올 관련 장애, 카페인 관련 장애, 대마 관련 장애, 환각제 관련 장애, 흡입제 관련 장애, 아편계 관련 장애, 진정제, 수면제 또는 항불안제 관련 장애, 자극제 관련 장애, 담배 관련 장애로 구분된다. 그리고 비물질 관련 장애인 도박장애가 포함된다. 물질관련 및 중독장애에는 물질의 남용과 의존이 모두 포함된다. 물질 남용이란 자신이 살고 있는 문화권 내에서 인정되는 의료 목적 이외에 물질을 사용하거나 사회적 규범을 벗어나는 행태로 물질을 스스로 투여하는 행동을 말한다. 예를 들어 공부하는 학생이 잠을 쫓기 위해 각성제를 사용하거나, 친구의 압력이나 분위기에 휩쓸려 본드 흡입 등을 하는 경우가 이에 해당된다. 즉, 그 물질의 사용이 궁극적으로 해로운 것을 알면서도 비의료적 목적으로 사용하는 경우라고 할 수 있다.

흔히 사회적으로 '중독'이라고 말하는 것이 의학적 용어로는 '물질의존'이다. 이 상태는 약물을 만성적으로 반복 투여할 경우 내성이 생기고, 약물의 사용을 중단하였을 경우 그 약물에 특징적인 생리적 또는 행동적 장애가 나타나는 경우를 의미한다. 이를 흔히 '금단증상'이라고 부른다. 약물에 따라 특이한 금단 양상을 보이지 않는 경우도 있지만 이러한 양상이 없다고 해서 사회적 폐단이 없는 것은 아니다. 또한 의존 상태는 신체적 의존과 심리적 의존으로 크게 나눌 수 있는데 신체적 의존이 없다고 해서 의존 상태가 아니라고 할 수 없다. 신체적 의존이란 특정 약물을 반복해서 투여할 경우 약물에 의해 신체적 균형상태가 깨어지고 약물의 투여가 중단될 경우 깨어진 상태가 즉각 정상으로 돌아갈 수 없기 때문에 불균형 상태를 보이는 것이다.

심리적 의존이란 약물로 인하여 심리적인 만족감을 느끼던 상태에서 갑자기 약물을 중단하면 심리적으로 불편함을 느끼게 되는데, 이것을 해소하기 위해 끊임없이 약물을 갈망하는 것을 말한다. 대부분의 경우 약물에 의존된 상태에서는 약물에 의한 신체적 또는 심리적인 쾌감을 느끼기보다는 신체적, 심리적 금단 증상에 대한 두려움 때문에 약물을 중단할 수 없는 경우가 많다. 물질 의존 상태에서는 크게 '내성, 금단, 그리고 강박적 사용'이라는 특징을 보이게 된다.

일반적인 마약류로 분류되는 향정신성 약물(drug) 사용은 인류의 역사상 오랫동안 지속되어 왔다. 알코올 남용을 제외하더라도 수천 년 전 중국 고대의 의학 문헌에 마리화나의 사용에 대한 기록이 있으며, 서구에서도 3,500년 전에 아편이 약물로 사용된 기록이 있다. 남미에서는 코카나무에서 추출한 코카인, 선인장에서 추출한 메스칼린, 버섯에서 추출한 실로사이빈 등의 약물이 사용되어 왔다. 약물 사용이 사회적 문제가 되기 시작한 것은 1800년대 접어들면서 이들 물질의 화학 구조를 이용한 합성 물질이 개발되어 대량 유통이 가능한 시점에서부터이다. 즉, 아편에서 몰핀을 만들어 내거나 헤로인 등을 개발해내기도 하였고 코카인은 제약회사에 의해 제조 판매되면서 광범위하게 사용되기도 하였다. 암페타민은 20세기 중반부터 널리 사용되었고 필로폰 역시 유사한 시기에 남용되기 시작하였다. 이러한 약물 남용의 폐해가 점차 알려지면서 대부분의 국가에서 약물 남용에 대해 적극적인 통제가 이루어지기 시작하였고, 1960년대에 전반적인 통제에 필요한 법체계가 확립되게 되었다. 국내에서는 1960년대 이전에는 주로 아편이 문제가 되었으나, 1970년대에는 마리화나(대마초)가 문제가 되었고, 1980년대에는 메스암페타민(필로폰 또는 코카인[히로뽕])이 사회문제를 일으켜 왔다. 그리고 청소년의 휘발성 용매(본드, 부탄가스)인 흡입성관련 장애가 대두되었다. 1990년대에는 그 이전부터 주한 미군들이나 주한 외국인이 사용하던 마약제인 LSD가 우리 사회로 침투하기 시작하였다(질병관리청 국가건강정보포털, 2024).

1. 중독(Addiction)

1) 중독의 개념

'알코올 중독'이나 '마약 중독'처럼 술이나 마약 등을 장기간 사용하여 그것이 없이는 정상적인 생활을 할 수 없게 된 상태를 의미하는 중독(addiction)이 가장 대표적이며, '일 중독'이나 '사랑에 중독되었다'는 식으로 무언가에 너무 빠져 버린 상태를 표현할 때도 중독(-holic)이라는 단어를 붙이기도 한다. 또 '식중독', '농약 중독'과 같이 음식물이나 약물 따위의 독성으로 인해 신체에 이상이 생기거나 목숨이 위태롭게 되는 경우에도 중독(poisoning) 단어를 사용하며, '급성 카페인중독', '급성 알코올중독'과 같이 정신에 작용하는 약물을 일시적으로 과량으로 섭취하여 급성 가역성으로 도취된 상태에도 중독(intoxication)이라는 단어를 사용하기도 한다.

일단 중독은 알코올 중독, 마약 중독, 도박 중독, 게임 중독과 같이 어떤 물질이나 행위에 지나치게 빠져 부정적인 결과가 초래됨에도 불구하고 쾌감 혹은 만족감을 주는 것에 강박적으로 매달리게 되는 만성적 뇌의 질환으로서의 중독(addiction)을 의미한다. 따라서 '조절 능력의 상실'은 중독으로 진행되고 있음을 알려주는 중요한 신호이다. 모든 개인들이 건강이 허락하는 범위에서 술을 적당히 즐길 수 있다면 좋겠지만 조절 능력 상실을 시작으로 건강을 잃고, 빚을 지고, 직업을 잃고, 소중한 가족관계를 악화시키며, 부모로서, 가장으로서, 자식으로서, 사회인으로서의 역할뿐만 아니라 미래의 기회까지 잃게 되기도 하고 호기심에서 시작한 마약이 한 번으로 그치지 않고 결국 범법 행위와 구속으로 이어져 사회의 밑바닥으로 내려앉게 되거나, 재미로 시작한 도박이 재산 탕진으로 이어져 자살 선택을 하게 되는 경우들을 쉽게 접할 수 있다.

중도는 조절 능력을 잃고 있다는 신호이며 소주 한 병만, 일차의 술자리만, 한 시간만, 십 만원만 등 사용량, 시간, 비용의 약속을 지키지 못하는 것이 조절 능력을 잃어버리고 있다는 신호이다. 중독질환은 알코올, 마약, 본드 등 어떠한 물질에 중독되는

'물질 중독'과 도박이나 게임 및 쇼핑처럼 행위에 중독되는 '행위 중독'으로 나눌 수 있다.

2) 뇌의 변화

현대의학으로 밝혀진 바로는 물질중독이든 행위중독이든 중독질환은 보상계(reward system)라고 하는 뇌의 특정부위에 문제가 생김으로 인해 발생하는 질환이다. 보상계는 중격의지핵(nucleus accumbens)을 중심으로 앞쪽으로는 전전두엽(prefrontal cortex), 뒤쪽으로는 복측피개영역(ventral tegmental area)로 이어진 구조물이다. 〈그림: 보상계(reward system)의 구조와 명칭〉에서 인간이 느끼는 쾌감, 안정감, 다행감과 같은 모든 긍정적인 감정을 느끼도록 해주는 도파민, 엔도르핀과 같은 뇌 신경전달물질들이 분비되는 곳이라 할 수 있다. 그렇기에 '쾌락 중추'라고 불리기도 한다.

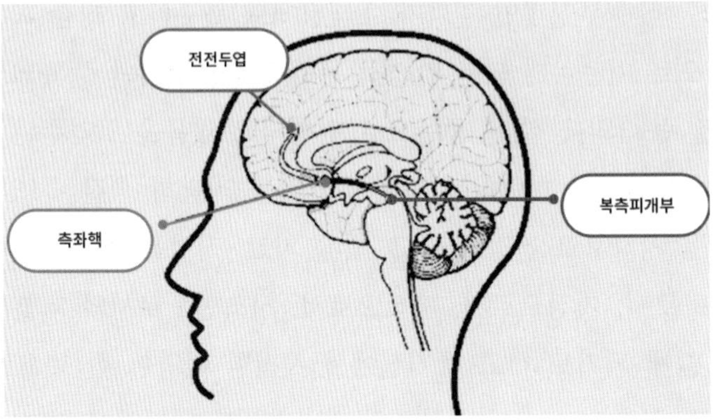

출처: 보건복지부 국가정신건강정보포털(2020).

그림 16-1 보상계(reward system)의 구조와 명칭

개인이 어떤 중독성이 있는 물질이든 행위이든 하게 되면 뇌의 보상계를 자극해서 평소 일상생활에서는 경험하기 힘든 다량의 엔도르핀, 도파민이 쏟아지게 되며 이를

맛본 대뇌는 그런 경험을 하게 해준 물질 혹은 행위를 지속적으로 탐닉하고 갈망하도록 만든다. 대표적으로 마약류라고 할 수 있는 필로폰의 경우 혈관을 통해 투여하게 되었을 경우 뇌의 보상계를 직접적으로 자극하여 엄청난 양의 엔도르핀과 도파민을 쏟아지게 만든다. 연구에 따르면 이때 나오는 엔도르핀의 양은 성 행위 시 오르가슴을 느낄 때 나오는 엔도르핀 양의 최소 13배에 달하며 최소 6시간에서 72시간 동안 쏟아지게 한다. 이런 극한의 쾌감을 맛보아 중독에 빠진 뇌는 이후의 삶 속에서 다른 건강한 일상의 자극에 반응하여 도파민을 분비하는 능력을 잃어버리게 되고 오직 필로폰이 몸 안에 들어와서 보상계를 자극해야지만 도파민이 분비되는 상태에 이르게 된다. 필로폰과 같이 주사기를 사용하는 약물들이 단 한 차례의 투여만으로도 평생 지속되는 마약류 중독의 늪에 빠지게 되는 이유이기도 하다. 도박 중독의 경우에도 한 번 크게 돈을 딴 경험(big win)이 보상계를 자극하게 되며 이 또한 다량의 도파민과 엔도르핀을 분비하게 함으로써 필로폰의 경우와 마찬가지로 지속적으로 도박에 탐닉하도록 만들게 된다. 중독에 빠져 건강한 일상의 자극에 반응하지 못하는 뇌가 되면 삶에 대한 의지도 없는 무기력하고 생각이 없는 사람처럼 비치게 되고 우울하고 부정적이며 짜증이 많아지고 예민한 성격의 사람처럼 보이게 된다. 이처럼 중독이라는 병이 명백한 뇌 안에 있는 보상계(쾌락 중추)에 생긴 문제라는 사실이 주는 의미는 이 병의 치료가 단순한 의지나 결심만으로는 치료해 나가기 어렵다는 것이다. 마치 우리가 당뇨병이나 고혈압에 걸렸을 때 단순히 의지와 결심만으로 병을 낫게 할 수 없고 일련의 정해진 치료 원칙에 따라서 치료를 받아야 하는 것처럼, 중독질환 또한 뇌의 신경계통에 생긴 장애이기에 전문가들과 가족들의 도움을 받아 치료받고 회복을 위한 원칙들을 일상생활 속에서 실천해 나가는 것이 중요하다.

알코올 중독이든, 마약류 중독이든, 도박 중독이든 너무도 쉽게 재발할 수 있는 평생을 지속되는 병이다. 한 예로 도박중독자는 도박을 돈의 문제로 이해한다. 잃은 돈을 만회하기 위해서 도박을 한다는 것이다. 문제는 잃은 돈을 다 회복해도 도박을 쉽게 그만두지 못한다는 것이다. 따라서 도박은 결코 돈의 문제만은 아니다. 승부가 주는 쾌감에 뇌가 중독되는 것이다. 돈은 보상으로 주어지는 것으로 중독성을 강하게 하는 부수적인 이유이다. 분명히 돈을 딸 수 없다는 사실을 알아도 도박은 지속된다. 중독은 뇌의 신경계통에 생긴 질환이지만, 치료될 수 있는 병인 것도 분명하다. 당뇨병의 경우를 예로 들자면 한번 당뇨병이 생기면 평생 이 질환을 안고 살아가야 하지만 지속적인 치료와 추적검사, 의사의 지시에 따른 치료 약물의 사용, 생활 습관의 개선 등을 통해서 비록 당뇨병을 앓고 있음에도 불구하고 건강하게 살아갈 수 있는 것처럼 중독 질환을 가지고 있다 해도 지속적인 외래 치료와 자조 모임 참석, 가족들의 도움, 종교 및 취미 활동 등을 지속적으로 해 나감으로써 회복에 이를 수 있다. 중요한 것은 단주, 단약, 단도박을 해내기 위한 일상생활의 원칙들을 얼마나 성실히 수행해 나가는가 하는 것이다. 중독으로부터 벗어나기 위해서는 단순히 의지나 결심만으로 혼자만의 힘으로 버텨 나가기보다는 전문가들과 가족들의 도움 속에서 같이 이 문제를 해결해 나가는 것이 필요하다(질병관리청, 2024).

물질사용장애에 대한 DSM-5 진단기준은 다음과 같다.

우리가 흔히 이야기하는 중독 질환, 즉 물질사용장애로 진단하기 위해서는 다음의 진단 기준에 해당해야 한다. 임상적으로 현저한 손상이나 고통을 일으키는 '물질(알코올 혹은 마약류 약물)의 사용' 양상이 <u>지난 12개월 사이에 다음의 항목 중 최소한 2개 이상</u>으로 나타난다.

1. 알코올 혹은 마약류 약물을 종종 의도했던 것보다 많은 양, 혹은 오랜 기간 동안 사용한다.
2. 알코올 혹은 마약류 약물의 사용량을 줄이거나 조절하려는 지속적인 욕구가 있음. 혹은 사용량을 줄이거나 조절하려고 노력하지만 실패한 경험들이 있다.
3. 알코올 혹은 마약류 약물을 구하거나, 섭취하거나 그 효과에서 벗어나기 위한 활동에 많은 시간을 보낸다.
4. 알코올 혹은 마약류 약물에 대한 갈망, 강한 바람 혹은 욕구가 있다.
5. 반복적인 알코올 혹은 마약류 약물의 사용으로 인해 직장, 학교 혹은 가정에서의 주요한 역할을 수행하는 데 실패한다.
6. 알코올 혹은 마약류 약물의 영향으로 지속적, 반복적으로 사회, 대인관계 문제가 발생하거나 악화됨에도 불구하고 지속적으로 알코올 혹은 마약류 약물을 사용한다.
7. 알코올 혹은 마약류 약물 사용으로 인해 중요한 사회적, 직업적 혹은 여가 활동을 포기하거나 줄이게 된다.
8. 신체적으로 해가 되는 상황에서도 반복적으로 알코올 혹은 마약류 약물을 사용한다.
9. 알코올 혹은 마약류 약물 사용으로 인해 지속적, 반복적으로 신체적/심리적 문제가 유발되거나 악화될 가능성이 높다는 것을 알면서도 계속 사용한다.
10. 내성:
    - 원하는 효과를 얻기 위해 사용량의 뚜렷한 증가
    - 동일한 용량의 알코올 혹은 마약류 약물을 사용함에도 효과가 현저히 감소한 경우
11. 금단:
    - 알코올 혹은 마약류 약물의 특징적인 금단 증후군
    - 금단 증상을 완화하거나 피하기 위해 알코올 혹은 마약류 약물 사용

- 위의 기준에 해당하는 항목이 2~3개일 경우는 경도, 4~5개의 항목에 해당할 경우는 중등도, 6개 이상의 항목에 해당할 경우에는 고도, 즉 심각한 수준의 알코올 혹은 마약류 사용장애가 있는 것으로 평가하게 된다. 이러한 기준은 객관적 평가를 위해서 제시된 기준이며 정확한 진단을 위해서는 반드시 전문가와의 직접 대면 면담을 통한 평가가 이루어져야 한다.

〈도박 중독 선별검사: 문제도박 심각도 지표〉

*** Problem Gambling Severity Index: PGSI**

1. 당신은 잃으면 감당할 수 없는 금액을 걸어본 적이 있습니까?
   ⓞ 아니다 ① 가끔 그렇다 ② 자주 그렇다 ③ 거의 항상 그렇다
2. 당신은 도박에서 이전과 같은 흥분을 느끼기 위해 더 많은 돈으로 도박을 해야 할 필요가 있었던 적이 있습니까?
   ⓞ 아니다 ① 가끔 그렇다 ② 자주 그렇다 ③ 거의 항상 그렇다
3. 당신은 도박으로 잃었던 돈을 만회하기 위해 다른 날 다시 간 적이 있습니까?
   ⓞ 아니다 ① 가끔 그렇다 ② 자주 그렇다 ③ 거의 항상 그렇다
4. 당신은 돈을 마련하기 위해서 돈을 빌리거나 물건을 팔아 본 적이 있습니까?
   ⓞ 아니다 ① 가끔 그렇다 ② 자주 그렇다 ③ 거의 항상 그렇다
5. 당신에게 도박과 관련된 문제가 있을지도 모르겠다고 느낀 적이 있습니까?
   ⓞ 아니다 ① 가끔 그렇다 ② 자주 그렇다 ③ 거의 항상 그렇다
6. 도박이 당신에게 스트레스나 불안감을 포함한 건강상의 문제를 일으킨 적이 있습니까?
   ⓞ 아니다 ① 가끔 그렇다 ② 자주 그렇다 ③ 거의 항상 그렇다
7. 사실 여부에 상관없이 당신이 하는 도박에 문제가 있다는 말을 남들로부터 들은 적이 있습니까?
   ⓞ 아니다 ① 가끔 그렇다 ② 자주 그렇다 ③ 거의 항상 그렇다
8. 당신의 도박 행위로 인해 본인이나 가정에 경제적인 문제가 발생한 적이 있습니까?
   ⓞ 아니다 ① 가끔 그렇다 ② 자주 그렇다 ③ 거의 항상 그렇다
9. 당신의 도박하는 방식이나 도박할 때 생기는 일에 대해 죄책감을 느낀 적이 있습니까?
   ⓞ 아니다 ① 가끔 그렇다 ② 자주 그렇다 ③ 거의 항상 그렇다

〈평가하기〉

- 1-2점: 저위험성 도박
- 3-7점: 고위험성 도박
- 8점 이상: 문제성 도박

〈니코틴(담배) 중독: 니코틴 의존도 설문도구〉

*** Fagerstrom test for nicotine dependence: FTND**

1. 하루에 보통 몇 개비나 피우십니까?
   ⓪ 10개비 이하 ① 11~20개비 ② 21~30개비 ③ 31개비 이상
2. 아침에 일어나서 얼마 만에 첫 담배를 피우십니까?
   ⓪ 1시간 이후 ① 31분~1시간 사이 ② 6~30분 사이 ③ 5분 이내
3. 금연구역(도서관, 극장, 병원 등)에서 담배를 참기가 어렵습니까?
   ① 예 ⓪ 아니오
4. 하루 중 담배 맛이 가장 좋은 때는 언제입니까?
   ① 아침 첫 담배 ⓪ 그 외의 담배
5. 오후와 저녁 시간보다 오전 중에 담배를 더 자주 피우십니까?
   ① 예 ⓪ 아니오
6. 몸이 아파 하루 종일 누워 있을 때에도 담배를 피우십니까?
   ① 예 ⓪ 아니오

〈평가하기〉

- 3-6점: 강한 니코틴 의존
- 7점 이상: 심각한 니코틴 의존

〈스마트폰 과의존 척도 검사〉

* 아래의 문항들에 대하여, '전혀 그렇지 않다 1점', '그렇지 않다 2점', '그렇다 3점', '매우 그렇다 4점'으로 평가한다.

1. 스마트폰 이용시간을 줄이려 할 때마다 실패한다.
2. 스마트폰 이용시간을 조절하는 것이 어렵다.
3. 적절한 스마트폰 이용시간을 지키는 것이 어렵다.
4. 스마트폰이 옆에 있으면 다른 일에 집중하기 어렵다.
5. 스마트폰 생각이 머리에서 떠나지 않는다.
6. 스마트폰을 이용하고 싶은 충동을 강하게 느낀다.
7. 스마트폰 이용 때문에 건강에 문제가 생긴 적이 있다.
8. 스마트폰 이용 때문에 가족과 심하게 다툰 적이 있다.
9. 스마트폰 이용 때문에 친구 혹은 동료, 사회적 관계에서 심한 갈등을 경험한 적이 있다.
10. 스마트폰 때문에 업무(학업 혹은 직업 등) 수행에 어려움이 있다.

〈평가하기〉

- 청소년: '23-30점 잠재적 위험군', '31점 이상 고위험군'
- 성인: '24-28점 잠재적 위험군', '29점 이상 고위험군'
- 60대 이상: '24-27점 잠재적 위험군', '28점 이상 고위험군'

2. 물질관련 장애(Substance use disorder): 마약성진통제

마약성 진통제는 진통 효과가 탁월한 만큼 그로 인해 쉽게 내성과 금단 증상을 유발하게 되며 이로 인해 심각한 부작용을 초래할 수 있다. 또한 마약성 진통제는 우리 뇌 내의 쾌락중추인 보상계에 있는 아편계 수용체에 작용하여 진통 효과는 물론 쾌감을 느끼게 해줄 수 있는 막대한 양의 엔도르핀을 분비하게 만들기 때문에 단순히 통증을 가라앉히기 위한 목적이 아닌 쾌감을 얻기 위한 목적으로 사용되기도 한다. 치료 목적으로 받은 약물을 의사의 처방대로 사용하지 않고 임의로 사용하거나 제대로 사용하지 않는 경우를 오용이라고 하며 약물을 쾌락 추구의 목적으로 사용하거나 과잉으로 사용하는 경우를 남용이라고 정의하는데 마약성 진통제는 이렇듯 오・남용되기 쉬운 약물이기도 하다.

일반적으로 통증을 완화시켜주는 진통제는 '비마약성 진통제'와 '마약성 진통제'로 나뉘게 된다. 우선 '비마약성 진통제들'로는 우리가 흔히 알고 있는 해열 성분을 지닌 아스피린, 아세트아미노펜(상품명: 타이레놀 등), 이부프로펜 등 여러 약물들이 존재하며 이들 약물들 또한 소화성 궤양, 위장관 출혈, 간 손상 등의 부작용을 가지고 있기에 주의해서 사용해야 하지만 마약성 진통제에 비해서는 상대적으로 안전하다고 할 수 있기에 병원 처방 없이도 편의점이나 약국 등에서 손쉽게 살 수 있다.

'마약성 진통제'는 아편계 진통제를 의미하며 우리 뇌(중추신경계)의 아편 수용체에 작용하여 통증을 억제하는 효과를 나타내는 약물들을 말한다. 이러한 아편계 진통제들로는 모르핀, 코데인, 옥시코돈, 하이드로코돈, 펜타닐 등과 같은 약물들이 있으며 이러한 약물들은 비마약성 진통제들보다 훨씬 강력한 진통 효과가 있는 대신에 내성 및 금단 증상으로 인한 강력한 중독성을 가지고 있고, 자칫하면 호흡기능 저하로 생명을 잃을 수도 있기에 반드시 의사처방에 따라 엄격한 감시 하에 사용하며, 심각한 신체 손상이나 수술 후, 암 환자의 통증, 임종 직전 등의 특수한 상황이나 기존의 비마약성 진통제들로는 도저히 해결되지 않는 만성 통증이 있는 경우에만 주의해서 사용하도록 되어 있다. 마약류 진통제에 의한 '급성 중독증상'은 다음과 같다.

① 의식의 변화: 의식 혼탁 혹은 섬망 발생
② 호흡이 느려지거나 멈춤
③ 극심한 졸리움
④ 구역감 혹은 구토
⑤ 동공 축소
⑥ 말이 어눌해짐

마약성 진통제의 또 다른 부작용은 심한 '금단증상'이다. 마약성 진통제에 신체적으로 의존이 된 경우 마약성 진통제의 투여량을 줄이거나 투여를 중단하게 되는 경우 극심한 금단 증상을 경험하게 된다. 마약류 진통제의 금단 증상은 다음과 같다.

① 불쾌한 기분
② 불안, 안절부절못하고 예민해짐
③ 극심한 근육통
④ 구역감 혹은 구토
⑤ 눈물, 콧물 흘림
⑥ 동공 확장
⑦ 닭살이 돋듯 덜덜 떨리거나 땀이 남
⑧ 설사, 복통
⑨ 하품
⑩ 발열
⑪ 불면증
⑫ 혈압 및 맥박의 증가

신경안정제 등 다른 약물들에서도 금단증상이 나타날 수 있지만 마약성 진통제에서 나타날 수 있는 금단 증상은 실로 끔찍한 수준으로서 극심한 고통을 안겨주게 된다.

이렇듯 마약성 진통제의 금단 증상이 견디기 어려운 수준의 극심한 고통을 유발하기에 이것으로부터 벗어나기 위해 다시 마약성 진통제를 투여할 수밖에 없는 악순환을 겪게 되고 결국 자신의 삶이 마약성 진통제로부터 벗어날 수 없는 상태에 이르게 되는 것이다(보건복지부 국가정신건강정보포털, 마약성진통제, 2024). **DSM-5에서는 마약성진통제에 중독**(의존)**되어 있는 경우를 '아편계사용장애'**(Opioid use disorder)**로 정의하고 다음의 진단 기준을 제시하고 있다.** 만약 다음 1번부터 11번까지의 사항들 중 지난 1년간 2가지 이상에 해당된다면 '아편계진통제에 중독(의존)'된 것으로 진단 내릴 수 있다. 현재 아편계진통제를 복용 중인 경우 다음 중 2가지 이상 해당 사항이 있다면 즉시 가까운 정신건강의학과를 방문하여 상담 받기를 권한다.

A. 임상적으로 현저한 손상이나 고통을 일으키는 문제적 아편계(진통제) 사용 양상이 지난 12개월 사이에 다음의 항목 중 최소한 2개 이상으로 나타난다.

1. 아편계(진통제)를 종종 의도했던 것보다 더 많은 양 혹은 오랜 기간 동안 사용함
2. 아편계(진통제) 사용을 줄이거나 조절하려는 지속적인 욕구가 있음. 혹은 사용을 줄이거나 조절하려고 노력했지만 실패한 경험들이 있음
3. 아편계(진통제)를 구하거나 사용하거나 그 효과에서 벗어나기 위한 활동에 많은 시간을 보냄
4. 아편계(진통제)에 대한 갈망감 혹은 강한 바람 혹은 욕구
5. 반복적인 아편계(진통제) 사용으로 인해 직장, 학교 혹은 가정에서의 주요한 역할 책임 수행에 실패함
6. 아편계(진통제)의 영향으로 인해 지속적으로 혹은 반복적으로 사회적 혹은 대인관계 문제가 발생하거나 악화됨에도 불구하고 아편계 사용을 지속함
7. 아편계(진통제) 사용으로 인해 중요한 사회적, 직업적 혹은 여가 활동을 포기하거나 줄임
8. 신체적으로 해가 되는 상황에서도 반복적으로 아편계(진통제)를 사용함
9. 아편계(진통제) 사용으로 인해 지속적으로 혹은 반복적으로 신체적 · 심리적 문

제가 유발되거나 악화될 가능성이 높다는 것을 알면서도 계속 아편계를 사용함

10. 내성, 다음 중 하나로 정의됨
    a. 중독이나 원하는 효과를 얻기 위해 아편계(진통제) 사용량의 뚜렷한 증가가 필요
    b. 동일한 용량의 아편계(진통제)를 계속 사용할 경우 효과가 현저히 감소
11. 금단, 다음 중 하나로 나타남
    a. 아편계(진통제)의 특징적인 금단 증후군
    b. 금단 증상을 완화하거나 피하기 위해 아편계(진통제)(혹은 비슷한 관련 물질)를 사용

제 17 장

강박장애 및 관련 장애
(Obsessive-compulsive and related disorders)

강박장애 종류로 분류되는 질환들로는 '강박장애' 외에도 신체적 결함이나 외모에 대한 과도한 집착으로 외모를 확인하거나 바꾸는 행동을 반복하는 '신체이형장애', 물건을 버리지 못해 계속해서 쌓아두는 '저장장애', 머리카락을 반복해서 뽑는 '발모광', 피부를 과도하게 반복해서 뜯는 '피부뜯기장애' 등이 있다. 최근 연구결과에 따르면 이러한 강박 관련 장애들은 증상, 치료 및 경과에 있어 '강박장애'와 매우 유사한 것으로 알려져 있다.

1. 강박장애(Obsessive-compulsive disorder)

강박증상은 통상적인 사고의 흐름을 깨고 들어오는 침습적인 사고와 이에 대한 일련의 반응으로 구성된다. 전자를 강박사고(obsession), 후자를 강박행동(compulsion)으로 일컫는데 강박행동은 행동뿐만 아니라 사고의 형태를 띠는 반응도 포함한다. 강박사고는 분명히 스스로의 생각이지만 자신이 원치 않음에도 불구하고 지속적으로 마음속에 떠올라서 스스로 이 생각을 조절하기가 어렵기 때문에 굉장히 불편하고 불안하다고 느끼게 된다. 이런 불안을 줄이거나 해소하려는 강력한 욕구에 따라 강박행동을 반복하게 된다. 경미한 강박사고 및 강박행동은 누구나 경험할 수 있다. 가끔 한두 번씩 일시적으로 일어나는 증상이나 사회생활에 지장을 주지 않을 정도의 행동은 병이라고 할 수 없다(보건복지부 국가정신건강정보포털, 2024).

하지만 미국 정신의학회의 진단 기준(DSM-5)에 의하면 적어도 하루에 1시간 이상 강박 증세가 나타나거나, 이런 사고와 행동이 지나쳐 사회활동과 대인관계에 어려움을 겪을 정도일 때, 강박장애를 의심할 수 있다.

1. 오염: 소변, 대변, 침, 피, 먼지, 세균, 끈적한 물질, 화학물질, 환경오염물질, 동물, 벌레, 오염, 질병 등으로 오염되는 공포에 사로잡혀 있다.
2. 병적 의심: 위험하거나 불길한 일이 생길 것 같은 공포, 또는 반드시 기억해야 한다거나, 자신이 크게 실수할지 모른다 등의 두려움이 있다.
3. 순서 및 정리정돈: 모든 주변 물건이 대칭을 이루거나 정해진 자리와 순서에 맞추어져 있지 않으면 불안해한다.
4. 종교강박: 자신이 종교적으로 불경한 생각을 해서 벌을 받을까 걱정하거나, 도덕적 윤리나 원칙을 어기지 않을까 하는 불안에 과도하게 시달린다.
5. 신체강박: 자신이 병에 걸리지 않을까? 혹은 외모가 이상하지 않을까? 하는 생각에 사로잡혀 있다.
6. 공격 및 성적 강박: 자신의 부주의로 자신 또는 타인을 해치거나 상처를 입힐까 봐 두려워한다. 또한 원하지 않는 성적 사고와 충동, 타인에게 성적인 추행을 저지르지 않을까 하는 생각들이 떠오른다.

위에서 서술한 강박사고 및 강박행동을 지속적으로 경험하면서 생활에 지장이 초래된다고 느낄 경우, 반드시 정신건강전문가와의 상담과 평가를 통해 진단을 받아야 한다(권준수 옮김, 2015).

강박장애에 대한 DSM-5 진단기준은 다음과 같다.

A. 강박사고나 강박행동 혹은 둘 다 존재하며,

- 강박사고는 1.과 2.로 정의된다.

1. 반복적이며 지속적인 생각, 충동 또는 심상이 장애 시간의 일부에서는 침투적이고 원치 않는 방식으로 경험되며 대부분 현저한 불안이나 괴로움을 유발함
2. 이러한 생각, 충동 및 심상을 경험하는 사람은 이를 무시하거나 억압하거나

시도하며, 또는 다른 생각이나 행동을 통해 이를 중화시키려고 노력함

- 강박 행동은 다음의 1.과 2.로 정의된다.

1. 예를 들어, 손 씻기나 정리정돈하기, 확인하기와 같은 반복적 행동과 기도하기, 숫자 세기, 속으로 단어 반복하기 등과 같은 심리 내적인 행위를 개인이 경험하는 강박사고에 대한 반응으로 수행하게 되거나 엄격한 규칙에 따라 수행함
2. 행동이나 심리 내적인 행위들은 불안감이나 괴로움을 예방하거나 감소시키고, 또는 두려운 사건이나 상황의 발생을 방지하려는 목적으로 수행됨, 그러나 이러한 행동이나 행위들은 그 행위의 대상과 현실적인 방식으로 연결되지 않거나 명백하게 과도한 것임

- 주의점: 어린 아동의 경우 이런 행동이나 심리 내적인 행위들에 대해 인식하지 못할 수도 있다.

B. 강박 사고나 강박 행동은 시간을 소모하게 만들어(예: 하루에 1시간 이상), 사회적, 직업적 또는 다른 중요한 기능 영역에서 임상적으로 현저한 고통이나 손상을 초래한다.

C. 강박 증상은 물질(예: 남용약물, 치료약물)의 생리적 효과나 다른 의학적 상태로 인한 것이 아니다.

D. 장애가 다른 정신질환으로 잘 설명되지 않는다(예: 범불안장애에서의 과도한 걱정, 신체이형장애에서의 외모에 대한 집착, 수집광에서의 소지품 버리기 어려움, 발모광에서의 털뽑기, 피부뜯기장애에서의 피부뜯기, 상동증적 운동장애에서의 상동증, 섭식장애에서의 의례적인 섭식 행동, 물질관련 및 중독장애에서의 물질이나 도박에의 집착, 질병불안장애에서의 질병에 대한 과다한 몰두, 변태성욕장애에서의 성적인 충동이나 환상, 파괴적, 충동조절 및 품행 장애에서의 충동, 주요우울장애에서의 죄책감을 되새김, 조현병 스펙트럼 기타 정신병적 장애에서의 사고 주입 혹은 망상적 몰입, 자폐스펙트럼장애에서의 반복적 행동 패턴).

2. 신체이형장애(Body dysmorphic disorder)

신체이형장애를 가지고 있는 사람은 자신의 가상적인 결점을 고치기 위해 박피와 같은 의료적 시술이나 성형수술을 요청하는 빈도가 높지만, 이들은 종종 시술이나 수술 결과에 만족하지 않는다. 이런 이유 때문에 신체이형장애 환자들에게는 대개 수술을 금지한다. '신체이형장애'란 이렇게 신체 일부분에 결함이 있다는 왜곡된 믿음을 갖는 정신장애이다. 그렇다고 이러한 믿음이 망상장애로 진단될 정도로 기괴하거나 비현실적이지는 않다. 다만 자신의 특정 신체 부위의 모양 혹은 크기 면에서 이상하다고 걱정이 심해지면, 그 부위에 대한 생각을 끊기 어려울 정도로 계속 집착하거나 거울로 장시간 그 부위를 바라보는 등 자신의 걱정에 함몰되어 버린다. 혹은 자신의 눈에는 '이상하게 보이는' 신체 부위의 형태나 크기를 '바로잡기 위해' 성형수술을 하거나, 자신의 걱정거리에 대해 안심과 위로를 건넬 수 있는 누군가에게 정신적으로 의지하기도 하는데 이들은 보통 자존감이 낮다. '신체이형장애'를 가진 사람들은 사회적 장면에서 타인이 자신을 어떻게 바라보는지에 대한 걱정과 불안이 높은 경우가 많기 때문에 남들과 자신의 외모를 비교하기도 하고, 시간이 어떻게 흐르는지 모를 정도로 몸치장을 하는 데에 신경을 쓰기도 한다(바른상담실이야기, 2024, https://jumsim.tistory.com/35).

신체이형장애에 대한 DSM-5 진단기준은 다음과 같다.

A. 타인이 알아볼 수 없거나 혹은 미미한 정도인, 하나 혹은 그 이상의 신체적 외모의 결함을 의식하고 이에 대해 지나친 몰두와 집착을 보인다.

B. 외모에 대한 걱정 때문에 질환 경과 중 어느 시점에 반복적 행동(예: 거울 보기, 과도한 치장, 피부뜯기, 안심하려고 하는 행동)이나 정신적인 행위(예: 자신의 외모를 다른 이와 비교하는 것)를 보인다.

C. 이런 집착은 사회적, 직업적, 또는 다른 중요한 기능 영역에서 임상적으로 현저한 고통이나 손상을 초래한다.

D. 외모에 대한 집착이 섭식장애의 잔단을 만족하는 사람에서 보이는 신체 지방이 나 몸무게에 대한 염려로 더 잘 설명되지 않는다.

3. 수집광(저장장애: Hoarding disorder)

저장장애인들은 자신이 가진 물건이 실제 가치가 없을 때도 가치가 있다고 믿는다. 이들은 자신이 가진 물건에 강한 애착을 느끼기 때문에 결국 주거 공간이 저장한 물건들로 다 쌓이게 되고 결과 정상적 생활이 불가능함에도 결코 물건을 버리지 못한다. DSM-5 진단기준 이전까지는 '수집광'이 독립적 질환이 아닌 강박장애의 다른 형태로 분류되기도 했다. '수집광' 환자들의 증상은 강박장애와는 다른 양상이기에 이전에는 별도의 장애로 구분되었다. 그러나 강박장애 환자들은 자신의 침투적 사고나 강박 행동으로 인해 고통을 느끼지만, '수집광'들은 원하는 물건을 모을 때 희열을 느낀다는 면에서 차이가 있다. 많은 '수집광'은 우유부단함, 완벽주의, 회피, 꾸물거림, 계획 세우기의 어려움 등의 특징을 갖고 있다. 이 질환은 최근 DSM-5에서 독립 질환으로 분류되었기에 치료 기법 면에서 아직 많은 연구가 필요하다. 또한 일단 발병하면 만성적 경과를 보이기 때문에 장기적 관점에서 개인의 발달사 및 가족력, 생활 습관 등 면밀한 조사와 심리적 개입이 바람직하다(보건복지부, 국가정신건강정보포털, 2024).

수집광(저장장애)에 대한 DSM-5 진단기준은 다음과 같다.

A. 실제 가치와는 상관없이 소지품을 버리거나 소지품과 분리되는 것을 지속적으로 어려워한다.

B. 이런 어려움은 소지품을 보관해야만 하는 욕구와 이를 버리는 데 따르는 고통에 의해 생긴다.

C. 소지품을 버리기 어려워해서 결국 물품들이 모여 쌓이게 되고, 이는 소지품의

원래 용도를 심각하게 저해하여 생활을 어지럽히게 된다. 생활이 어지럽혀지지 않는다면, 그것은 가족 구성원이나 청소부, 다른 권위자 등 제3자의 개입이 있을 경우뿐이다.

D. 수집광 증상은(자신과 타인을 위한 안전한 환경을 유지하는 것을 포함하여) 사회적, 직업적 또는 다른 중요한 기능 영역에서 임상적으로 현저한 고통이나 손상을 초래한다.

E. 수집광 증상은 뇌손상이나 뇌혈관 질환, 프래더-윌리 증후군과 같은 다른 의학적 상태로 인한 것이 아니다.

F. 수집광 증상은 다른 정신질환으로 더 잘 설명되지 않는다(예: 강박장애의 강박사고, 주요우울장애의 감소된 에너지, 조현병이나 다른 정신병적 장애에서의 망상, 주요신경인지장애에서의 인지 능력 결함, 자폐스펙트럼장애에서의 제한된 흥미).

4. 발모광(모발뽑기장애: Trichotillomania, Hair-pulling disorder)

'발모광'은 자신의 털을 뽑으면서 긴장이나 불안 등 불편한 기분이 해소되는 쾌감, 안도감 등을 느낀다. 털을 뽑는 습관은 보통 만성적으로 경과가 유지되는 경향이 있다. 가장 흔한 곳은 머리털이지만 얼굴에 난 미세한 솜털, 겨드랑이, 생식기 등 다양한 부위의 털에 대해서도 뽑는 행동을 할 수 있다. 또한 다른 사람과 같이 있는 사회적 상황에서는 보통 이런 행동을 하지 않는다. 털뽑기는 보통 혼자만의 비밀스러운 습관에 해당된다. '발모광'은 털을 뽑은 이후 속시원함, 만족감을 느끼기 때문에 이런 습관을 계속 유지된다. 자신의 행동이 이상하다고 스스로 느끼고 상담을 받을 필요를 자각할 때는 대인관계나 직업 활동을 제대로 하기 어려운 순간일 때이다. 또한 '발모광'은 '주요우울장애'나 '피부뜯기장애' 등 다른 정신질환과 동반되는 경우가 많다(바른상담실이야기, 2024; 박용천 옮김, 2017).

발모광에 대한 DSM-5 진단기준은 다음과 같다.

A. 탈모로 이어지는, 반복적으로 스스로 털 뽑기다.

B. 털 뽑는 행위를 줄이거나 멈추려는 반복적인 시도다.

C. 털 뽑기는 사회적, 직업적, 또는 다른 주요한 기능 영역에서 임상적으로 현저한 고통이나 손상을 초래한다.

D. 이런 털 뽑기는 (피부과적 질환과 같은) 다른 의학적 상태로 인한 것이 아니다.

E. 이런 털 뽑기는 (신체이형장애 환자들이 의식하는 외모 결함을 개선시키려는 시도처럼) 다른 정신 질환으로 더 잘 설명되지 않는다.

5. 피부뜯기 장애(Excoriation[Skin-Picking Disorder)

피부뜯기 장애가 있는 사람은 살점에 상처가 날 때까지 다 뜯어내야 직성이 풀린다. 이런 자신의 충동을 스스로 이상하다고 생각하고 피부뜯기를 참아보려고 하지만 결국 절제하지 못하고 뜯어내야 후련함을 느낄 수 있다. 이들은 반복적으로, 자발적으로 시간을 허비한다는 느낌이 들 정도로 건강한 피부 부위를 뜯기도 하지만 여드름이나 굳은살이 드러난 부위 등 스스로 보기 싫은 피부 상태가 관찰되면 뜯고 싶은 욕구를 느낀다. 이들은 피부뜯기를 하기 전, 일상 중 불안을 느끼는 스트레스 사건 선행을 경험하게 될 수도 있다. '피부뜯기를 하고 싶다.' 동시에 '하면 안 된다.'라는 상반된 마음으로 갈등하며 긴장감이 높아지기도 한다. 보통 피부뜯기장애가 있는 사람들은 '강박장애'와 '발모광'이 동반되는 편이다. 자신이 원하는 데로 일상사가 진행되지 않을 때 쉽게 불안해지는 등 스트레스를 느낄 때 피부뜯기를 실행하게 된다.

피부뜯기에 대한 DSM-5 진단기준은 다음과 같다.

A. 피부 병변으로 이어지는 반복적인 피부뜯기다.

B. 피부뜯기 행위를 줄이거나 멈추려는 반복적인 시도가 있다.

C. 피부뜯기는 사회적, 직업적, 또는 다른 중요한 기능 영역에서 임상적으로 현저한 고통이나 손상을 초래한다.

D. 피부뜯기는 물질(예: 코카인)의 생리적 효과나 다른 의학적 상태(예: 옴)에 의한 것이 아니다.

E. 피부뜯기는 다른 정신질환(예: 정신병적 장애에서의 망상이나 환촉, 신체이형장애에서 외모상의 결함을 인식하고 이를 개선하려는 시도, 상동증적 운동장애에서의 상동증, 또는 자살 의도가 없는 자해에서의 자해 의도)으로 더 잘 설명되지 않는다(바른상담실이야기, 2024; 박용천, 2017).

제18장 성관련 장애
(Sex related disorders)

성관련 장애에는 성기능 장애, 성도착장애(변태성욕장애), 그리고 성불편증(성별 불쾌감) 분야로 구분된다(권석만, 2023).

1. 성기능장애(Sexual dysfunctions)

DSM-5에서는 성기능장애를 다음과 같이 세부적으로 구분하고 있다. 우선, 남성과 여성에게 나타나는 성기능장애로 구분하였다. 그리고 성기능장애를 발생과정, 발생상황 및 원인적 요인에 따라 구분하고 있다.

1) 발생과정

발생과정에 따라 평생형과 획득형으로 구분한다.

① 평생형: 성적 활동이 시작된 시기 흔히, 사춘기부터 성기능 문제가 계속된 경우

② 획득형: 정상적인 성기능이 이루어지다가 어떤 시점부터 문제가 발생한 경우

2) 발생상황

발생상황에 따라 상황형과 일반형으로 구분한다.
① 상황형: 성기능 문제가 특정한 자극, 상황, 대상에 대해서만 제한적으로 발생함
② 일반형: 자극, 상황, 대상에 상관없이 전반적인 상황에서 성기능 문제가 나타남

3) 원인적 요인

원인적 요인에 따라서도 구분한다.
① 심리적 요인에 의한 성기능 장애
② 복합적 요인에 의한 성기능 장애(신체적 질병이나 약물사용 등의 원인이 함께 관여).

성기능 장애로 진단되려면, 증상의 대부분이 성행위 시에 나타나고 6개월 이상 지속되어야 한다. 남성은 남성 성욕감퇴장애, 발기장애, 조루증, 지루증 등이 있고 여성은 여성 성적 관심 및 흥분장애, 여성 절정감 장애, 생식기·골반 통증 및 삽입장애가 있다. 성기능 장애의 주요 원인은 심리적 요인이다. 평생형은 생물학적 요인이 작용할 수 있지만 대부분은 심리적 요인이 원인이다. 성기능 장애를 일으키는 심리적 요인은 파트너의 성적 상태 및 건강과 관련된 파트너 요인, 관계적 요인(불량한 의사소통, 성욕의 차이), 개인의 취약성(불량한 신체상, 학대력 등), 문화적·종교적 요인(성에 대한 태도, 금기)이 있으며, 우울장애나 불안과 같은 다른 정신질환을 가지고 있거나 스트레스 또는 기타 의학적 요인에 의해 발병할 수도 있다.

2. 성도착장애(변태성욕장애: Paraphilic disorder)

성도착장애(성도착증, 이상성욕, 변태성욕, 성적 일탈)는 성행위의 대상이나 방식에서 비정상

성을 보이는 정신질환으로, 자신의 성적 욕구를 충족하기 위해 이상성욕을 드러내는 정신질환이다.

1) 성도착장애의 종류

① 관음장애는 타인이 옷을 벗거나 성행위를 하는 장면에서 성적 흥분을 느끼는 증상으로, 관음장애로 진단되려면 연령이 18세 이상이어야 한다.

② 노출장애(노출증)는 자신의 성기를 낯선 사람에게 노출시켜 성적 흥분을 느끼는 증상으로, 환자는 흔히 노출광이나 바바리맨으로 불린다. 노출장애는 방치하면 노출이 '공개자위-성폭행-살해 순'으로 '심화됨'으로 조기에 치료해야 한다.

③ 접촉마찰장애는 동의하지 않은 상대에게 자신의 성기나 신체 일부를 문질러 성적 흥분을 얻는 증상이다.

④ 성적 피학 장애(마조히즘)는 상대에게 맞거나, 묶이는 등의 방법으로 고통이나 굴욕을 당하는 데에서 성적 흥분을 얻는 증상이다.

⑤ 성적 가학 장애(새디즘)는 상대에게 고통을 가하는 데에서 성적 흥분을 얻는 증상이고 소아성애는 사춘기 이전의 어린이에게 성적으로 흥분하는 증상이다.

⑥ 물품음란장애(물품음란증, 성애물 장애)는 무생물인 물품에게 성적으로 흥분하는 증상이다.

⑦ 의상전환 장애는 이성의 옷을 입을 때 성적으로 흥분하는 증상이다.

⑧ 이 밖에도 다양한 성도착장애 유형이 있으며, 이외에 정식 진단명은 없으나 성도착장애에 포함되는 증상이 다음 나열되어 있다.

⑨ 색정광: 이성에 대한 과도한 성욕

⑩ 외설언어증: 외설적인 말을 하는 것에 흥분

⑪ 전화외설증: 모르는 타인에게 전화로 음란한 말을 하는 것에 흥분

⑫ 절편음란증: 상대방 신체의 특정 부위에 흥분. 시체성애증과 공병된다.

⑬ 소변기호증: 성행위 중 소변을 보는 것에서 흥분
⑭ 분변기호증: 상대방의 성기에 대변을 문질러 바르는 것에서 흥분
⑮ 관장기호증: 관장에서 흥분
⑯ 동물난음증: 수음이나 관련 상상에서 흥분
⑰ 시체성애증: 시체와 성교를 맺고 싶어함. 절편음란증과 공병됨

2) DSM-5 진단기준에서의 성도착장애

'자신의 성적 욕구를 충족하기 위해 부적절한 대상이나 목표를 향해 강한 성적 환상이나 욕망, 행위를 6개월 이상 지속하고, 이것이 일상에서의 고통과 부적응을 야기해야 한다'. 대부분의 환자는 남성이며, 많은 경우 법적 구속의 대상이 되고 실제로도 증상이 심해지면 강력 범죄로 이어지는 경우가 빈번하다(권석만, 2023).

3. 성별불쾌감(성불편증: Gender dysphoria)

성불편증(gender dysphoria)은 자신의 성별과 본인이 체감하는 성별이 다른 정신질환으로, DSM-4에서는 성 정체감 장애(gender identity disorder)로 명명되었으나 젠더 고정관념 위협이 고려되어 DSM-5에서는 지금의 명칭으로 바뀌었다. 여기서 성 정체감은 자신의 성별을 분명히 알고 있는 감정 상태를 말한다. 거의 모든 트랜스젠더가 성불편증을 가지지만, 엄밀히 말해서 고통을 겪는 트랜스젠더만이 성불편증 환자에 해당한다. 즉, 성전환 수술이 끝난 트랜스젠더는 성불편증 환자에 해당하지 않는다. 성불편증이 정신질환에 해당하는지에 대해 여러 논쟁이 있는데, 트랜스젠더들은 성불편증이 정신질환이라는 데에 반대한다. 다만 성전환 수술에 의료보험을 적용받기 위해 진단명 유지 자체에는 동의한다. ICD-11에서는 성불편증을 진단명에서 제외하였다.

아동의 성불편증에 대한 DSM-5 진단기준은 다음과 같다.

성불편증에 대한 DSM-5 진단으로 '아동'에게 '성불편증'이 진단되려면 진단기준 8가지 증상 중 6개 이상을 충족해야 한다. 또한 이러한 증상으로 인해 심각한 고통과 부적응이 초래되어야 한다. 이러한 증세는 6개월 이상 지속되어야 한다.

① 반대의 성이 되려는 강한 열망이 존재하거나 자신이 반대 성이라고 주장함
② 이성의 옷을 입는 것을 선호. 여자아이의 경우 여성의 옷을 입는 것에 강력히 저항
③ 가상놀이나 상상놀이에서 반대 성을 강력히 선호
④ 반대 성이 전형적으로 사용하거나 참여하는 장난감, 게임, 활동을 선호
⑤ 반대 성의 놀이친구를 선호
⑥ 자기 성의 전형적인 장난감, 게임, 활동을 강력히 거부
⑦ 자신의 해부학적 성을 강력히 혐오
⑧ 자신이 느끼는 성과 관련된 1, 2차적 성 특징을 강렬히 열망

청소년과 성인의 성불편증에 대한 DSM-5 진단기준은 다음과 같다.

DSM-5 진단기준에서 '청소년과 성인'은 6개 증상 중 2개 이상을 충족해야 성불편증이 진단될 수 있다. 또한 이러한 증상으로 인해 심각한 고통과 부적응이 초래되어야 하며, 이러한 증세는 6개월 이상 지속되어야 한다.

① 본인이 느끼는 성별과 본인의 1, 2차적 성 특징이 불일치
② 자신의 1, 2차적 성 특징을 제거하거나 발달을 막고자 하는 강한 열망
③ 반대 성의 1, 2차적 성 특징에 대한 강한 열망
④ 반대 성이나 대안적 젠더에 대한 강한 열망
⑤ 반대 성이나 대안적 젠더로 대우받고 싶은 강한 열망
⑥ 자신이 반대 성이나 대안적인 젠더가 가지는 감정과 반응을 가지고 있다는 강한 확신

제 19 장 해리장애(Dissociative disorders)

해리장애는 해리성 기억상실증, 해리성 정체감 장애, 이인증/비현실감 장애로 구분된다.

1. 해리성 기억상실증(Dissociative amnesia)

해리란 감당할 수 없는 불쾌하고 고통스러운 것에 압도당하는 것을 막기 위해 정신적 과정, 감정, 사고 등을 분리하는 현상을 의미한다. 생각보다 해리장애는 흔한 증상으로 일반인도 4명 중 3명은 해리 증상을 경험한다. 특히 재난은 개인이 받아들이기 힘들 만큼 압도적인 상황이 많기 때문에 해리 현상이 자주 일어난다. 또한 해리 증상은 기억상실이나 둔주, 인격장애, 이인장애 등이 있지만, 기억상실이 가장 흔하다. 이는 기억의 저장보다는 회상에 문제가 생긴 경우로, 모호하거나 불충분하게 기억이 난다기보다는 아예 기억 자체가 사라진 것처럼 느낀다. 사건 이후 새로운 기억을 저장하는 데에는 문제는 없다. 초기에 기억상실이 있다는 사실 자체를 기억하지 못하는 경우가 많으며 일반적으로 선택적 · 국소적인 범위에서 기억상실이 일어난다. 시작은 갑작스럽기도 하고 서서히 일어나기도 하며, 기억상실이 있는데도 해당 사건에 대한 우울감 등의 감정 반응은 정상으로 나타나기도 한다(국가트라우마센터 정신건강정보, 2024).

해리성 기억상실증에 대한 DSM-5 진단기준은 다음과 같다.

A. 통상적인 망각과는 일치하지 않는, 보통 외상성 또는 스트레스성의 중요한 자전적 정보를 회상하는 능력의 상실임.
   - 주의점: 해리성 기억상실에는 주로 특별한 사건이나 사건들에 대한 국소적 또는 선택적 기억 사실이 있으며, 또한 정체성과 생활사에 대한 전반적 기억상실도 있음

B. 증상의 사회적, 직업적, 또는 다른 중요한 기능 영역에서 임상적으로 현저한 고통이나 손상을 초래

C. 장애는 물질(예: 알코올이나 다른 남용약물, 치료약물)의 생리적 효과나 신경학적 상태 또는 기타 의학적 상태(예: 복합 부분 발작, 일과성 전기억상실, 두부 손상에 의한 후유증/외상성 뇌손상, 다른 신경학적 상태)로 인한 것이 아님

D. 해리성 기억상실증 장애는 해리성 정체성장애, 외상 후 스트레스장애, 급성 스트레스장애, 신체증상장애, 주요 또는 경도 신경인지장애로 더 잘 설명되지 않음

2. 해리성 정체감 장애(Dissociative identity disorder)

해리성 정체감 장애의 원인은 정확히 밝혀지지 않았으나, 일반적으로 성장과정에서 학대를 포함한 정신적 트라우마와 관련되어 있다고 알려져 있다. 특히 성적 학대로 인해 발병하는 비율이 가장 높은데, 이로 인한 트라우마가 적절히 치료되지 않고 유지될 경우 자아의 탄력성이 취약해질 수밖에 없어 방어기제의 일환으로 회피를 선택하게 되면서 자아(인격)의 분리가 이루어진다고 한다. 해리성 정체감 장애는 우울장애, 외상 후 스트레스 장애, 인격장애, 섭식장애, 강박장애 등 여러 정신질환과 동반되는 경우가 많기 때문에 진단 및 치료 시 이에 대한 주의도 필요하다. 해리성 정체감 장애는 다른 해리성장애보다 예후가 나쁜 편으로 대부분 '만성화'되기 때문에 빠른 치료가 중요하다.

해리성 정체감 장애에 대한 DSM-5 진단기준은 다음과 같다.

A. 둘 또는 그 이상의 각기 구별되는 정체성의 붕괴로 일부 문화권에서는 빙의 경험으로 설명된다. 정체성의 붕괴는 자기 감각과 행위 주체 간의 비연속성을 포함하며, 이와 관련된 변화로 정동, 행동, 의식, 기억, 지각, 인지, 감각-운동기능도 동반된다.

B. 일상적인 사건, 중요한 개인 정보, 외상적 사건의 회상에 반복적 공백이 나타나는데, 이러한 기억의 실패는 일반적인 망각으로는 설명되지 않는다.

C. 이러한 증상으로 인해서 사회적, 직업적, 다른 기능 영역에서 현저한 고통과 손상이 따른다.

D. 이러한 장애는 널리 수용되는 문화적, 종교적 관습의 일부가 아니어야 한다.
   - 주의: 아동은 가상의 놀이친구, 다른 공상적 놀이에 의해 설명되지 않아야 한다.

E. 물질(예: 알코올 중독 기간의 일시적 기억상실 및 혼돈된 행동)이나 신체적 질병(예: 복합부분발작)으로 인한 것이 아니어야 한다(권준수 외 옮김, 2015).

3. 이인증/비현실감 장애(Depersonalization/Derealization disorder)

이인증/비현실감 장애 증상들은 대게 10대 중반~후반에 나타나거나 이제 막 성인이 된 사람들에게 나타나는데 이인증과 비현실감 증상들이 한 시간, 하루, 몇 주 또는 몇 달 지속될 수 있다. 이인증을 경험한 사람들의 30% 정도가 트라우마를 경험한 적이 있다고 한다.

이인증과 비현실감에 대한 DSM-5 진단기준은 다음과 같다.

A. 이인증, 비현실감 또는 2가지 모두에 대한 지속적이고 반복적인 경험이 존재한다.
   1. 이인증: 비현실감, 분리감 또는 자신의 사고, 느낌, 감각, 신체나 행동에 관하

여 외부의 관찰자가 되는 경험(예: 인지적 변화, 왜곡된 시간 감각, 비현실적이거나 결핍된 자기, 감정적 또는 신체적 마비)

2. 비현실감: 비현실적이거나 자신의 주변 환경과 분리된 것 같은 경험(예: 개인 또는 사물이 비현실적이거나, 꿈속에 있는 것 같거나, 안개가 낀 것 같거나, 죽을 것 같거나 시각적으로 왜곡된 것 같은 경험을 한다)

B. 이인증이나 비현실감을 경험하는 중에 현실검증력은 본래대로 유지된다.

C. 증상은 사회적, 직업적, 또는 중요한 기능 영역에서 임상적으로 현저한 고통이나 손상을 초래한다.

D. 장애는 물질(예: 남용약물, 치료약물)의 생리적 효과나 다른 의학적 상태(예: 발작)로 인한 것이 아니다.

E. 장애는 조현병, 공황장애, 주요우울장애, 급성 스트레스장애, 외상후 스트레스장애 또는 해리장애와 같은 정신질환으로 더 잘 설명되지 않는다.

제 20 장

신체증상 및 관련 장애(Somatic xymptom and related disorders)

신체증상 및 관련 장애는 신체증상장애, 질병불안장애, 전환장애, 허위성(인위성)장애로 구분된다.

1. 신체증상장애(Somatic symptom)

신체증상장애는 DSM-IV에서 신체화장애(somatization disorder)로 불리던 장애였다. 이는 정신사회적 스트레스가 다양한 신체증상으로 나타나는 질환이다. 비교적 흔한 질환임에도 증상이 매우 다양한 형태로 나타나 진단이 쉽지 않아 여러 전문과를 돌며 환자가 고통을 겪는 의학적 고아(medical orphan)가 되는 경우가 많다. 신체증상장애를 가진 사람은 신체증상을 스스로 만들어내고 있으나 아이러니하게도 본인은 자신의 병이 인위성 장애임을 모르는 상태로 질병의 증상이나 환자의 역할을 모방한다. 그러나 꾀병(malingering)과는 달리 환자 역할을 한다는 것 외에는 2차적 이득이 없는 것으로 보이며, 꾀병의 경우 힘든 검사나 수술 등을 회피하는데 반해, 이들은 적극적으로 검사 및 수술까지도 강행하며 환자 역할을 하려 하여 병원중독증후군(hospital addiction syndrome), 반복수술 중독(polysurgical addiction), 직업적 환자(professional patients)라고도 불린다. 그리고 신체증상장애증상은 1) 모든 내과적 신체증상[1](특히 신경계, 위장과 심폐, 여성생식기계 기능장애)을 느낌 2) 기질적인 원인을 찾기 힘들며 증상표현도 일관성이 없고 과장되고 다양함

3) 히스테리 성격을 많이 보임(의존적, 이기적, 숭배받기를 원함) 4) 불안, 우울, 대인관계 장애, 자살위협(자살은 드물다) 5) 질병염려로 Doctor shopping[2], 특히 내과나 한방진료 등 다양한 병원을 전전함의 특성을 갖는다(Min SG, 2015; Eurah Goh, 2017).

신체증상장애에 대한 DSM-5 진단기준은 다음과 같다.

A. 하나 이상의 신체 증상을 호소하며 이 증상으로 인해 고통스러우며 일상생활에서 심각한 와해

B. 신체 증상 또는 관련 건강문제와 연결된 지나친 생각, 느낌, 행동이 다음 세 가지 중 한 가지로 나타남

1. 증상의 심한 정도와 관련된 생각이 불균형적이고 지속적
2. 건강과 증상에 관한 불안이 지속적으로 높음
3. 이들 증상들과 건강염려증에 바친 시간과 에너지가 과도함

C. 어느 한 신체증상이 지속적으로 있지 않더라도 증상 상태는 지속적(전형적으로 6개월 이상)

신체증상장애에 대한 감별진단은 다음과 같다.

(1) 우울장애 및 공황장애

상당수의 신체 관련 장애 환자들의 이면에는 우울장애 및 불안장애, 공황장애 같은 정

---

1) 흉통, 호흡곤란, 심계항진, 빈맥, 두통, 어지러움, 구역질, 구토, 복통, 소화장애, 설사, 변비, 성기능장애, 관절 통증 등, 모든 장기에 걸쳐 다양한 신체증상이 나타나는데, 특히 신경계 증상, 위장과 심폐 그리고 여성 생식기계 등의 기능장애, 전신 통증 등을 흔히 호소한다(Min SG, 2015). 증상이 여러 계통에 걸쳐 동시에 나타나는 경향이 있으며, 비전형적인 증상을 호소하는 것-흉통의 경우, 가슴 한가운데가 답답하고 숨이 끝까지 잘 안 쉬어진다, 운동 시가 아니라 휴식 시나 자려고 누우면 더 심해진다는 등이 특징적이며, 우울증에서 잘 동반되는 불면, 우울, 초조, 무기력, 피로 등이 흔한 증상으로 동반된다.

2) 과거 질병염려증으로 분류되던 75% 정도의 환자들이 신체증상장애, 25% 정도가 질병불안장애에 포함됨(권준수 외 옮김, 2015).

신장애가 깔려 있다. 이들 환자들은 정확히 경계 지어진다기보다, 제대로 치료되지 않은 신체증상장애 환자가 공황장애 및 우울장애로 진행할 수 있는 스펙트럼상에 있거나 병존하는 것으로 본다(APA, 2013). 오랫동안 지속하는 신체화의 경우 우울장애를, 응급실을 방문할 정도로 증상이 심하고 예기불안이 동반되는 신체화의 경우 공황장애를 의심해야 한다.

(2) 화병(Hwabyoung)

DSM-IV 진단기준에는 우리나라의 문화 특유의 문화연계 증후군(culture-bound syndrome)인 화병이 포함되어 있다(APA, 2009). 화병은 속상하고, 분노, 증오, 우울감등의 정서적 증상과 함께 '가슴 통증, 답답함' 등의 신체화 증상이 동반된 증상이다. 신체증상장애에 포함되는 것으로 볼 수 있으며, 울화가 특징적이어서 울화병이라고도 불린다. 환자들 대부분이 심인성임을 인식하고 있고 감정반응들이 외적 문화적 요인에 의해 불완전하게 억압되어 일부 의식되는 충동적 감정반응(화가 속에서 올라온다, 울화가 치민다 등)과 미분화된 신체화 증상들이 함께 나타난다(Min SG et al., 2009).

(3) 신체증상장애와 흔히 혼동되는 내과적 질병

신체화는 흔히 신체질환과 공존하는 경향이 있으므로 신체질환이 발견되었다 하더라도 신체증상관련 장애를 배제하지 말아야 하며, 역으로 신체적 질환이 발견되지 않았다고 해서 섣불리 신체증상관련 장애로 단정하는 것은 경계해야 한다. 내과적 질병 중 흔히 신체증상장애로 혼동되는 질병에는 다발성경화증, 뇌종양을 비롯한 암, 신경매독, 섬망, 급성 간헐성 포르피린증, 홍반성낭창, 갑상선기능항진증, 중증근무력증, 결핵 등이 있다(Benjamin JS et al., 2007; KNA, 2009).

2. 질병불안장애(Illness anxiety disorder)

질병 불안장애는 건강염려증으로 불리기도 하며 자신이 심각한 질병에 걸렸다는 믿음이나 걸릴 수 있다는 공포에 사로잡혀 자신의 건강을 비정상적으로 염려하고 병에 집착하는 질병으로 신체증상 관련 장애에 속한다. 이들은 자신의 정상적인 신체 증상도 병 때문이라고 생각하는 경향이 있으며, 이로 인해 정상적인 사회적, 직업적 활동에 지장이 생긴다. 또한 병에 집착하여 여러 병원을 찾아다니면서 재검사를 요구한다. 의료진이 신체검사 상 이상이 없다고 고지해 주어도 신체 이상에 대한 염려와 집착을 포기하지 못한다. 다만 이들은 자신에게 질병이 있다고 믿고 있는 것이지 증상을 꾸미는 것은 아니다(박지훈정신건강의학과 정신건강이야기 블로그, 2024; 보건복지부 국가정신건강정보포털, 2024).

질병불안장애에 대한 DSM-5 진단기준은 다음과 같다.

A. 심각한 질병에 걸려 있거나 걸리는 것에 대해 몰두함
B. 신체 증상들이 나타나지 않거나, 신체 증상이 있더라도 단기 경도 정도임. 다른 의학적 상태가 나타나거나 의학적 질환의 가족력이 있을 경우, 병에 대한 몰두가 분명히 지나치거나 부적절함
C. 건강에 대한 높은 수준의 불안이 있으며, 건강상태에 대해 쉽게 경각심을 가짐
D. 반복적으로 질병의 신체징후를 확인하는 등 지나친 건강관련 행동을 보이거나 병원 진료를 회피하는 등의 순응도가 떨어지는 회피행동을 보임
E. 질병에 대한 몰두는 적어도 6개월 이상 지속. 그 기간동안 두려움을 느끼는 구체적인 질병은 변화할 수 있음
F. 질병에 대해 몰두하는 것이 신체증상장애, 공황장애, 범불안장애, 신체이형장애, 강박장애 또는 신체형 망상장애 등으로 더 잘 설명되지 않음

3. 전환장애(Conversion disorder)

전환(conversion)이란 정신적인 에너지가 신체증상으로 변환되었다는 의미이며, 과거에는 히스테리신경증이라고 불리던 질환이다. 증상은 심리적 갈등 욕구가 원인이 되어 신경계 증상이나 수의 운동기관의 증상이 하나 이상 오지만, 정밀 검사를 하여도 해부 생리학적인 기전으로 설명되지 않는 경우 진단을 내리게 된다. 사춘기나 성인초기에 잘 발병되며 여성에게서 더 많이 나타난다. 일반적으로 신체적 이상으로는 신체마비, 근육장애, 감각마비, 실명이나 시야협착 같은 시력장애[3], 난청, 경련발작[4], 몸에 힘이 전혀 들어가지 않고 걷지 못하거나 팔다리가 떨림, 실신양상 등을 나타낸다. 전환장애란 운동이나 감각기능의 이상이 나타나 일상생활에 심각한 영향을 미치게 되지만 이와 연관된 신경학적 또는 의학적인 이상소견이 발견되지 않고 다른 병으로도 설명되지 않는 경우를 말한다. 이는 꾀병(malingering)과는 다른 것으로 꾀병 환자는 신체적 증상을 의도적으로 만들어 내지만 전환 장애 환자의 경우는 본인 스스로도 왜 그렇게 되는 것인지 모르게 무의식적인 과정에 의해 신체적 증상이 나타난다. 이러한 증상은 신체적 질병이 아닌 심리적 갈등에 의해 일어나는 경우이다. 이들의 증상은 누군가 지켜보거나 주의에서 관심을 보일 때 증상이 유지되거나 심해지기도 한다. 여성이 남성에 비해 2~5배 정도 많다(서울아산병원 정신건강의학과 스트레스심리상담센터, 2025).

전환장애에 대한 DSM-5 진단기준은 다음과 같다.

A. 하나 또는 그 이상의 변화된 수의적 운동이나 감각기능의 증상이 있다.

B. 임상소견이 신경학적 혹은 의학적 상태의 불일치에 대한 증거가 있어야 한다.

3) 시각상실 환자의 경우는 전혀 보이지 않는다고 고통을 호소하지만, 전환장애를 가진 사람은 정상 돌아다니면서 몸을 부딪힌다든지 넘어지는 등의 사고로 인해 몸에 손상을 입는 경우는 드물다(박지훈정신건강의학과 블로그, https://uako1002.tistory.com/29).

4) 경련의 양상으로도 나타나는 간질발작과는 달리 전환장애를 가진 사람은 발작 중 혀를 깨물거나 소변을 보거나 신체손상 등은 거의 없다. 경련 이후 정상이며 피검사상에서도 경련수치 증가도 없다(박지훈정신건강의학과 블로그, https://uako1002.tistory.com/29).

C. 증상이나 결함이 다른 의학적 장애 또는 정신질환으로 잘 설명되지 않는다.
D. 증상이나 결함이 사회적, 직업적, 또는 다른 중요한 기능 영역에서 임상적으로 현저한 고통이나 손상을 초래하거나, 의학적 평가를 필요로 한다.

4. 허위성(인위성)장애
(Factitious disorder imposed on self or Munchausen syndrome)

실제로 아프지도 않으면서 아프다고 신체적인 증상을 거짓으로 만들어 삼거나 자해를 하여 타인의 관심과 동정을 끌려고 하는 정신과적 질환이다. 이 질환의 증세는 1951년 미국의 정신과 의사 리처드 애셔(Richard Asher)가 의학저널 'The Lancet'을 통해 처음으로 묘사되었다. '뮌하우젠'이란 병명은 18세기 독일의 군인이자 관료였던 뮌하우젠 남작(Baron Karl Friedrich Munchausen, 1720~1797)에게서 나왔다. 닥터 애셔는 뮌하우젠 남작이 끊임없는 허풍과 과장으로 자신의 경험을 털어놓는 이야기가 마치 허위성 장애를 가진 사람의 이야기와 일치한다고 보고 이 질환의 이름을 뮌하우젠 남작의 이름으로 지었다. 이 질환은 과장하여 사실과 다르게 병이 있는 것처럼 허위로 만들어 행동하는 정신장애이다. 허위성 장애는 꾀병의 특성과는 다르다. 꾀병을 부리는 사람은 물질적 이익을 얻거나 의무나 법적 책임을 회피하기 위해 질병으로 가장하지만 허위성 장애는 이러한 특성은 없다(위키피디아 백과사전, 2024).

허위성 장애의 DSM-5 진단기준은 다음과 같다.

• 허위성 장애는 2가지 유형을 구분한다(권준수 외 옮김, 2015).

1) 스스로에게 부여한 인위성 장애
A. 분명한 속임수와 관련된 신체적이거나 심리적인 징후 혹은 증상을 허위로 조작

하거나 상처, 질병을 유도한다.

B. 다른 사람에게 자신이 아프고, 장애가 있거나 부상당한 것처럼 표현한다.

C. 명백한 외적 보상이 없는 상태에서도 기만적 행위가 분명하다.

D. 행동이 망상장애나 다른 정신병적 장애와 같이 다른 정신질환으로 더 잘 설명되지 않는다.

2) 타인에게 부여한 허위성 장애(과거, 대리인에 의한 허위성 장애)

A. 분명한 속임수와 관련되어 다른 사람에게 신체적이거나 심리적인 징후 혹은 증상을 허위로 조작하거나 상처, 질병을 유도한다.

B. 제3자(피해자[5])가 아프고, 장애가 있거나 부당한 것처럼 다른 사람에게 내보인다.

C. 명백한 외적 보상이 없는 상태에서도 기만적 행위가 분명하다.

D. 행동이 망상장애나 다른 정신병적 장애와 같이 다른 정신질환으로 더 잘 설명되지 않는다.

5) 예를 들면, 어린이, 노인, 애완동물 등 타인의 질병을 속이는 경우에 해당한다.

제 21 장 수면/각성장애 (Sleep-wake disorders)

수면/각성장애는 불면장애, 과다수면 장애, 기면증(수면발작증), 호흡관련 수면장애, 일주기 리듬 수면-각성장애, 사건수면(수면이상증)으로 구분된다(국가트라우마센터 재난정신건강정보 수면장애, 2024). 우선 수면의 단계를 살펴보면, 빠른 눈 운동(rapid eye movement, REM)의 유무에 따라 크게 렘(REM)수면과 비(非)렘수면으로 나뉘며, 두 가지 잠의 상태에 따라 몸에서 일어나는 변화가 다르다. 비렘수면은 중에는 대부분의 생리적 기능의 활성이 저하되며, 수면 깊이에 따라 1~3단계 수면으로 나뉜다. 일반적으로 막 잠에 들었을 때가 1단계 수면상태이고, 점차 2단계, 3단계의 깊은 잠으로 나아간다. 하룻밤 자는 동안 2, 3단계의 깊은 잠을 충분히 자는 것이 신체기능을 회복하는 데 매우 중요하다. 한편, 렘수면은 꿈을 많이 꾸는 상태이고, 주로 수면 후반부인 새벽녘에 많이 나타난다. 렘수면 중에는 혈압, 심장박동, 호흡 등의 생리적 상태가 깨어 있을 때와 비슷한 정도로 항진되며, 근육은 완전히 이완되어 정상적인 경우 움직임이 나타나지 않는다. 하룻밤 잠을 자는 동안 비렘수면과 렘수면은 약 90~120분의 주기로 반복되어, 정상적으로는 약 5회 정도의 주기를 하룻밤에 가지게 된다. 잠을 자는 동안은 소리나 움직임이 거의 없고, 주변 자극에 대한 반응이 매우 떨어진다. 잠을 자는 모습은 겉으로는 굉장히 수동적인 상태로 보이지만, 사실 몸 안에서는 체내 기능을 유지하기 위한 복잡하고 역동적인 변화가 일어나는 상태이다. 낮 동안 소모되고 손상된 신체 및 근육의 기능을 회복하고, 생체 에너지를 효율적으로 관리 저장하며 재생한다. 이를 통해 피로에서 회복할 뿐 아니라 뇌, 심혈관, 위장관, 호흡, 면역, 내분비, 대사, 성 기능 등의 생체 기능을 안정적인 상태로 유지할 수 있게 된다.

잠은 학습과 기억, 감정 조절 기능에도 매우 중요하다. 낮에 학습한 정보가 자는 동안 재정리되어 중요한 것들만 장기 기억으로 전환된다. 한편, 불필요한 기억과 감정은 정화되어 아침에 상쾌한 기분을 갖도록 해주고, 새로운 정보를 학습할 수 있도록 신경세포 기능이 회복된다. 이처럼 잠은 사람이 살아가는 데 가장 기본적이면서 중요한 기능을 하는 시간이다. 충분한 잠은 각종 정신 · 신체질환을 예방하며, 아동 청소년의 건강한 성장 발달에 중요하다(국가트라우마센터 재난정신건강정보, 2024).

1. 불면장애(Insomnia)

불면증이란 잠들기까지 너무 오래 걸리거나, 잠든 후 자주 깨거나, 새벽에 너무 일찍 깨어 다시 잠들기 어렵거나, 자고 일어나도 개운하지 않은 상태를 말한다. 이러한 불면 증상과 함께 낮 시간 동안의 기능장애를 동반하는 상태를 불면 질환 또는 불면장애라 한다. 우울, 불안 등 정서증상에 동반된 불면증이나 야간 호흡곤란, 야간 천식 발작 등 신체 증상에 동반된 불면증, 특별한 원인을 알 수 없는 일차 불면증 등이 있다. 일상생활에 상당한 영향을 미치며 피로감, 집중력 저하, 기분변화 등을 초래한다. 국내 성인의 20% 이상이 불면을 호소할 만큼 흔하다. 노인인구에서 불면증을 포함한 수면질환이 중대한 건강문제임이 널리 알려져 있다. 불면장애는 만성적인 경과를 보일 수 있다. 조기진단과 치료가 예후에 중요한 영향을 미친다. 치료는 인지행동치료(CBT)와 약물치료를 포함한다. 적절한 치료를 받으면서 증상관리를 하면 정상적인 수면을 영위할 수 있다. 불면장애의 발생원인으로는 스트레스, 불안, 우울증 등과 같은 심리적 요인뿐만 아니라 카페인이나 알코올 섭취, 불규칙한 수면 패턴과 같은 생활습관 요인이 관련될 수 있다(국가트라우마센터 재난정신건강정보 불면장애, 2024).

불면장애에 대한 DSM-5 진단기준은 다음과 같다.

A. 수면시작 또는 유지의 어려움(difficulty initiating or maintaining sleep): 최소 3개월 동안 주당 3회 이상 수면 시작이나 유지에 어려움
B. 주간 기능 손상(daytime impairment): 피로감, 집중력 저하, 기분 변화 등의 주간 기능 손상
C. 기타 장애 배제(exclusion of other disorders): 증상이 다른 정신장애나 의학적 상태로 설명되지 않아야 함

2. 과다수면장애(Hyper-somnolence disorder)

과다수면증은 야간에 수면시간이 충분함에도 불구하고 과도한 주간 졸림이나 각성 유지의 어려움을 특징으로 하는 수면장애이다. 결국 수면부족증후군(Behaviorally induced insufficient sleep)이 이에 속한다. 과도한 주간 졸림이 있다면 불면증이나 수면호흡장애 등에 의한 것이 아닌지 먼저 확인해 보아야 한다. 과다수면자애는 만성적인 경과를 보일 수 있다. 조기진단과 치료가 예후에 중요한 영향을 미친다. 치료는 약물치료와 행동치료가 포함된다(국가트라우마센터 재난정신건강정보, 2024).

과다수면장애에 대한 DSM-5 진단기준은 다음과 같다.

A. 과도한 졸음(excessive sleepiness): 최소 3개월 동안 주당 3회 이상 과도한 졸음
B. 주간기능손상(daytime impairment): 피로감, 집중력저하 등의 주간기능손상
C. 기타 장애 배제(exclusion of other disorders):증상이 다른 수면장애나 이학적 상태로 설명되지 않음

3. 기면증(수면발작증: Narcolepsy)

기면증은 낮 동안 참을 수 없는 과도한 졸림을 특징으로 하는 질환이다. 피로와 졸림은 혼동되어 사용되기도 하지만 졸림은 피로와는 다르며, 잠으로 빠져드는 경향 혹은 각성을 유지하기 힘든 상태로 정의할 수 있다. 과도한 주간 졸림은 불충분한 야간 수면, 뇌의 수면조절 중추 영역의 신경학적 이상, 야간수면 분절, 혹은 개인의 일주기 리듬 등과 연관된다. 이 중 기면증은 수면조절 중추의 신경학적 이상과 관련이 있으며, 자가 면역체계의 이상과 하이포크레틴의 부족이 기저 원인인 것으로 밝혀져 있다. 하이포크레틴은 뇌의 시상하부에서 분비되는 신경호르몬의 한 종류로서 각성을 유지하는 역할을 한다(보건복지부 국가정신건강정보포털, 2024). **기면증의 4대 증상은 저항할 수 없을 정도의 심한 주간 졸림, 탈력발작, 수면마비, 입면/탈면 시 환각이며, 야간 수면장애를 더하여 5대 증상이라고 한다.**

1) 심한 주간 졸림

거의 모든 환자들은 밤잠을 충분히 잤음에도 낮에 심하게 졸린다고 호소하며 일상생활을 하다가 갑자기 잠에 빠져버리는 수면발작을 종종 경험하게 된다. 이 졸음증은 단조롭거나 지루한 일을 할 때 더 심하고 때로는 예상치 못한 상황들 예를 들어 대화 중이거나 식사 도중 또는 서 있는 중에 잠이 들기도 한다. 치료를 받지 않은 기면증 환자들은 집중하기 어렵고 기억력이 떨어지며 물체가 이중으로 보이거나 시야가 흐려 보인다고 호소하기도 한다. 이런 증상들은 수면과 각성의 조절에 문제가 생겨 각성 중에 수면이 부적절하게 끼어들기 때문이다.

2) 탈력발작

웃거나 울거나 화를 냄, 기뻐함 좋아함 등의 감정 변화가 있을 때 몸의 전체 또는 일부의 힘이 갑자기 없어지는 현상으로 서 있다가 쓰러지거나 무릎이 갑자기 풀리거나 턱이나 얼굴 근육의 힘이 빠지는 증상이다. 지속시간은 수 초에서 수 분 내로 짧으며 곧 완전하게 회복된다. 의식은 유지되며 다 기억할 수 있다.

3) 수면마비

가위눌림으로 알려진 현상으로 잠이 들 때나 깰 때, 수 초에서 수 분간 움직일 수 없는 상태를 말한다. 이때 환자의 정신은 깨어 있지만, 사지를 움직일 수 없게 되어 불안과 공포심을 느끼게 되고 무서운 환상이 보이기도 한다. 수면마비는 정상인도 한 번 정도는 경험하게 되며, 특히 불규칙한 수면 습관을 지닌 경우에 더 흔하게 나타난다.

4) 입면/탈면 시 환각

잠이 들려고 할 때 또는 잠에서 깨려고 하는 중간단계에서 꿈이 현실로 이행되거나 환상이 보이거나 환청이 들리며 이상한 감각이 느껴지기도 한다.

5) 야간수면의 장애

기면증 환자들은 야간수면 중에 자주 깨고 이로 인하여 깊은 잠이 적어지고, 얕은 잠이 늘어나는 수면의 질 저하가 동반할 수 있다.

기면증(수면발작증)의 DSM-5 진단기준은 다음과 같다.

억누를 수 없는 수면 욕구를 느끼거나 잠에 빠져들거나 낮잠을 자는 증상이 일주일에 3번 이상, 지난 3개월 동안 발생하고 이와 함께 다음 3개의 증상 중 1가지를 만족해야 한다. A. 탈력발작, B. 뇌척수액에서 하이포크레틴 결핍 시, C. 수면잠복기반복검사에서 평균 수면 잠복기가 8분 이하이고, 입면 후 렘수면이 2차례 이상 나타나는 경우

4. 호흡 관련 수면장애(Sleep disordered breathing)

수면 도중 호흡이 멈추거나 호흡이 얕아지는 사건이 반복적으로 나타나는 질환으로, 폐쇄성 수면무호흡증이 가장 대표적이다. 이러한 호흡 사건이 반복되면 수면의 질이 저하되고, 자는 동안 체내 산소 공급이 원활하게 되지 않아 심혈관계, 뇌혈관계 합병증의 위험성이 높아진다. 코골이, 아침 두통, 낮시간의 피로감, 짜증, 주간졸림, 집중력 및 기억력 감퇴 등의 증상을 흔히 호소하게 되지만, 주관적 증상이 전혀 없을 수도 있다. 호흡 관련 수면장애는 만성적 경과를 보일 수 있다. 조기 진단과 치료가 예후에 중요한 영향을 미친다. 치료는 일반적으로 양압기 사용[1)]과 생활습관 조정을 포함한다(보건복지부 국가정신건강정보포털, 2024).

호흡관련 수면장애에 대한 DSM-5 진단기준은 다음과 같다.

A. 폐쇄성 수면 무호흡증(obstructive sleep apnea): 밤동안 반복적인 상기도 폐쇄로 인한 호흡 중단이 발생. 코골이, 수면 중 막힘, 주간 졸업 등의 증상이 나타남

B. 중추성 수면 무호흡증(central sleep apnea): 뇌에서 호흡을 조절하는 신호가 제대로

1) 양압기는 수면 무호흡증과 코골이 치료에 사용되는 의료 기기로, 마스크를 착용하여 코나 입을 통해 공기를 불어넣어 기도를 확장시키는 방식으로 작동한다.

전달되지 않아 호흡중단이 발생함. 심부전이나 뇌졸중과 관련됨

C. 수면 관련 저환기(sleep-related hypoventilation): 수면 중 비정상적으로 낮은 호흡량이 나타나며, 이산화탄소 축적이 발생할 수 있음

5. 일주기 리듬 수면-각성장애(Circadian rhythm sleep disorder)

일주기 리듬 수면-각성장애의 원인으로는 개인의 생물학적 내재적 일주기 리듬과 외부환경 변화, 사회적 요구사항, 직업적 일정 간의 불일치, 유전적 요인으로 인해 수면의 질과 양이 저하되는 장애이다. 이는 지속적이거나 반복적인 수면 방해 패턴을 특징으로 하며, 주간 졸음 및 기능손상을 초래할 수 있다. 특히 교내 근무나 잦은 시차 변화가 있는 직업에서 흔히 발생한다.

일주기 리듬 수면-각성장애에 대한 DSM-5 진단기준은 다음과 같다.

A. 지연수단 단계 유형: 수면 시작과 각성이 원하는 시간보다 지속적으로 2시간 이상 지연됨

B. 진행된 수면 단계 유형: 수면 시작과 각성이 원하는 시간보다 지속적으로 2시간 이상 앞당겨짐

C. 불규칙한 수면-각성 유형: 수면이 24시간 주기 내에서 불규칙하게 분산됨

D. 비24시간 수면-각성 유형: 수면주기가 24시간보다 길거나 짧아 매일 조금씩 변함

E. 교대 근무 유형: 교대 근무로 인한 수면 스케줄의 불일치로 인해 발생함

6. 사건수면(수면이상증: Parasomnias)

사건수면이란 우리가 잠자는 도중이나 잠이 덜 깬 상태에서 일어나는 비정상적인 행동이나 생리적 사건을 말한다. 수면보행증(몽유병), 야경증[2](sleep terrors), 수면마비(가위눌림), 수면섭식장애, 악몽장애, 아뇨증, 렘수면행동장애, 하지불안증후군 등 다양한 사건수면이 있다. 각 현상마다 의학적 심각성이나 자연 경과가 다르다. 특히 자는 동안 위험한 행동을 보이는 경우에는 크게 다칠 수 있으므로 안전한 침실환경을 유지하고, 동반질환을 적절히 평가하는 것이 중요하다.

사건수면(수면이상증)에 대한 DSM-5 진단기준은 다음과 같다.

A. 비REM 수면 각성장애: 수면보행 중 야경증과 같은 증상이 포함됨
B. 악몽장애: 생생하고 두려운 꿈으로 인해 수면 중 각성이 발생됨
C. REM 수면 행동장애: 꿈을 꾸는 동안 근육마비가 없어져 꿈의 내용을 행동으로 표현하게 됨
D. 하지불안증후군: 다리를 움직이고 싶은 강한 충동이 있으며, 이는 주로 저녁이나 밤에 악화됨

7. 하지불안증후군(Restless legs syndrome, RLS)

하지불안증후군[3]은 야간에 잠이 들 때, 다리나 팔을 움직이고 싶은 충동이 드는 수면장애로 환자들은 주로 다리가 가렵거나, 스멀거리는 느낌, 따끔거리거나 타는 느낌

2) 야경증은 잠을 자다가 갑자기 깨어나 비명을 지르거나 울며 공황상태를 보이는 증상이다. 비렘(non-REM) 수면 중에 발생하며, 주로 유아와 학령 전 어린이에게 나타난다.
3) "잠을 자려고 할 때마다 다리에 벌레가 기어다니는 느낌이 들어요. 움직이지 않으면 불편해서 움직일 수밖에 없는데 움직이면 또 오히려 잠이 깨요. 혹시 신경에 문제가 있어서 이런 증상이 생긴 것이 아닌지 염려가 돼요."(보건복지부 국가정신건강정보포털).

과 같은 불편감을 호소한다. 이러한 불편감은 움직임에 의해 줄어든다. 대체로 주간에는 특별한 증상이 없다가, 저녁이나 밤에 악화하는 양상을 호소한다. 하지불안증후군의 불편감으로 인해 잠들기 어렵고 중간에 자주 깨게 되기도 한다. 연구에 따르면 3차 의료기관을 찾은 50%의 중등도 이상의 하지불안증후군 환자들이 팔의 증상을 호소했다. 따라서 하지불안증후군이라는 용어가 적절하지 않다는 문제 제기에 따라 최근 세계 하지불안증후군 연구 그룹(International Restless Legs Syndrome Study Group)에서는 Willis-Ekbom disease라는 병명을 제시하였다(보건복지부, 국가정신건강정보포털, 2024).

하지불안증후군에 대한 DSM-5 진단기준은 다음과 같다.

다음의 4가지 증상이 모두 있어야 진단할 수 있다.

A. 다리를 움직이고 싶은 충동이 있으며, 억제하려고 해도 억제하기 어렵다.

B. 다리를 움직이고 싶은 충동은 주로 가만히 있는 상태에서 나타나며, 오래 움직이지 않으면 불편감이 심해진다.

C. 다리를 움직이면 일시적으로 증상의 호전을 보이는데, 다리를 주무르거나 비비거나 당겨도 일시적으로 완화된다.

D. 다리의 감각 및 운동증상은 낮에는 나타나지 않고, 주로 저녁에 시작되는 일주기성 변동성을 보인다.

제 22 장

자살 행동과 자살 의도가 없는 비자살적 자해(Suicidal behavior and non-suicidal self-injury)

DSM-5-TR, Part II.에 'Other conditions that may be a focus of clinical attention'으로 코드 추가되었다. 여기서 '자살 의도가 없는 비자살적 자해(Non-Suicidal Self-Injury; NSSI)'란 자살하려는 의도는 없지만 자신의 신체에 고의적이고 반복적으로 해를 입히는 것을 의미한다. 구체적으로 설명하자면, 1년간 5일 또는 그 이상 신체 표면에 고의적으로 출혈, 상처, 고통을 유발하는 행동(예: 칼로 긋기, 불로 지지기, 찌르기, 과도하게 문지르기 등)을 하는데, 자살하려는 의도는 없이 자신의 신체에 손상을 주려는 목적으로 그러한 행동을 할 때 비자살적 자해를 한다고 볼 수 있다. 과거에는 Self-Mutilation(자기 절단), Deliberate Self-Harm(고의적 자해), Wrist cutting(손목 긋기), Self-Abuse(자기 학대), Self-inflicted violence(자의적 폭력) 등의 여러 용어들이 뒤섞여 사용되었으나 DSM-5-TR에서는 '비자살적 자해'라는 용어로 통일하여 정리하였다(권준수 외 옮김, 2023).

그렇다면 자살행동과 비자발적 자해의 차이가 무엇인가? 첫째, 그 행위의 의도이다. 자살행동은 고통스러운 의식 그 자체의 종결을 목표로 하지만, 비자살적 자해는 불쾌한 영향, 긴장, 분노, 무감각으로부터의 완화를 목표로 한다. 둘째, 그 행위의 치사성 정도와 반복적 패턴이다. 자살행동은 대체로 심각한 신체적 손상을 일으킬 수 있는 방법을 사용하고, 보통 한 가지 방법을 반복한다. 허나 비자살적 자해는 비치명적인 방법을 주로 사용하고 시간이 지날수록 하나 이상의 방법을 사용하는 것이 일반적이다. 셋째, 그 수단을 제한하는 것의 효과성이다. 자살행동은 자살시도와 관련된 수단을 제한하는 것이 목숨을 살리는 중요한 방법이 되지만, 비자살적 자해의 경우 수단 제한은 비현실적이고, 오히려 문제를 악화시킬 수 있다.

비자살적 자해(Non-Suicidal Self-Injury) NSSI에 대한 DSM-5-TR의 진단기준은 다음과 같다.

A. 지난 1년간, 5일 또는 그 이상, 신체 표면에 고의적으로 출혈, 상처, 고통을 유발하는 행동(예: 칼로 긋기, 불로 지지기, 찌르기, 과도하게 문지르기)을 자신에게 스스로 가하며, 이러한 행위는 단지 경도 또는 중등도의 신체적 손상을 유발할 수 있는 자해 행동을 하려는 의도에 의한 것이다(즉, 자살의도는 없음).

- 주의점: 자살의도가 없다는 것이 개인에 의해 보고된 적이 있거나, 반복적인 자해 행동이 죽음에 이르게 하지는 않을 것이라는 점을 개인이 이미 알고 있었거나 도중에 알게 된다고 추정됨

B. 개인은 다음 중 하나 또는 그 이상의 기대 하에 자해 행동을 시도한다.

1. 부정적 느낌 또는 인지 상태로부터 안도감을 얻기 위하여
2. 대인관계의 어려움을 해결하기 위하여
3. 긍정적인 기분 상태를 유도하기 위하여

- 주의점: 개인은 원했던 반응이나 안도감을 자해 행동 도중 또는 직후에 경험하게 되고, 반복적인 자해 행동에 대한 의존성을 시사하는 행동 양상을 보일 수 있음

C. 다음 중 최소한 한 가지와 연관된 고의적인 자해 행동을 시도한다.

1. 우울, 불안, 긴장, 분노, 일반화된 고통, 자기비하와 같은 대인관계 어려움이나 부정적 느낌 또는 생각이 자해행위 바로 직전에 일어남
2. 자해 행위를 하지 않을 때에도 자해에 대한 생각이 빈번하게 일어남
3. 자해 행위에 앞서, 의도한 행동에 몰두하는 기간이 있고 이를 통제하기 어려움

D. 행동은 사회적으로 용인되는 것(예: 바디 피어싱, 문신, 종교적 또는 문화적 의례의 일부)이 아니

며, 딱지를 뜯거나 손톱을 물어뜯는 것에 제한되지 않는다)

E. 행동 또는 그 결과는 대인관계, 학업 또는 다른 중요한 기능영역에서 임상적으로 현저한 고통이나 방해를 초래한다.

F. 행동은 정신병적 삽화, 섬망, 물질중독 또는 물질금단 기간에만 일어나는 것이 아니다. 신경발달장애가 있는 개인에게서는 반복적인 상동증의 일부로 나타나는 것이 아니다. 또한 자해행동이 다른 정신질환이나 의학적 상태로 더 잘 설명되지 않는다(예: 정신병적 장애, 자폐스펙트럼장애, 지적장애, 레쉬-니한 증후군, 자해를 동반하는 상동증적 운동장애, 발모광(털뽑기장애, 피부뜯기장애)).

참고문헌

고은진 옮김, 『정신분석이라는 이름의 인간드라마』, 후쿠시마 아키라 외 저, 이손출판사, 2003.

국가인권위원회, 2021. 정신장애인 인권보고서, 서울시복재재단 공식블로그에서 재인용, 2024.

국가정보전략포털, 보건복지부, 주변과 단절된 채 혼자서 임종 맞지 않도록 빠르게 발견하고 지원, 2020.5.18.

국가정신건강정보포털, 국가법령정보센터, 정신장애의 정의, 2024.

국가트라우마센터 재난정신건강정보 수면장애, 2024. https://nct.go.kr/distMental/rating/rating01_5_1.do

국립정신건강센터 홈페이지 자료실, 정신재활모델의 접근방식, 2024.

국립정신건강센터 · 보건복지부, 정신건강전문요원 운영안내, 2024.

권석만, 『현대 이상심리학』, 학지사, 2023.

권준수 외 옮김, 『DSM-5 정신질환의 진단 및 통계편람』, American Psychiatric Association 저, 학지사, 2015.

권준수 외 옮김, 『DSM-5-TR 정신질환의 진단 및 통계편람』, American Psychiatric Association 저, 학지사, 2023.

김광수, 『성격강점 기반 인성교육: 긍정심리학』, 학지사, 2019.

김낭희 · 송승연 · 김효정, 정신장애인의 정신질환 증상 대처 경험에 관한 연구, *Journal of Convergence for Information Technology*, 11(5), 158-167, 2021.

김도현, 『장애학의 도전』, 오월의봄, 2019.

김동배 외, 『인간행동이론과 사회복지실천』, 학지사, 1999.

김석웅 · 강영신 · 이세라 옮김, 『DSM-5 성격장애의 진단 및 치료 핸드북』, Len Sperry 저, 학지사, 2023.

김성민, 『융의 심리학과 종교』, 동명사, 1998.

김은정, 대상관계이론의 관점에서 본 자녀양육과 자아발달, 『생애학회지』, 12(3), 2022.

김정민 옮김, 『피아제의 인지발달이론』, Herbert P. Ginsburg 저, 학지사, 2006

김한규 · 김금운 옮김, 『프리츠 펄스 게슈탈트치료의 창시자』, Petruska Clarkson, Jennifer Mackewn 공저, 학지사, 2019.

네이버 지식백과, '상식으로 보는 세상의 법칙: 심리편, 섭식장애', 2024.
네이버 지식백과, 이인증이나 비현실감 치료방법, 2024.
네이버 지식백과, 정상과 비정상은 어떻게 구분할까?, 2024.
노안영,『게슈탈트 치료의 이해와 적용 접촉과 자각을 통한 경험적 치료』, 학지사, 2013.
노안영 · 강만철 · 오익수 번역,『아들러의 상담이론과 실제』, THOMAS J. SWEENEY 저, 학지사, 2005.
노충래 옮김,『집단사회복지실천』, Helen Northen · Roselle Kurland 저, 학지사, 2006.
대한노인정신의학회 홈페이지, 섬망, 2024.
대한치매학회 홈페이지, 치매개요, 2024.
데일리포스트, 조건반사를 입증한 '파블로프의 개', 이에 따른 희생은?, 2019.09.19.
머니투데이, '조현병보다 더 심해' 극단적 선택 부르는 '이 질환', 막을 방법은, 2023.11.25.
바른상담실이야기, 발모광, 2024, https://jumsim.tistory.com/38
바른상담실이야기, 이식증, 2024, https://jumsim.tistory.com/43.
박용천,『DSM-5쉽게 이해하기』, American Psychiatric Association 저, 학지사, 2017.
박정 옮김,『게슈탈트 상담과 심리치료 기법』, Phil Joyce, Charlotte Sills 저, 시그마프레스,2024.
박지훈정신건강의학과 간헐적폭발장애 블로그, 2024. https://m.blog.naver.com/uako1002/222280316657
박지훈정신건강의학과 정신건강이야기 블로그, 2024.
보건복지부 국가정신건강정보포털, 질병불안장애, 2024.
보건복지부 국립건강정신센터, 국가정신건강정보포털, 성격장애, 2024.
보건복지부 국립정신건강센터, 국가정신건강정보포털, 정신과 치료로써의 명상, 2021.
보건복지부 보도자료, 정신건강정책 '예방-치료-회복' 全단계 관리로 대전환, 2023. 12.5.
보건복지부 정신건강복지법 바로알기 정보 및 해당 법령집, 2024.
보건복지부 정신건강정책 혁신방안, 2023.12.5.
보건복지부, 2024년 고독사 사망자 실태조사 결과발표, 2024.10.17.
보건복지부, 정신건강안내사업 안내, 2024.
분당서울대병원 기분장애클리닉 지식정보, 2024.
사람과 사람, 심리 상담, 심리 치료 이야기, 자살 행동과 자살 의도 없는 비자살적 자해, 2023. 4. 19. https://blog.naver.com/saram-saram/223079100437.

서울시정신건강복지센터 홈페이지, 지식전달코너, 2024.
서울아산병원 소아청소년정신건강의학과 분리불안장애, 권국주 칼럼, 2023.
설영환 옮김, 『프로이트 심리학 해설』, S. 프로이트, C.S. 홀, R. 오스본 저, 선영사, 2018.
셀리그만, 긍정심리학, 위키피디아 백과사전, 2024.
셀리그만, 셀리그만의 학습된 무기력 실험, 위키피디아 백과사전, 2024.
송제훈 옮김, 『인생의 아홉단계』, 에릭 에릭슨 · 조앤에릭슨 저, 2019.
수원시행복정신건강복지센터 홈페이지, 정신건강바로알기, '적대적 반항장애, 공격적인 감정 표현을 보이는 아이', 2021.10.21.
신민섭 외 옮김, 『쉽게 배우는 DSM-5: 임상가를 위한 진단지침』, James Morrison 저, 시그마프레스, 2022.
아이사랑보육포탈. http://www.childcare.go.kr
연합뉴스, 범죄자 중 정신질환자는 얼마나 될까?, 2023.8.24.
오혜영 옮김, 『DSM-5에 기반한 위기 상담과 트라우마 사건 치료 플래너』, Tammi D. Kolski, Arthur E. Jongsma, Jr., Ph.D, Rick A. Myer 저, 학지사, 2024.
용인정신병원 네이버포스트, 해리성정체감장애, 2024. https://www.yonginmh.co.kr/news2/13169.
우문식, 『마틴 셀리그만의 팔마스 중심: 긍정심리학』, 학지사, 2021.
우문식, 『마틴 셀리그만의 플로리시』, 물푸레, 2011.
우종화, 『인간심리의 이해』, 교육과학사, 2000.
원호택 옮김, 『우울증의 인지치료』, AARON T. BECK 저, 학지사, 2005.
위키피디아 백과사전, '어린 앨버트 실험'으로 시작된 행동주의 심리학, G. Paul Bishop. at Psychology's Feminist Voices., 2024.
위키피디아 백과사전, REBT, ABC인지행동모델, 2024.
위키피디아 백과사전, 대상관계이론, 2025.
위키피디아 백과사전, 메리 코버존스, 2025.
위키피디아 백과사전, 멜리나 클라인, 2024.
위키피디아 백과사전, 문화, 2024.
위키피디아 백과사전, 문화의 정체성, 2025.
위키피디아 백과사전, 반두라, 사회학습이론, 보보인형실험, 2025.
위키피디아 백과사전, 변증법적 행동치료양식, 2024.

위키피디아 백과사전, 비온, 2025.
위키피디아 백과사전, 성격장애, 2024
위키피디아 백과사전, 성불편증, 2024.
위키피디아 백과사전, 알버트 반두라, 2025.
위키피디아 백과사전, 알버트 엘리스, REBT, ABC인지행동모델, 2024.
위키피디아 백과사전, 알프레드 아들러, 2025.
위키피디아 백과사전, 영아기, 2024.
위키피디아 백과사전, 왓슨의 실험실, 2025.
위키피디아 백과사전, 요가, 2024.
위키피디아 백과사전, 위니컷, 2025.
위키피디아 백과사전, 유아기, 2024.
위키피디아 백과사전, 페에베언, 2025.
위키피디아 백과사전, 프로이트, 2024.
위키피디아 백과사전, 프릿츠 펄스, 2024.
유득권 · 황태연, 생명지킴이 교육의 구성요소 및 개선방안 검토: 정신질환자의 가족 개입을 중심으로. J. Korean Neuropsychiatr Assoc. Korean. Published online May 31, 63(2), 96-103. 2024. https://doi.org/10.4306/jknpa.2024.63.2.96.
유인경 옮김, 『나만 모르는 내 성격』, 오카다 타가시 저, 모멘토, 2009.
유진상 옮김, 『삶이 흔들릴 때 아들러 심리학』, 알프레드 아들러 저, 스타북스, 2024.
윤운성 외 옮김, 『변화하는 사회 속에서의 자기효능감』, 알베르트 반두라 저, 학지사, 2004.
윤인, 류경숙, 원용희 옮김, 『대인관계 게슈탈트 사례와 심리치료』, Elinor Greenberg 저, 학지사, 2023.
의협신문, http://www.doctorsnews.co.kr), WHO-UN, 한국 WHO협력센터, 정신질환자의 퀄리티라이츠를 논하다. 가장 바람직한 정신건강 서비스는? “인권과 지역사회에 기반한 서비스”, 2019.05.20.
이경규 저, 『매슬로우의 성장수업』, 키메이커, 2024.
이무석 편저, 『정신분석의 이해』, 전남대학교 출판부, 1995.
이민연 옮김, 『아들러와 프로이트의 대결』, 아들러 저, 에쎄출판사, 2016.
이민연 옮김, 『아들러와 프로이트의 대결』, 와다 히데키 저, 에쎄출판사, 2016.
이부영, 『분석심리학 C.G. Jung의 인간심성론』, 일조각, 1998.

이성직 · 조난숙 옮김, 『인지적 관점에서 보는 불안장애와 공포증』, Aaron T. Beck · Gary Emery · Ruth L. Greenberg 저, 학지사, 2022.

이신영 옮김, 『스키너행동심리학』, B. F. 스키너 저, 교양인출판사, 2017.

이인정 · 최해경, 『인간행동과 사회환경』, 나남출판사, 2020

이죽내, 분석심리학의 학문적 성격과 분석심리학적 정신치료, 『圓光精神學會』, 제 10권 제 2호, 1994.

이진호, 『앨버트 반두라의 심리학 사회학습이론 토파보기』, 루미너리북스, 2024.

이현정 옮김, 『파블로프의 개』, 애덤 하트데이비스 저, 시그마북스, 2016.

임기용 · 이종광 · 고나영 옮김, 『게슈탈트 코칭 바로 지금 여기』, 피터 브루커트 저, 한국코칭수퍼비전아카데미, 2020.

임상심리학 지식사전 지식저장고 2022, https://tsi18708.tistory.com/162.

장현아, 『게슈탈트 상담』, 학지사, 2021.

정미나 · 박지니 옮김, 서수연 감수, 『인생이 지옥처럼 느껴질 때』, 마샤 리네한 저, 로크미디어, 2022.

정유선 옮김, 『위대한 심리학자 앨버트 엘리스의 인생수업』, 앨버트 엘리스 저, 초록북스, 2024.

정태연 · 이민희 옮김, 『비로소 나를 사랑하는 방법: REBT 이용한 자존감 향상법』, 앨버트 엘리스 저, 솔과학, 2016.

주성우, 서울아산병원 정신건강의학과 스트레스심리상담센터, 전환장애 칼럼, 2025.2.

중앙자살예방센터 홈페이지, 2024.

질병관리본부 국가건강정보포털, 2024. http://health.cdc.go.kr.

질병관리청 국가건강정보포털, 물질관련 중독장애, 2024.

최연석 옮김, 『청년 루터』, 에릭 에릭슨 저, 크리스챤 서적, 1997.

최연석 옮김, 『청년 루터』, 에릭 에릭슨 저, 크리스챤 서적, 2013.

최혁순 옮김, 『프로이트와 정신분석』, 에리히 프롬 저, 홍신사상신서, 1994.

최호영 옮김, 『아들러 삶의 의미』, 알프레드 아들러 저, 을유문화사』, 2019.

하지현, 『청소년을 위한 정신의학 에세이』, 해냄출판사, 2012.

하지연, 어린 앨버트 실험'으로 시작된 행동주의 심리학, 정신의학의 결정적 순간, 2016.

한국긍정심리협회 한국긍정심리연구소, 개인과 조직에 적용 가능한 VIA강점 검사의 유용성, 2024.

한국투데이, 바디스캔, 이주아의 'Mind Effect' 저서 재인용. 2020.4.29. https://www.hantoday.net.

허휴정 · 한상빈 · 박예나 · 채정호, 정신과 임상에서 명상의 활용: 마음챙김 명상을 중심으로, 2015.

헬스경향, '요가, 몸과 마음을 건강하게 만드는 비법', 2023.10.16. https://www.k-health.com/news/articleView.html?idxno=67605.

홍강의, 『DSM-5에 준하여 새롭게 쓴 소아정신의학』, 학지사, 2014.

홍혜경 옮김, 『아들러의 인간이해』, 알프레드 아들러 저, 을유문화사, 2016.

American Psychiatric Association, *Diagnostic and Statistical Manual of Mental disorders 4th ed.(DSM-IV),* Washington: American Psychiatric Association, 1994.

American Psychiatric Association. *Diagnostic and Statistical Manual of Mental disorders 5th ed.(DSM-V).* Washington: American Psychiatric Association, 2013.

Benjamin, J. S. & Virginia, A. S., *Psychosomatic Medicine. in Kaplan and Sadock's Synopisis of Psychiatry*(6th ed.), New York: Williams and Wikins, 2007.

Bradley, S. J., Oliver, G. D., Chernick, A. B., & Zucker, K. J., 'Experiment of nurture: ablation penis at 2 months, sex reassignment at 7 months, and a psychosexual follow-up in young adulthood', *Pediatrics, 102*(1), 1998.

Early and Middle Adulthood | Boundless Psychology, courses.lumenlearning.com, colleage sidekick, 2025.

EPN, 교육정책뉴스, '왓슨'(Watson)이 '아기앨버트'를 죽음에 이르게 한 것일까? 2019.5.14. https://www.edupolnews.com/news/articleView.html?idxno=11678

EPN, 교육정책뉴스, https://www.edupolnews.com/news/articleView.html?idxno=11525. 정신분석학의 아버지 '프로이드(Freud)'의 이론에 대한 고찰, 2019.

Erikson, Erik, 'Childhood and Society', w.w. Norton & Company, Inc., New York, 2014.

Erikson, Erik, 'Gandhi's Truth', w.w. Norton & Company, Inc., New York, 1993.

Eurah, G., *Understanding and Treatment of Somatic Symptom Disorder-According to Diagnostic Criteria from DSM-V-The Korean Journal of Stress Research*, 25(4), 213-219, Publication date(electronic): Department of Family Medicine, Kangwon National University, Postgraduate School of Medicine, 2017. December. 31.

Ewen, R. B., *An introduction to Theories of Personality*(6th ed.), Lawrence Erlbaum Associates, Publishers, London, 2003.

Ford, C. V., *The Somatizing Disorders:Illness as a Way of Life*, New York: Elsevier, 1983.

Green, M., *Theories of Human Development*, N.J.: Princton-Hall, Inc., 2003.

Greg, W., *Stress*(1st ed.). London: British Medical Association, 2005.

Han, C. H., Neuropsychiatric approach to psychosomatic medicine. *Korean J Stress Res, 10*(2), 1-20, 2002.

http://naver.com 네이버 백과사전(검색어: 정신분석, 프로이트)

http://yahoo.co.kr 야후 백과사전(검색어: 융, 분석심리학, 연금술)

Ivtzan, I., Lomas, T, Hefferon, K., & Worth, P., *Second Wave Positive Psychology: Embracing the Dark Side of Life*, Routledge & CRC Press, 2016.

Jung, C., http://carljung.hihome.com/jungmain.htm

Ko, K. B., Assessment and treatment of somatization. *Korean J Psychosom Med, 8*(2), 149-164, 2000.

Ko, K. B., *Stress and Psychosomatic Medicine*(2nd ed.), Seoul: Ilchokak, 2011.

Korea Foundation for Suicide Prevention, 심리부검 면담 결과보고서, 2021.

Korean Neuropsychiatric Association., *Textbook of Neuropsychiatry*(2nd ed.), Jungangmoonhwasa, 2009.

Korean Society of Stress Medicine, Stress Medicine Seoul: Hankookmedicine, 2013.

Lipowski, Z. J., Somatization:medicine's unsolved problem, *Psychsomatics, 28*(6), 294-297, 1987.

Lomas, T., & Ivtzan, I., Second Wave Positive Psychology: Exploring the Positive-Negative Dialectics of Wellbeing(PDF), *Journal of Happiness Studies, 17*(4), 1753-1768, 2016.

Min, S. G., *Modern Psychiatry*(6th ed.), Ilchokak, 2015.

Min, S. K., Cho, Y. K., & Song, K. J. et al., Development of Hwa-Byung Scale and Research Criteria of Hwa-Byung, *J Korean Neuropsychiatr Assoc, 48*(2), 77-85, 2009.

Oh, H. J., Management of psychosomatic disease, *Korean J Stress Res, 13*(3), 171-173, 2005.

Phifer, L. W., *Amanda K. Crowder, Tracy Elsenraat*, Robert Hull 저, 김정민, 정하나, 유선미 옮김, 『아동과 청소년을 위한 인지행동놀이치료 워크북』, 학지사, 2020.

psychology by mindmove life, 게슈탈트이론(형태치료), 2020. 3. 8. https://mind-move.tistory.com/11

Rahe, R. H., Stress and Psychiatry, In *Comprehensive Textbook of Psychiatry* (6th ed.), New York: Williams & Wikins., 1995.

Rekers, G. A., & Lovaas, O. I., Behavioral Treatment of Deviant Sex-Role Behaviors In a Male Child 1. *Journal of Applied Behavior Analysis, 7*(2), 173-190, 1974.

Rogers, C. R., & Yalom, I. D., *A Way of Being*, Harper One, 1995.

Ryckman, R. M., *Theories of Personality*. Brooks/Cole Publishing Company, 2013.

Sigelman, C. K. & Shaffer, D. R., *Life Span Human Development*, CA: Brooks/Cole Publishing Co., 2012.

Song J. Y., *Psychosomatic Medicine*(1st ed.), Korean Psychosomatic Medicine Association, 2012.

Steckel, W., *The Interpretation of Dreams*, New York: Liveright, 1943.

Sumathipala A., What is the evidence for the efficacy of treatments for somatoform disorders? A critical review of previous intervention studies. *Psychosom Med. 69*(9), 889-900, 2007.

Wong, P. T. P., Positive psychology 2.0: Towards a balanced interactive model of the good life, *Canadian Psychology, 52*(2), 69-81, 2011.

Wong, P. T. P., Second wave positive psychology's (PP 2.0) contribution to counselling psychology, *Counseling Psychology Quarterly, 32*(3-4), 275-284, 2019.

YTN 사이언스: 음식에 담긴 심리학의 비밀, 2019.

Yu, B. H., Understanding and treatment of psychosomatic disorders, *Korean J Stress Res. 12*(2), 17-20, 2004.

Zastrow, C., Sarah, L., Hessenauer, *Introduction to Social Work and Social Welfare: Empowering People* (13th ed.), Cengage Learning, 2023.

저/자/약/력

김 현 경

연세대학교 영문학과 학사
숭실대학교 일반대학원 사회복지학과 석사
이화여자대학교 일반대학원 사회복지학과 박사 졸업
전, 호원대학교 사회복지학과 부교수
현, 한국사이버평생교육원 운영교수

'이주난민의 외상 이후 심리적 성장'으로 박사학위를 취득하였으며, 이후 '이주 난민의 정신건강과 상담', '이주민의 정책과 서비스', '통일실험 그 7년', '가족치료사례집', '사람의 통일, 땅의 통일', '청년기에 시작된 거리 노숙인의 고통체험', '국내 대리모의 고통체험' 등 이주민 그리고 사회적으로 고통 받는 소수자를 대상으로 한 도서와 논문들이 있다.

정신건강의 이해

–사회복지실천을 향하여–

1판 1쇄 인쇄 2025년 5월 25일
1판 1쇄 발행 2025년 5월 30일

저　　자 | 김현경
발 행 인 | 박철용
발 행 처 | 양서원
주　　소 | 경기도 파주시 직지길 522
전　　화 | 031-955-8000(代)
팩　　스 | 031-955-8005
홈페이지 | www.yswpub.co.kr
이 메 일 | yswgroup@naver.com
출판등록 | 1987년 11월 24일 제 406-2003-037 호

ISBN 978-89-994-1543-2

정가 22,000원